临床常见疾病科普手册

Introduction of Common Clinical Diseases for Patient

名誉主编：章志翔

主　　编：高永昌　张　腾

副 主 编：李瑀靖　张圣杰

吉林大学出版社

·长　春·

图书在版编目(CIP)数据

临床常见疾病科普手册 / 高永昌，张腾主编. —长春：
吉林大学出版社，2023.8
ISBN 978-7-5768-2076-8

Ⅰ. ①临… Ⅱ. ①高… ②张… Ⅲ. ①常见病—诊疗
—手册 Ⅳ. ①R4—62

中国国家版本馆 CIP 数据核字(2023)第 175982 号

书　　名：**临床常见疾病科普手册**
　　　　　LINCHUANG CHANGJIAN JIBING KEPU SHOUCE

作　　者：高永昌　张　腾
策划编辑：黄国彬
责任编辑：于　莹
责任校对：王宁宁
装帧设计：姜　文
出版发行：吉林大学出版社
社　　址：长春市人民大街 4059 号
邮政编码：130021
发行电话：0431—89580028/29/21
网　　址：http://www.jlup.com.cn
电子邮箱：jldxcbs@sina.com
印　　刷：天津鑫恒彩印刷有限公司
开　　本：787mm×1092mm　　1/16
印　　张：21.75
字　　数：300 千字
版　　次：2024 年 5 月　第 1 版
印　　次：2024 年 5 月　第 1 次
书　　号：ISBN 978-7-5768-2076-8
定　　价：98.00 元

编写人员名单

（按照姓氏笔画为序）

李瑀靖　天津医科大学总医院神经内科
张　腾　天津医科大学总医院普通外科
张圣杰　天津医科大学第二医院胸外科
张　秀　清华大学附属长庚医院急诊科
周永道　南开大学统计与数据科学学院
耿文文　山东大学齐鲁医院（青岛）普通外科
高永昌　天津医科大学总医院普通外科
漆　靖　中南大学湘雅三院急危重症医学科

前　言

　　随着我国经济的快速发展和社会的不断进步，人民群众对医疗健康的需求逐渐增大。为了更好地为人民健康服务，我们对临床常见疾患进行简要介绍，力求简单易懂，让不具备医学专业知识的人群能够对自己的健康状况进行初步判断及了解。希望能够为普及健康生活，完善健康保障，全方位保障人民健康贡献自己的一分力量。

　　本书用通俗的语言，系统地总结归纳了临床常见疾病的病因、诊断及治疗手段。本书的受众主要是缺乏医学知识的普通人群。希望本书能够为大家解答生活中有关常见疾病的相关疑惑。

　　感谢吉林大学出版社为此书出版提供专业化平台。

　　由于作者水平有限，书中可能存在一些缺点和不当之处，敬请批评指正。

编　者

2023 年 06 月

目　录

第一章　医学科普的意义及发展趋势

健康是人们永恒的话题和内心最美好的向往。随着中国经济社会发展和物质文化生活水平的提高，大众对健康的要求越来越高，对自身健康更加关注，对医学健康知识渴求越来越强烈。但是，现代社会的快节奏生活和工作方式、不良的生活习惯、自然生活环境的变化等，导致亚健康状态人数不断增多，很多人，甚至是中青年的过劳死、猝死的发生率也越来越高。尽管现代医学技术和医疗水平有了长足发展进步，但是面临的挑战也更加巨大。严重威胁人民健康的心脑血管疾病、恶性肿瘤和其他急慢性疾病的每年新发病例人数呈现不断增长趋势，每年死亡人数不断创下新高。中国作为一个人口大国，人们的身体时刻面临疾病威胁，国家还要不断处理突发公共卫生事件，国家、社会和人民的压力与日俱增。而要减少疾病发生，实现全民健康，就要推行健康生活方式、普及健康生活，要不断强化早发现、早诊断、早治疗和早康复的观念，要不断强调以预防为主的卫生健康理念。医学科普的目的是使人们通过对疾病的发生、治疗和预防有一定的科学认识，从而提高健康意识，促进健康生活。

坚持不懈地做好临床常见病的医学专业科普工作是新时代建设"健康中国"的重要内容，是促进人民文明健康生活方式的重要途径。2016 年，中共中央和国务院印发的《健康中国"2030"规划纲要》中提出"普及健康生活、优化健康服务、完善健康保障、建设健康环境、发展健康产业"等战略任务，该纲要提道："没有全民健康，就没有全面小康"。党的十九大报告进一步将实施"健康中国"战略纳入国家发展的基本方略，把人民健康提升到"民族昌盛和国家富强的重要标志"地位。党的二十大报告指出："推进健康中国建设。人民健康是民族昌盛和国家强盛的重要标志。把保障人民健康放在优先发展的战略位置，完善人民健康促进政策"。同时也提出"促进优质医疗资源扩容和区域均衡布局，坚持预防为主，加强重大慢性病健康管理，提高基层防病治病和健康管理能力"等内容，强调把保障人民健康放在优先发展的战略位置，从"以治病为中心"向"以人民健康为中心"转变。国家的这一系列重大政策，标志着"健康中国"进入了一个崭新的建设阶段。做好医学科普能够预防疾病发生，培养人民的文明健康观念，促进国家卫生事业发展，是建设"健康中国"的重要手段。

突发公共卫生事件通常会对整个社会影响很大，还会破坏正常的生产生活活动。而科普工作在应对突发公共卫生事件过程中也有重要意义，如果发生紧急公共卫生事件，我们要及时开展有针对性的应急科普，快速地、合理地、科学地传播科学知识，引导群众积极配合当地政府和社会应对危机，从而能够维护社会稳定、保障安全生产生活、保护人民群众生命财产安全、提高人民群众生活幸福指数。

目前，我国还处于大众医学科普知识匮乏、医学科普人才短缺、医学科普宣传和获取途径较少的阶段，很多人健康意识的获取途径还是停留在"口口相传"和"碎片化"医疗保健模式，大众学习医学健康知识还停留在"电视广告""保健品直播"等媒介途径，更有互联网时代信息大爆炸，各种疾病保健等大量信息良莠不齐，充斥在人们周围，使得大众无法分辨清楚真正有效的信息，还时常可以听到"网络自我疗法"等新闻报道。在"互联网＋"的时代，我们每个人都是自身健康的捍卫者和受益者，能够获得有效健康信息，关注自身健康状况，在疾病发生之前，做好预防，做到自我预防、自我保健，才是每个人和每个家庭的最健康、最文明、最科学的生活方式。

医学科普知识传播方式和载体有传统上医学知识传播的承接载体"书籍""讲座"等，还有现在的"网络健康知识平台"和国家推进的"科普知识及教育基地"建设等，同时，我们也注意到互联网医院建设也大大促进现代医学科普的发展，越来越多的大众利用互联网工具进行医学信息咨询，专业医务人员也利用互联网工具搭建个人到社会的医学科普平台。随着信息互联网时代的快速发展，医学科普的未来形式必然会趋于多样化，内容更加丰富多彩，更加易于人民大众接受。未来的医学科普知识传播必然会随着时代进步而不断更新发展，而目前的信息互联网也会迈向价值互联网，随之而来的技术必然会带动价值互联网中的医学科普工作推进。价值互联网和医学知识科普相互结合，将孵化出经济的绿色低碳模式，必定颠覆改变现有的诊疗模式和就医体验，将极大提升目前工作生活效率，促进医学科普事业的迅猛发展。随着虚拟现实技术的发展和相关设备的研发、升级和优化，在虚拟现实或者增强现实世界中进行医学科普知识推广，将摆脱时间和地域限制，患者可以随时随地同世界上数名权威专家进行交流沟通。专业医务人员也可以同时进行数万，甚至十万、上百万人的医学科普知识讲堂，使得医学科普形式和内容更加同质化。随着人工智能及可穿戴智能设备的发展，并和未来的价值互联网有效相结合，使得每个人能够在第一时间捕获最有效信息和得到最有价值的科普知识，使得大众获得正确科普知识更加快捷方便，也使得医务工作者传播医学科普知识更加快速、更加准确。

医学科普对象是人民大众，是医疗工作者将临床治病救人过程中的专业知识拿到医疗场所之外，以合理的方式和易于接受的内容传播给人民群众。医学科普是专业知识的二次传播，但不能等同传统的医学专业教育和医疗场所的对症施治。学术是"纽带"，科普才是"刚需"。科普工作的开展是传播医学知识、预防疾病发生的重要前驱工作，重点是内容，关键是方法。对专业的临床医学工作者来说，科普工作既要做"继承人"，又要做"传播者"，既是使命担当，也是重要挑战。要坚持不懈做好医学科普，造福人民大众。

（高永昌）

第二章　神经系统疾患

一、偏头痛

偏头痛（migraine）是一种神经功能性疾病，通常表现为反复发作的头痛、恶心、呕吐等症状，也可能伴随着光、声、嗅觉等感觉异常。偏头痛患者往往会感到非常不适，甚至会严重影响他们的日常生活和工作。目前，偏头痛的具体病因尚不清楚，但据研究，其可能与神经兴奋性、血管活性物质以及遗传等因素有关。

（一）偏头痛的发病率和原因

偏头痛是一种常见的神经系统疾病，发病率在全球范围内为12％。女性患病率高于男性，约为男性的2～3倍。[1]偏头痛的病因尚未完全明确，可能与神经和血管的相互作用有关，包括以下因素。

（1）遗传因素：家族遗传是患偏头痛的重要风险因素。

（2）神经因素：偏头痛与大脑中的神经元活动异常有关。研究发现，偏头痛患者的大脑可能对刺激比正常人更敏感，如声音、光线和气味等。

（3）血管因素：血管收缩和扩张不正常可能引起偏头痛。在偏头痛发作期间，头部的血管会扩张和收缩，导致头痛。

（4）环境因素：一些外部因素可能诱发偏头痛，如气候变化、气压下降、暴风雨、闪电、强烈的气味、闪光灯和缺乏睡眠等。

（5）饮食因素：某些食物可能诱发偏头痛，如巧克力、咖啡、红酒、奶酪和柑橘类水果等。

（二）偏头痛的发病机制

偏头痛的发病机制目前还不完全清楚，但研究表明，与中枢神经系统的神经元兴奋性异常有关。[1]神经元的兴奋性异常可能与以下因素有关。

（1）血管舒缩失调：偏头痛发作时，大脑血管突然扩张，然后又突然收缩，这种突然的血管舒缩失调可能会导致神经元活动异常。

（2）神经递质失衡：神经元之间的通信依赖于神经递质，包括血管紧张素、5-羟色胺、去甲肾上腺素、GABA 等。当这些神经递质失衡时，可能会引起神经元兴奋性异常。

（3）基因因素：一些研究表明，偏头痛可能是由多个基因的相互作用引起的。

（4）环境因素：一些环境因素，如饮食、气候、睡眠、压力等，可能会影响偏头痛的发作。

（5）神经元网络异常：研究发现，在偏头痛发作期间，大脑的神经元网络会发生异常活动，这可能与偏头痛发作有关。

（三）偏头痛的症状和诊断标准

偏头痛是一种以周期性发作的头痛为主要表现的神经系统疾病，常伴有恶心、呕吐、光、声、味觉及嗅觉过敏等症状。其诊断标准由国际头痛学会（IHS）制定[2]，最新修订为 2018 版。根据 IHS 的分类，偏头痛分为以下两种类型。

（1）偏头痛不伴随典型先兆：偏头痛不伴随典型先兆是指在偏头痛发作之前，没有出现典型的神经系统症状，如视觉、感觉、言语或运动障碍等。这种类型的偏头痛也称为"常规性偏头痛"（common migraine），是偏头痛的一种常见类型。它的发作通常伴随着头痛、恶心、呕吐等症状，但不会出现典型的先兆症状。

（2）偏头痛伴随典型先兆：偏头痛伴随典型先兆是指在头痛开始前 10～60 min内出现典型先兆症状，包括视觉、感觉、语言和运动障碍等。根据国际头痛协会的分类，偏头痛伴随典型先兆为典型或经典偏头痛。常见的先兆症状包括视觉幻觉、闪光、暗点、视野缺失等，也可伴随感觉异常、语言障碍、肢体运动缓慢、共济失调等。先兆症状通常会持续 20～60 min，但在某些情况下也可能长达 1 h 以上。

偏头痛的诊断需要排除其他可能导致类似头痛的疾病，如颈椎病、三叉神经痛、眼科疾病等。在排除其他疾病的基础上，偏头痛的诊断主要根据以下几点：①符合 IHS 的诊断标准。②头痛发作具有周期性、发作时间长、自限性等特点。③头痛的部位、程度、持续时间、伴随症状等符合偏头痛的特点。④家族中有类似头痛病史。⑤经过治疗后头痛得到缓解。如果存在其他疾病的可能，如颅内压增高、颅内病变等，则需进行相应的检查以排除其他疾病。

（四）偏头痛的分类

偏头痛可分为两种类型：典型偏头痛和非典型偏头痛。

（1）典型偏头痛。又称为偏头痛有先兆型，约占所有偏头痛病例的 1/3。典型偏头痛的特点是，头痛发作前会有先兆的出现，先兆可能表现为视觉、听觉、感觉或语言方面的异常。先兆通常会持续 20～60 min，之后头痛会逐渐出现，持续 4～72 h 不等。典型偏头痛患者还可能伴随恶心、呕吐、光过敏、声过敏等症状。

（2）非典型偏头痛。包括以下几种类型：①无先兆偏头痛：头痛发作前没有先兆出现。②慢性偏头痛：每月头痛发作 15 d 以上，且符合偏头痛的标准。③偏头痛持续状态：持续性头痛发作超过 72 h，符合偏头痛的标准。④偏头痛不伴头痛：头痛症状较轻，但其他偏头痛症状明显。这些类型的偏头痛也可以根据其临床表现和症状进行进一步分类。

（五）偏头痛的预防

偏头痛的预防包括非药物治疗和药物治疗两种方式。

1. 非药物治疗

（1）避免诱因：有些因素可能会引起偏头痛，如睡眠不足、饮食不当、过度劳累、情绪激动等，避免这些诱因可以有效地预防偏头痛。

（2）改变生活习惯：保持规律的作息时间，保证充足的睡眠时间，避免过度劳累，保持心情平稳等。

（3）调整饮食：尽量避免食用含酪氨酸、亚硝酸盐等物质的食物，如奶酪、巧克力、红葡萄酒、香肠等。

（4）运动和放松：适当的有氧运动和放松训练可以缓解偏头痛。

2. 药物治疗

（1）预防性治疗：针对慢性偏头痛的患者，可以考虑采取预防性治疗，如 β 受体阻滞剂、钙通道阻滞剂、抗抑郁药等。

（2）急性治疗：发作时采用急性治疗方法，如非甾体抗炎药、曲普坦等。此外，三叉神经阻滞术和经颅磁刺激等方法也可用于急性治疗。但需注意，急性治疗药物应在医生指导下使用，避免药物过量或误用导致不良反应。

总之，综合采取非药物治疗和药物治疗，可以有效地预防偏头痛的发生。但需注意，药物治疗方案需要医生根据患者的具体情况制订，避免不必要的不良反应和药物依赖。

（六）偏头痛的治疗

偏头痛的治疗分为急性和预防治疗。

（1）急性治疗。主要是针对头痛发作期间的症状，旨在减轻疼痛和其他相关症状，以恢复正常生活。常用的急性治疗药物包括非甾体抗炎药、三环类抗抑郁药、三唑类药物、曲普坦、阿片类药物等。此外，物理疗法如按摩、热敷、冷敷等也可以缓解头痛症状。

（2）预防治疗。主要是针对频繁或严重的头痛发作，通过长期应用药物或其他方法，减少头痛的发作次数和严重程度。常用的预防治疗药物包括 β 受体阻滞剂、钙通道阻滞剂、抗抑郁药、抗癫痫药、血管紧张素转化酶抑制剂等。此外，心理治疗、生物反馈治疗、针灸、手术等方法也可以用于偏头痛的预防治疗。预防治疗的方案应根据患者的具体情况制订，并由医生进行监测和调整。

（七）偏头痛的预后

偏头痛的预后因患者不同而异。对于一些轻度偏头痛患者，预后较好，随着年龄的增长头痛发作的频率和强度可能会逐渐减轻，有些患者可能会在头痛发作后很长一段时间内完全恢复。但对于一些患有严重偏头痛的患者，预后可能并不理想，头痛发作的频率和强度可能会逐渐增加，甚至可能会发展成为慢性头痛。此外，长期使用某些药物治疗偏头痛也可能会导致耐药性和不良反应的出现，影响预后。因此，针对不同类型的偏头痛患者，需要制订个性化的治疗方案，并定期随访和评估疗效，以达到最佳的治疗效果和预后。

(八)偏头痛患者的生活方式

偏头痛患者的生活方式可以通过以下方面进行调整。

①规律的生活习惯：尽量保持规律的作息时间，包括睡眠、饮食和运动等。

②饮食调整：避免暴饮暴食，不吃过于油腻、辛辣的食物，减少咖啡、巧克力等含有酪胺类物质的食物摄入。

③管理情绪：尽量避免焦虑、紧张等不良情绪的出现，保持良好的心态。

④规律的运动：适当进行体育锻炼，但要避免过度疲劳和剧烈运动。

⑤避免诱发因素：了解个人的偏头痛诱因，如气候变化、压力、药物等，尽可能避免或减少接触。

⑥药物治疗：按照医生的建议进行药物治疗，避免自行购买或乱用药物。

总之，偏头痛患者应该采取健康的生活方式，减少诱发因素的影响，遵循医生的治疗方案，尽可能减轻头痛的症状。

(李瑀靖)

参考文献

[1] GOADSBY P J, HOLLAND P R, MARTINS-OLIVEIRA M, et al. Pathophysiology of migraine: a disorder of sensory processing[J]. Physiol Rev, 2017, 97(2): 553-622.

[2] SILBERSTEIN S D, HOLLAND S, FREITAG F, et al. Evidence-based guideline update: pharmacologic treatment for episodic migraine prevention in adults: report of the quality standards subcommittee of the American Academy of Neurology and the American Headache Society[J]. Neurology, 2012, 78(17): 1337-1345.

二、短暂性脑缺血发作

短暂性脑缺血发作(transient ischemic attack，TIA)是由于脑部供血暂时中断或减少引起的短暂性神经功能障碍，通常持续时间不超过 24 h(大多数持续数分钟至数小时)，随后恢复正常。也被称为"迷走性发作""小脑卒中"等，是脑卒中的前兆。短暂性脑缺血发作的主要症状包括突发的视力障碍、言语困难、肢体无力或麻木等。虽然 TIA 症状通常会在数分钟至数小时内自行消失，但是它预示着发生缺血性卒中的高风险，需要及时进行评估和治疗。

(一)短暂性脑缺血发作的病因和发病机制

短暂性脑缺血发作的发病与脑血管狭窄、动脉粥样硬化、心脏病、高血压及血流动力学变化等多种原因有关。根据流行病学调查显示，TIA 在全球范围内非常普遍，是导致脑卒中的重要危险因素之一。据统计，每年全球发生的 TIA 病例数达到 240 万例以上，其中，中国约占 20％。[1]发病机制是在上述病因的作用下，脑血管发生短时间的缺血和再灌注，导致脑功能暂时性损伤或功能障碍。TIA 通常发生在数分钟至数小时内，症状往往自行消退。虽然 TIA 症状可暂时缓解，但 TIA 也是缺血性脑卒中的一个严重预警信号。如果不及时采取治疗措施，TIA 后可能会进展为脑卒中。

1. 微栓子学说

微栓子学说认为，短暂性脑缺血发作的发生是由于微小的血栓或栓子在脑血管中暂时性阻塞了局部的血流，引起脑缺血和神经功能障碍。[2]这些微小的栓子通常来自心脏或颈动脉的动脉粥样硬化斑块，并通过动脉系统进入到脑血管。随着时间的推移，这些栓子可能会自行溶解或通过旁路循环重新供血，因此，症状通常会在数分钟到数小时内恢复。

2. 血流动力学改变学说

血流动力学改变学说指的是短暂性脑缺血发作发生时，由于脑动脉或颈内动脉的短暂性阻塞或狭窄，导致局部脑血流减少，从而引起脑缺血。[2]研究表明，脑血管的病变是短暂性脑缺血发作的主要病因，而血流动力学改变学说则是其中一种解释缺血发生的机制。血流动力学改变学说认为，短暂性脑缺血发作时，缺血区域内的血管收缩，导致局部血液流动阻力增加，血流速度减慢，从而进一步加重了缺血和缺氧的程度，造成神经元的损伤和死亡。此外，血流动力学改变还可能引起血小板聚集和血栓形成，导致血管阻塞，加重脑缺血的程度。因此，通过改善脑血流动力学状况，可以有效预防和治疗短暂性脑缺血发作。

3. 盗血现象

盗血现象是指因为病变部位的脑血管痉挛或闭塞，使脑区缺血，周围血管扩张，导致来自脑外血管的血流通过病变区，进入脑内灌注不良区域的一种现象。[2]在这些血流中可能含有血栓、空气、碎片等有害物质，会引起不良的后果。盗血现象在短暂性脑缺血发作(TIA)和缺血性脑卒中中均有发生。

(二)短暂性脑缺血发作的临床表现

短暂性脑缺血发作主要表现为突然出现的短暂性神经功能障碍，如单侧肢体无力、感觉异常、言语障碍、视力模糊等。症状持续时间通常在几秒钟到几分钟之间，少数情况下可能长达 1 h；症状发作后完全恢复，没有遗留症状；症状发作后可能会感到头晕、乏力、嗜睡等非神经系统症状。需要注意的是，短暂性脑缺血发作的临床表现可能会因缺血的部位和程度不同而有所不同。因此，对于出现以上症状的患者，应该尽快就诊并进行相关检查，以便明确诊断并制订适当的治疗方案。

(三)短暂性脑缺血发作的辅助检查

短暂性脑缺血发作的辅助检查通常包括以下几种。

(1)头颅 CT 或 MRI：可以排除脑出血、脑肿瘤等器质性病变，检查颈动脉斑块或狭窄等。

(2)颈动脉彩超：可以检查颈动脉内膜斑块、狭窄、血流速度、血流阻力等情况。

(3)颈动脉磁共振血管成像(MRA)：可以检查颈动脉血管狭窄、闭塞等情况。

(4)头颅 MRA：可以检查脑血管狭窄、闭塞、脑血管畸形等情况。

(5)脑电图：可以检查脑电活动的异常情况。

（6）心电图：可以检查心电活动的异常情况。

（7）心脏超声：可以检查心脏的结构和功能情况。

（8）血液检查：可以检查血糖、血脂、凝血功能等情况，排除高血糖、高血脂、血栓等原因。

（9）其他检查：如心肺功能检查、眼底检查等，有助于进一步评估病情。

（四）短暂性脑缺血发作的诊断要点

短暂性脑缺血发作（transient ischemic attack，TIA）的诊断主要依据患者的症状、体征和辅助检查结果.

（1）症状：突发短暂性的局灶性脑缺血症状，如言语、运动、感觉、视力障碍等，通常持续时间小于 1 h，多在数分钟内缓解。

（2）体征：一般体征不明显，可见短暂的单侧肢体无力、感觉减退、失语、复视等。

（3）辅助检查：如头颅 CT、MRI、脑血管超声、磁共振血管成像（MRA）等，旨在排除其他原因引起的症状。同时需进行心电图、心脏彩超、血液生化等检查，以了解可能存在的心血管危险因素。

（4）评估危险因素：评估患者的危险因素，如高血压、高血脂、糖尿病等，以制订相应的治疗计划和预防措施。

（五）短暂性脑缺血发作的鉴别诊断

需要与其他疾病进行鉴别诊断，如小脑白质缺血、癫痫、偏头痛等。区分 TIA 和轻微卒中：TIA 和轻微卒中（minor stroke）之间的鉴别很重要，需要根据缺血时间和缺血范围进行鉴别。缺血时间不超过 24 h，缺血范围较小的称为 TIA，超过 24 h 或者缺血范围较大的称为轻微卒中。[3] 总之，对于短暂性脑缺血发作的诊断应当综合考虑患者的临床表现、辅助检查结果以及危险因素等，以便确定诊断、制订治疗方案和进行预防干预。

（六）短暂性脑缺血发作的预防

短暂性脑缺血发作的预防措施包括以下几个方面。

（1）控制危险因素：高血压、高血脂、糖尿病等是短暂性脑缺血发作的常见危险因素，因此，及早诊断并控制这些疾病可以降低发作的风险。

（2）改变生活方式：保持健康的生活方式有助于预防短暂性脑缺血发作，

如戒烟限酒、控制体重、规律运动等。

（3）用药预防：如阿司匹林、双嘧达莫等药物可以有效预防短暂性脑缺血发作的发生。

（4）手术治疗：对于颈动脉狭窄等需要手术治疗，可以有效降低短暂性脑缺血发作的发生率。

总之，预防短暂性脑缺血发作的关键是及早发现和控制危险因素，保持健康的生活方式，合理用药和及时治疗。

（七）短暂性脑缺血发作的治疗

短暂性脑缺血发作的治疗主要是预防和减少进一步的脑缺血发作，避免脑梗死和其他神经系统并发症的发生。

（1）药物治疗：如抗血小板药物、抗凝药物等，用于预防血栓的形成和进一步脑缺血的发生。

（2）手术治疗：对于原因可逆的短暂性脑缺血发作，如颈动脉狭窄、颅内动脉狭窄等，可进行手术治疗。

（3）改变生活方式：包括戒烟限酒、控制血压、控制血糖、控制血脂、适当锻炼、保持健康饮食等，有助于预防短暂性脑缺血发作和脑血管疾病的发生。

（4）康复治疗：对于已经发生短暂性脑缺血发作的患者，可以进行康复治疗，如物理治疗、语言治疗等，帮助恢复神经功能和生活能力。

总之，短暂性脑缺血发作的治疗需要根据具体病因和病情制订个体化的治疗方案。对于高危人群应积极预防，对于已经发生短暂性脑缺血发作的患者应及时就医，接受规范的治疗。

（八）短暂性脑缺血发作的预后

短暂性脑缺血发作的预后通常较好，但也取决于发作的原因和程度。约 1/3 的患者会在 1 年内复发或出现脑卒中，尤其是对于那些存在危险因素（如高血压、糖尿病、心脏病等）的患者。因此，对于已经出现短暂性脑缺血发作的患者，应该积极进行相关病因的治疗和控制危险因素，以预防复发或进展成脑卒中。

(九)短暂性脑缺血发作患者的生活方式

短暂性脑缺血发作患者需要注意以下生活方式。

(1)饮食健康：保持健康的饮食习惯，避免高脂肪、高胆固醇和高盐饮食，增加水果、蔬菜和全谷类食品的摄入，保持适当的体重。

(2)戒烟限酒：戒烟限酒是预防短暂性脑缺血发作的重要措施。[4]

(3)锻炼身体：适当的锻炼身体有助于降低血压、血糖和胆固醇，增加心肺功能，提高免疫力，改善心理状态。

(4)控制慢性病：如高血压、糖尿病等慢性病需要积极治疗并进行控制，避免发生短暂性脑缺血发作。

(5)避免压力过大：减少工作和生活的压力，保持心理平衡。

(6)遵医嘱用药：短暂性脑缺血发作患者需按医嘱用药，不得擅自增减药量或更换药品。

(7)定期复查：定期复查血压、血糖、血脂等指标，及时调整治疗方案。

总之，短暂性脑缺血发作患者应该保持健康的生活方式，积极预防和治疗短暂性脑缺血发作，减少疾病的复发率，提高生活质量。

(李瑀靖)

参考文献

[1] 饶明俐，林世和. 脑血管疾病[M]. 北京：人民卫生出版社，2002.

[2] EASTON J D，SAVER J L，ALBERS G W，et al. Definition and evaluation of transient ischemic attack：a scientific statement for healthcare professionals from the American Heart Association/American Stroke Association Stroke Council；Council on Cardiovascular Surgery and Anesthesia；Council on Cardiovascular Radiology and Intervention；Council on Cardiovascular Nursing；and the Interdisciplinary Council on Peripheral Vascular Disease[J]. Stroke，2009，40(6)：2276-2293.

[3] JOHNSTON S C，FAYAD P B，GORELICK P B，et al. Prevalence and knowledge of transient ischemic attack among US adults[J]. Neurology,

2003，60(9)：1429-1434.

[4] GILES M F，ROTHWELL P M. Risk of stroke early after transient ischaemic attack：a systematic review and meta-analysis[J]. Lancet Neurol，2007，6(12)：1063-1072.

三、动脉硬化性脑梗死

动脉硬化性脑梗死是由于颈内动脉或大脑中动脉发生粥样硬化，血管腔狭窄或闭塞，导致脑部缺血性损害的一种疾病。这种类型的脑梗死通常发生在老年人，是脑血管病最常见的类型之一。常见的病因包括高血压、高血脂、糖尿病、吸烟、缺乏运动等。其症状和体征取决于梗死部位、范围和严重程度，包括突发性的面瘫、肢体无力、语言障碍、感觉障碍、视力障碍等。在急性期，需要采取紧急措施恢复脑部血流，预防脑水肿和颅内压增高。在康复期，需要进行康复治疗以恢复受损功能和预防再次发作。

(一)动脉硬化性脑梗死的发生率和病因

动脉硬化性脑梗死是脑血管疾病中最常见的类型之一，其发生率在老年人中较高。主要病因是动脉硬化病变，包括动脉壁内皮细胞损伤、炎症反应、胆固醇沉积和平滑肌细胞增生等。这些因素可以导致动脉壁厚度增加、管腔狭窄和斑块形成，最终导致血液供应不足和缺血性损伤。[1]此外，高血压、糖尿病、高血脂、吸烟等因素也与动脉硬化性脑梗死的发生相关。

(二)动脉硬化性脑梗死的发生机制

动脉硬化性脑梗死是由于脑血管内动脉粥样硬化斑块的形成和破裂导致的。随着动脉粥样硬化斑块的增大和斑块表面平滑肌细胞的坏死，血小板会聚和血栓形成，从而导致血管内腔的阻塞，引起局部脑组织的缺血和缺氧，导致脑梗死的发生。[2]此外，斑块中的炎症细胞还会产生多种炎症介质和氧自由基，损伤血管内皮细胞和基底膜，进一步促进斑块的形成和动脉硬化的进展。

(三)动脉硬化性脑梗死的症状

动脉硬化性脑梗死的症状可以因梗死的位置和大小不同而异[3]，常见症状包括如下。

(1)突然出现的一侧肢体无力或麻木：患者可能感觉到身体的一侧无力或麻木，表现为一只手或一只脚不能动弹或感觉异常。

（2）突然出现的语言障碍：患者可能出现说话不清或难以表达的情况，或者出现听力障碍。

（3）突然出现的视力丧失或视力模糊：患者可能出现单眼或双眼的视力丧失或模糊。

（4）突然出现的头痛或头晕：患者可能感到头痛或头晕，严重时伴有呕吐。

（5）突然出现的意识障碍：患者可能出现意识混乱、昏迷等症状。

总之，动脉硬化性脑梗死的症状突然发生，常常伴有神经功能缺失和局灶性神经体征，需要及时就医诊治。

（四）动脉硬化性脑梗死的预防

预防动脉硬化性脑梗死的措施包括[4]：

（1）健康的生活方式：包括饮食健康、适量运动、不吸烟、避免饮酒过量等。

（2）控制危险因素：包括高血压、高血脂、糖尿病等疾病的治疗和控制。

（3）抗血小板治疗：通过抑制血小板聚集，减少血栓的形成，常用的药物有阿司匹林、氯吡格雷等。

（4）改善脑血流：通过药物、手术等方式改善脑血流，包括颅内和颅外动脉成形术、颅内动脉支架置入术等。

（5）预防卒中复发：对于已经患有动脉硬化性脑梗死的患者，需要积极控制危险因素，遵医嘱服药，定期随访检查。

总之，预防动脉硬化性脑梗死需要全面的管理和治疗，需要从生活方式、危险因素控制、药物治疗和手术治疗等多个方面入手，以减少患者的发病风险。

（五）动脉硬化性脑梗死的治疗

动脉硬化性脑梗死的治疗包括急性期治疗和预防性治疗。

（1）急性期治疗：包括溶栓治疗和机械取栓治疗。[5]溶栓治疗是通过静脉注射溶栓药物，溶解血栓来恢复脑血流。机械取栓治疗则是通过介入手术将血栓取出，恢复脑血流。这些治疗措施需要在脑梗死发生后的 4.5 h 内进行，因此，及早就诊和诊断非常重要。

（2）预防性治疗：包括药物治疗和手术治疗。药物治疗主要是针对动脉粥样硬化病因进行，包括降压、降脂、抗凝等药物。手术治疗主要是针对病因进行，包括颈动脉内膜剥脱术、颈动脉支架、颅内动脉瘤栓塞术等。

此外，对于患有动脉硬化性脑梗死的患者，还应该采取健康的生活方式，包括戒烟限酒、合理膳食、定期锻炼、控制体重等。

（六）动脉硬化性脑梗死的预后

动脉硬化性脑梗死的预后与多种因素有关，包括患者年龄、发病前的健康状况、脑梗死的范围、梗死后神经功能损害程度等。部分患者可能会出现不同程度的神经功能缺陷，如肢体瘫痪、失语、认知障碍等，甚至可能导致残疾或死亡。然而，及时的治疗和康复训练可以显著提高患者的预后。例如，溶栓治疗和机械取栓手术可以恢复血流，减少梗死面积和神经功能障碍的程度。康复训练和物理治疗可以促进神经功能的恢复和改善，减少残疾和死亡率。此外，注意控制血压、血糖和血脂水平，戒烟限酒，定期进行体检和筛查，及时发现和治疗相关的疾病，也可以降低发病风险，改善预后。

（七）动脉硬化性脑梗死的康复治疗

动脉硬化性脑梗死的康复治疗是指针对患者的身体和精神方面的问题，进行综合性治疗，以尽可能减轻患者的神经系统缺损、身体功能障碍及心理障碍。康复治疗一般在病情稳定后开始，根据患者的情况制订个性化的康复治疗计划。常用的康复治疗措施包括：

（1）功能训练：通过物理疗法、康复器械等，进行肢体功能、平衡和协调训练，以及言语、认知和情感恢复训练。

（2）社交支持：提供社交支持和沟通训练，帮助患者恢复社交能力。

（3）心理治疗：帮助患者应对可能存在的情感障碍，如抑郁、焦虑等，通过咨询、认知行为治疗等方法，促进患者心理健康。

（4）药物治疗：根据患者具体情况，配合必要的药物治疗，如抗抑郁药、抗焦虑药等。

（5）营养支持：为患者制订适合的饮食计划，提高患者身体素质，有利于康复。

总之，动脉硬化性脑梗死需要根据患者的病情和身体状况进行综合性治疗，以期提高患者的生活质量和日常生活能力。

(八)动脉硬化性脑梗死患者的生活方式

动脉硬化性脑梗死患者应该注意以下生活方式。

(1)饮食：控制膳食中的脂肪、胆固醇和钠的摄入，增加水果、蔬菜、全谷类食品、鱼类、坚果和豆类等高纤维和低脂肪食品的摄入。

(2)运动：适量的有氧运动可以提高心血管健康，降低体重和血压，控制血糖水平，推荐每周进行至少 150 min 的中等强度有氧运动。

(3)控制体重：保持健康的体重可以减少动脉硬化性脑梗死的风险。

(4)戒烟：吸烟会增加动脉硬化性脑梗死的风险，所以患者必须戒烟。

(5)控制血压和血糖：高血压和糖尿病是动脉硬化性脑梗死的危险因素，因此，患者需要控制血压和血糖水平。

(6)减少压力：压力可以导致血压升高和心脏负担增加，增加动脉硬化性脑梗死的风险，患者需要减少压力。

(7)定期随访和检查：患者需要定期接受医生的随访和检查，控制病情，防止再次发生脑梗死。

总之，动脉硬化性脑梗死患者需要采取积极的生活方式来控制危险因素，减少再次发生脑梗死的风险。

(李瑀靖)

参考文献

[1] MESCHIA J F，BROTT T G，BROWNRD J R，et al. Guidelines for the primary prevention of stroke：a statement for healthcare professionals from the American Heart Association/American Stroke Association［J］. Stroke，2014，45(12)：3754-3832.

[2] ADAMSHP J R，BENDIXEN B H，KAPPELLE L J，et al. Classification of subtype of acute ischemic stroke. Definitions for use in a multicenter clinical trial. TOAST. Trial of Org 10172 in Acute Stroke Treatment［J］. Stroke，1993，24(1)：35-41.

〔3〕SACCO R L，KASNER S E，BRODERICK J P，et al. An updated definition of stroke for the 21st century：a statement for healthcare professionals from the American Heart Association/American Stroke Association〔J〕. Stroke，2013，44(7)：2064-2089.

〔4〕高旭光. 卒中病理生理、诊断及其治疗〔M〕. 3 版. 沈阳：辽宁科学技术出版社，2001.

〔5〕中华医学会神经病学分会脑血管病学组急性缺血性脑卒中诊治指南撰写组. 中国急性缺血性脑卒中诊治指南 2010〔J〕. 中华神经科杂志，2010，43(2)：146-154.

四、脑栓塞

脑栓塞是指血液中的各种栓子随血流进入脑动脉，从而阻塞了脑血管，导致脑缺血和脑梗死的一种疾病。脑栓塞可发生在任何年龄，但多见于老年人。有高血压、糖尿病、高脂血症、心脏病等都是脑栓塞形成的危险因素。脑栓塞是脑卒中的常见原因之一，严重威胁着患者的生命和健康。

(一)脑栓塞的发病率和病因

脑栓塞是脑血管疾病的一种，发病率随着人口老龄化而逐渐增加，特别是高血压、糖尿病、高脂血症等慢性病患者的发病率更高。[1]脑栓塞的主要病因是血栓形成，血栓可以来自心脏、颈内动脉或颅内动脉，也可以是脑动脉粥样硬化斑块形成的血栓脱落。此外，血液高凝状态、血管内皮损伤、血管壁炎症等也是脑栓塞的常见病因。

(二)脑栓塞的发生机制

脑栓塞是由于血栓或其他物质在血管内形成并堵塞脑血管所致的脑血管疾病。[2]其发生机制一般包括以下几个方面。

(1)动脉粥样硬化：动脉粥样硬化是引起脑栓塞的主要原因之一。随着年龄的增长、不良生活习惯(如高脂饮食、缺乏锻炼等)和其他疾病(如高血压、糖尿病等)的影响，动脉内膜上的脂质沉积和纤维蛋白增生导致了动脉硬化和斑块形成，进而引发血栓形成和脑栓塞。

(2)心脏疾病：心脏疾病也是引起脑栓塞的重要原因之一。如房颤、心房黏液瘤、二尖瓣脱垂等心脏疾病会增加血栓形成的风险，因为在这些情况下，心脏可能不会将血液充分排出，导致血流淤积，进而导致血栓形成和脑栓塞。

(3)外伤：脑部外伤也可能导致脑栓塞，如颈动脉夹层和颈内动脉损伤等。

(4)血液疾病：某些血液疾病(如多发性骨髓瘤、白血病、巨球蛋白血症等)可能导致血栓形成和脑栓塞。

(5)药物：某些药物(如口服避孕药、抗凝药物等)也可能增加脑栓塞的风险。

总之，脑栓塞的发生机制是复杂的，不同原因和因素可能相互作用导致脑血管疾病的发生。

(三)脑栓塞的预防

脑栓塞的预防主要包括以下措施。[3]

(1)控制高血压：高血压是脑栓塞的主要危险因素之一，因此对于已经患有高血压的患者来说，要坚持按时服药，控制血压在正常范围内。

(2)控制高血脂：高血脂也是脑栓塞的一个危险因素。通过合理饮食、控制体重、运动锻炼等方法，可以降低血脂水平，减少脑栓塞的发生。

(3)戒烟限酒：吸烟和饮酒会增加脑栓塞的风险，因此，应该戒烟限酒，保持身体健康。

(4)预防心脏病：心脏病是脑栓塞的一个危险因素。因此，要预防心脏病的发生，注意心脏健康。

(5)防止血栓形成：长时间坐卧不动、久站、过度劳累等都容易导致血栓形成，因此，要注意休息，多活动，避免血栓的形成。

(6)合理用药：一些药物，如避孕药等，也会增加脑栓塞的风险。因此，在使用药物时，要遵医嘱，合理用药，避免不必要的风险。

(四)脑栓塞的症状和诊断标准

脑栓塞的症状根据栓塞的位置和大小而异，常见症状包括：严重头痛、眩晕和恶心等神经系统症状；明显的肢体无力或麻痹，一侧面部和身体感觉障碍；语言障碍，如说话含糊不清、理解困难或不能说话；突然失明或视力模糊等视觉障碍；突然出现的平衡失调、行走困难、晕倒等。

根据美国心脏协会的标准[4]，诊断脑栓塞需要同时满足以下 3 个条件：突然发生的神经系统缺血症状，包括局灶性神经系统症状和非特异性症状，且症状持续时间不到 24 h；除外其他神经系统疾病或非神经系统原因导致的症状；根据影像学或病理学证实缺血性脑损害。此外，还可以通过 MRI、CT、颅内和颈内血管超声等检查进行诊断和评估。

(五)脑栓塞的治疗

脑栓塞的治疗主要是通过溶栓、抗凝和手术等措施来恢复脑血管的通畅，防止脑缺血和神经功能受损。[5]

(1)溶栓治疗：对于急性脑栓塞患者，可以采用静脉溶栓和机械性溶栓治疗。静脉溶栓常用的药物有组织型纤溶酶原激活剂（t-PA）和尿激酶等，可以在 4.5 h 内有效缩小血栓，恢复血流。机械性溶栓治疗则是通过植入血管支架或使用血栓抓取器等器械将血栓取出，也可以有效地恢复脑血流。

(2)抗凝治疗：抗凝药物可抑制血液凝固，防止新的血栓形成。适用于慢性脑栓塞或高危人群。常用的抗凝药物有华法林、阿司匹林、肝素等。

(3)手术治疗：对于无法通过药物和机械性治疗恢复脑血流的患者，可以考虑介入手术或颅内血管手术，如血管成形术、血管内支架植入术等。

(4)降压治疗：对于伴有高血压的脑栓塞患者，应及时控制血压，防止出现再次发作。

(5)对症治疗：对于脑栓塞引起的症状，如头痛、恶心、呕吐、眩晕等，可采用对症治疗，如使用镇痛剂、止吐剂等药物。

需要注意的是，脑栓塞治疗要根据患者的具体情况进行个体化治疗，避免不必要的并发症和风险。治疗过程中应密切监测患者的病情和生命体征，及时调整治疗方案。

(六)脑栓塞的预后

脑栓塞的预后取决于多个因素，包括栓子的大小和部位、治疗的及时性和有效性、患者的年龄和基础健康状况等。脑栓塞的预后可以是完全康复，也可以是残疾或死亡。对于小的脑栓塞，如果及时采取有效的治疗措施，预后通常是良好的。然而，对于较大的栓子或栓子位于关键部位的患者，预后可能较差，需要进行长期的康复治疗。另外，脑栓塞还可能导致其他并发症，如脑水肿、脑出血等，这些并发症也会影响预后。因此，及早发现脑栓塞的症状并及时就医，采取有效的治疗措施非常重要，可以提高预后和生存率。

(七)脑栓塞患者的生活方式

脑栓塞患者的生活方式包括以下几个方面。

(1)饮食：脑栓塞患者应该少食多餐，控制总能量和脂肪摄入，避免暴饮暴食和高胆固醇食物。同时，应该多食用富含纤维素、维生素和矿物质的蔬菜、水果、全麦食品等健康食品。

（2）运动：脑栓塞患者需要适量运动，如散步、慢跑、骑车、游泳等，可以促进血液循环、增强心肺功能，降低血脂和体重，改善身体状况。

（3）心理调适：脑栓塞患者应该保持乐观心态，积极面对生活和疾病，避免情绪波动和精神压力过大。合理用药：脑栓塞患者应该按照医嘱使用药物，如抗血小板、降压药、降脂药等，避免乱用药物或中断治疗，同时，注意药物的不良反应和相互作用。

（4）定期复查：脑栓塞患者应该定期到医院复查，如检查血压、血脂、血糖、心电图、头颅 CT 等，根据检查结果及时调整治疗方案，防止疾病复发或加重。

（李瑀靖）

参考文献

［1］王新德. 神经病学［M］. 北京：人民军医出版社，2001.

［2］QURESHI A I，TUHRIM S，BRODERICK J P，et al. Spontaneous intracerebral hemorrhage［J］. N Eng J Med，2001，344(19)：1450-1460.

［3］AMARENCO P，LAVALLÉE P C，LABREUCHE J，et al. One-year risk of stroke after transient ischemic attack or minor stroke［J］. N Engl J Med，2016，374(16)：1533-1542.

［4］KERNAN W N，OVBIAGELE B，BLACK H R，et al. Guidelines for the prevention of stroke in patients with stroke and transient ischemic attack：a guideline for healthcare professionals from the American Heart Association/American Stroke Association［J］. Stroke，2014，45(7)：2160-2236.

［5］LEE M J，CHUNG J W，AHN M J，et al. Antiplatelet therapy vs. oral anticoagulation in patients with atrial fibrillation and a history of intracranial hemorrhage［J］. JAMA Neurol，2019，76(10)：1197-1206.

五、重症肌无力

重症肌无力(myasthenia gravis，MG)是一种神经-肌肉接头信号传递功能障碍的获得性自身免疫病，通常表现为肌肉无力和疲劳，最常见的症状是眼肌无力和眼睑下垂，但也可能会影响颌部、咽部、喉部、四肢和躯干的肌肉。该病多发于 20～40 岁的女性，但男性和老年人也可能患病。[1]重症肌无力可以是一种轻微的疾病，也可以是一种严重的、危及生命的疾病。

在我国，每 10 万人口每年约有 2～20 人发病。通常在 20～30 岁或 50～60 岁的年龄段发病，女性患病率高于男性。[2]

(一)重症肌无力的病因和生病机制

重症肌无力的发病原因尚不完全清楚。目前认为，遗传、免疫、环境等因素均可能影响重症肌无力的发病。有些患者可能具有家族史，这提示了遗传因素的可能性。此外，重症肌无力患者血液中存在抗乙酰胆碱受体抗体，这表明免疫系统的异常可能导致了该疾病的发生。环境因素如病毒感染、药物暴露等也可能与重症肌无力的发病有关。

重症肌无力是一种自身免疫性疾病，主要是由于患者的免疫系统异常地攻击和破坏神经-肌肉接头处的乙酰胆碱受体，导致神经-肌肉传递过程受阻，从而引起肌肉无力。[3]

具体来说，患者的免疫系统会产生一些自身抗体，这些抗体可以结合在神经-肌肉接头处的乙酰胆碱受体上，阻止乙酰胆碱与受体结合，从而影响神经-肌肉传递过程，导致肌肉无力。此外，患者的免疫系统也可以破坏神经-肌肉接头处的其他分子，如肌动蛋白、胶原蛋白等，也可能对重症肌无力的发病和发展起到一定作用。

(二)重症肌无力的临床表现

重症肌无力主要临床表现为肌无力和疲劳，尤其在活动后疲劳程度更加明显。病情一般会逐渐加重，严重的患者可能出现呼吸肌无力、吞咽困难、面部和喉咙肌肉萎缩和麻痹等严重症状和体征。此外，重症肌无力还可能伴随视力模糊、复视、眼睑下垂、眼球运动异常等眼部症状。

（三）重症肌无力的临床类型

重症肌无力通常有两种主要类型。

（1）普通型重症肌无力（generalized myasthenia gravis，GMG）：GMG 是最常见的类型，大约占所有重症肌无力病例的 80%。它通常影响头、颈和四肢肌肉。症状可能包括肢体无力、嗜睡、复视、口咽部肌肉无力和呼吸困难。

（2）局限型重症肌无力（ocular myasthenia gravis，OMG）：OMG 是另一种类型的重症肌无力，只影响眼部肌肉，不像 GMG 那样广泛。OMG 患者可能会出现重视、眼睑下垂、眼球运动受限等症状。约 15%～20% 的重症肌无力患者最初的症状是 OMG，但最终可能发展为 GMG。

（四）重症肌无力改良 Osserman 临床分型

重症肌无力的 Osserman 临床分型[4]是一种用于评估病情严重程度和选择治疗方案的系统，包括以下 4 种类型。

Osserman Ⅰ型：局限性肌无力，仅有眼部肌肉受累，临床表现为双眼上睑下垂和眼球外展功能受限。

Osserman Ⅱ型：广泛性肌无力，除眼部肌肉外还有其他肌肉群受累，但呼吸肌尚未受累，临床表现为肢体无力、易疲劳和呼吸肌正常。

Osserman Ⅲ型：急性进展型肌无力，包括严重的广泛性肌无力和呼吸肌受累，需要紧急治疗。

Osserman Ⅳ型：慢性稳定型肌无力，病情较轻，肌无力范围广泛，但对呼吸肌的影响较小。

（五）重症肌无力危象

重症肌无力危象是一种罕见但严重的并发症，是指重症肌无力患者的症状急剧加重或波动，导致呼吸困难、吞咽困难等严重症状的出现。危象可能发生在患者刚开始治疗、剂量调整时，也可能发生在手术、感染、应激等情况下。危象的发生可能危及生命，需要紧急治疗。治疗措施包括加强呼吸道管理、静脉注射免疫球蛋白、应用抗胆碱酯酶药物等。预防危象的发生包括避免过度疲劳、避免应激、遵医嘱用药等。

(六)重症肌无力的诊断标准

重症肌无力的诊断标准主要包括以下几点。

(1)肌无力症状：常见的表现为肌肉疲劳和乏力，活动后加重，休息或放松后减轻。肌无力可累及眼部、面部、颈部、呼吸肌和四肢等部位，其中以眼肌疲劳最为明显。

(2)体格检查：发现肌无力体征，如上睑下垂、眼球外展受限、颈肌无力等。

(3)神经电生理检查：常规检查包括肌电图和单光子发射计算机断层扫描(SPECT)等，可以显示肌肉神经传递的异常情况，如电信号传递减弱或消失等。

(4)抗乙酰胆碱受体抗体(AChR)检测：AChR抗体阳性是重症肌无力的重要诊断依据，通常采用放射免疫法检测血清中的抗体水平。

(5)乙酰胆碱酯酶(AChE)抑制试验：此试验主要用于肌无力确诊，可采用静脉注射AChE抑制剂后观察患者的肌力表现，如果有明显的改善，则支持重症肌无力的诊断。

(6)其他检查：如CT或MRI检查，用于排除其他引起肌无力的病因。

需要指出的是，重症肌无力的诊断是一项综合性的工作，需要综合考虑患者的临床表现、体格检查和相关检查结果。因此，确诊重症肌无力通常需要由专业医生进行评估和诊断。

(七)重症肌无力的治疗

重症肌无力的治疗目的是通过减轻症状、恢复肌肉功能和改善生活质量来控制疾病。[5]治疗方法包括药物治疗、手术治疗和支持性治疗。

1. 药物治疗

主要包括以下药物。

(1)胆碱酯酶抑制剂：包括乙酰胆碱酯酶抑制剂和胆碱酯酶增强剂。前者包括乙酰胆碱、新斯的明等，通过抑制胆碱酯酶降解乙酰胆碱，增加乙酰胆碱的浓度，从而增强神经-肌肉接头的传导；后者包括吡拉西坦等，可以增强神经-肌肉接头的效应。

(2)免疫抑制剂：包括环孢素、氨甲蝶呤、氢氯噻嗪等，通过抑制免疫系统，减少自身免疫反应对神经-肌肉接头的破坏。

（3）糖皮质激素：如泼尼松等，可减轻炎症反应和免疫反应，但由于激素的不良反应较大，不宜长期使用。

2. 手术治疗

对于一些病情较为严重的患者，药物治疗可能无效，需要考虑手术治疗。手术治疗方法包括胸腺切除术等。胸腺切除术是最常见的手术治疗方法，通过切除胸腺组织来减少自身免疫反应，从而缓解症状。

3. 支持性治疗

包括辅助呼吸、饮食调理、心理支持等，可以帮助患者减轻症状，提高生活质量。对于一些病情较为严重的患者，还需要进行呼吸机治疗和营养支持等。

需要注意的是，治疗重症肌无力需要个体化治疗，根据患者的病情、年龄、性别、并发症等因素，选择最适合患者的治疗方法。

(八)重症肌无力的预后

重症肌无力的预后因患者年龄、性别、病情严重程度、起病方式、治疗方法和反应等因素而异。一般来说，早期诊断和治疗能够有效改善预后。患者在治疗后可有不同程度的症状缓解，但大多数患者仍需要长期持续治疗，甚至终身治疗。对于一些病情较轻的患者，可采取一些措施，如均衡饮食、适当锻炼、保持良好的心理状态等，有助于减轻症状和延缓病情发展。对于病情较为严重的患者，可能需要持续接受免疫抑制剂、胸腺切除术、血浆置换等治疗，并需要进行监测和调整治疗方案，以控制病情。同时，患者应保持良好的生活习惯和心理状态，积极配合医生进行治疗和管理，提高自身免疫力，有助于缓解症状，改善预后。

(九)重症肌无力患者禁用和慎用的药物

重症肌无力（myasthenia gravis，MG）患者在使用药物时需要慎重，因为一些药物可能会加重肌无力的症状或导致危象的发生。以下是一些 MG 患者需要慎用或禁用的药物。

（1）抗生素：氨基糖苷类和四环素类等抗生素可以干扰肌肉与神经之间的信号传递，从而加重 MG 的症状。

(2)神经肌肉阻滞剂：类似于氨基糖苷类抗生素，神经肌肉阻滞剂如琥珀胆碱和阿替品等药物也可能加重 MG 的症状。

(3)长效利尿剂：长期使用利尿剂可能导致低血钾，从而导致肌无力症状的加重。

(4)镇静药和安眠药：这些药物可能会影响神经-肌肉传递，导致 MG 症状的加重。

(5)氟喹诺酮类抗疟药：这类药物可能导致神经-肌肉传递障碍，加重 MG 的症状。

需要注意的是，以上列举的药物并不是所有 MG 患者都需要完全禁用，而是需要在医生的指导下慎用或调整用药方案。因为每个患者的病情不同，对药物的反应也不同。在使用任何药物之前，最好咨询医生的意见。

(十)重症肌无力患者的生活方式

重症肌无力是一种慢性疾病，患者在生活方式方面需要特别注意，以减轻病情和改善生活质量。以下是一些建议。

(1)合理饮食：建议患者遵循平衡膳食，增加高蛋白质食物的摄入，如肉类、鱼类、豆腐等。另外，维生素 D 和钙的摄入也非常重要，可以通过食物或补充剂补充。

(2)合理锻炼：适当的锻炼可以改善患者的肌肉力量和耐力，但需要避免过度疲劳和损伤。建议患者在医生的指导下进行个性化的训练。

(3)科学用药：重症肌无力患者需要长期服用药物来缓解症状和控制病情。患者需要遵循医生的处方和建议，注意药物的剂量和时间，避免过度用药和滥用药物。

(4)避免感染：感染是重症肌无力患者出现危象的主要原因之一。患者要避免接触感染源，保持卫生，定期接种疫苗，并在医生的指导下合理使用抗生素等药物。

(5)心理疏导：重症肌无力会对患者的心理造成一定的影响，如焦虑、抑郁等。患者需要及时寻求心理支持和疏导，建立积极的心态，缓解焦虑和压力。

总之，重症肌无力患者需要遵循医生的治疗方案，注意生活方式的改善，以减轻症状、控制病情，提高生活质量。

（李瑀靖）

参考文献

［1］GILHUS N E，VERSCHUUREN J. Myasthenia gravis：subgroup classification and therapeutic strategies［J］. The Lancet Neurology，14（10）：1023-1036.

［2］TINDALL R. Neuromuscular respiratory failure［J］. Chest，141（4）：1090-1100.

［3］TUZUN E，CHRISTADOSS P. Treatment of myasthenia gravis［J］. Neurologic clinics，31（3）：853-869.

［4］王维治. 神经病学［M］. 5 版. 北京：人民卫生出版社，2004.

［5］李璞. 医学遗传学［M］. 北京：北京大学出版社，2003.

六、阿尔茨海默病

阿尔茨海默病（Alzheimer's disease）是一种以进行性认知功能障碍和行为损害为特征的中枢神经系统退行性疾病。其主要病理特征是大脑皮质萎缩，伴有神经纤维缠结、神经元变性和淀粉样斑块的形成。阿尔茨海默病通常发生于中老年人，尤其是 60 岁以上的人群，但早发性阿尔茨海默病也存在。阿尔茨海默病是一种进行性的疾病，患者的认知和行为功能会逐渐恶化。这些功能包括记忆、学习、思考、判断、语言、视觉空间技能等，最终导致生活自理能力的丧失。尽管目前没有治愈阿尔茨海默病的方法，但药物和非药物干预可以缓解症状，提高生活质量。

（一）阿尔茨海默病的发病率

阿尔茨海默病是老年痴呆症最常见的原因，发病率随年龄的增长而增加。根据世界卫生组织的数据，65 岁以上人群中阿尔茨海默病的发病率约为5％～8％，80 岁以上人群则高达 20％～30％。[1]而据美国阿尔茨海默病协会的数据，全球约有 5 000 万人患有阿尔茨海默病，每年新发病例数约为1 000万。[1]

（二）阿尔茨海默病的病因与发病机制

阿尔茨海默病的确切病因目前还不清楚，但研究表明，与遗传、环境和生活方式等多种因素有关。阿尔茨海默病是一种神经退行性疾病，主要是由于脑细胞中的 β 淀粉样蛋白（Aβ）异常沉积和 tau 蛋白异常聚集，导致脑神经元和突触的损伤和死亡。[2]此外，炎症反应、线粒体功能异常、神经递质失衡等也可能参与了阿尔茨海默病的发病过程。

1. 遗传学说

遗传学说是阐述阿尔茨海默病病因的其中一种理论，它认为该病与基因遗传有关。该理论最初得到证实是在 1991 年，当时科学家发现在 21 号染色体上有一种称为 APP（amyloid precursor protein，淀粉样前体蛋白）的基因，其突变可以导致某些家族中发生阿尔茨海默病的风险显著增加。后来，人类基因组计划（human genome project）的完成，也证实了与阿尔茨海默病相关的其他基因，如 PSEN1 和 PSEN2。[3]

遗传学说认为，阿尔茨海默病的发生是由基因突变引起的。这些突变可能导致脑内 β 淀粉样蛋白（Aβ）的产生过多，或者导致酶的功能出现异常，从而促进 Aβ 的形成和脑内 tau 蛋白的异常聚集。这些病理变化导致神经元退化和神经元之间的联系断裂，最终导致记忆和认知功能的丧失。但是，遗传学说并不能解释所有阿尔茨海默病的发生，因为只有极少数阿尔茨海默病患者具有上述基因的突变，而大多数患者则不存在这种突变。

2. 外伤学说

外伤是指身体受到机械性、物理性、化学性等不同原因造成的损伤。在阿尔茨海默病的发病机制中，外伤学说认为头部受到重击或重复性的轻微撞击，可能导致脑部神经元的损伤和炎症反应，从而引起神经细胞的死亡和 tau 蛋白的异常沉积。[4]这些损伤和沉积最终导致阿尔茨海默病的发生。外伤学说的支持者认为，职业运动员、退伍军人等人群更容易患上阿尔茨海默病。不过，一些研究并未发现外伤与阿尔茨海默病之间有明确的因果关系，外伤是否是阿尔茨海默病的风险因素还需要进一步的研究和证实。

3. 铝中毒学说

铝中毒学说是指长期接触铝会导致神经系统疾病的一种理论。这种理论认为，人体摄入过多铝元素后，会在大脑中积累，导致神经元的损伤和死亡，从而引起记忆力下降、语言障碍、认知能力下降等症状，进而发展为阿尔茨海默病等神经系统疾病。这种理论的提出主要是由于一些研究表明，长期接触铝可能会对神经系统产生不良影响。[5]然而，目前尚缺乏足够的证据来支持铝中毒学说，铝和阿尔茨海默病之间的因果关系仍存在争议。大多数研究认为，铝在阿尔茨海默病的发生和发展中并不是主要的因素。

4. 感染学说

阿尔茨海默病的感染学说指出，感染可能是阿尔茨海默病的一个风险因素。某些研究表明，感染可以诱导炎症反应，引发阿尔茨海默病的病理变化。炎症反应会导致神经元死亡、神经胶质细胞的异常增殖、β 淀粉样蛋白的沉积和 tau 蛋白的磷酸化等病理改变，这些病理改变是阿尔茨海默病的特征。[6]

此外，一些研究还发现，某些感染可能会影响脑中的淀粉样物质，从而导致阿尔茨海默病的发生。例如，慢性感染（如牙龈炎）可能导致大脑内的淀粉样物质的增加。感染也可能通过改变脑血管通透性和脑血流量，从而影响脑细胞的正常代谢和功能。

5. 细胞骨架学说

细胞骨架学说认为阿尔茨海默病的发生与细胞内的细胞骨架结构异常有关。细胞骨架是细胞内的一种支架结构，由微管、微丝和中间纤维组成，能够维持细胞形态、调节细胞的生长和分裂等重要功能。研究发现，阿尔茨海默病患者的脑内神经元细胞骨架结构异常[7]，主要表现为微管和微丝的稳定性下降、异常聚集以及磷酸化水平的改变等，这些异常导致神经元运输、突触传递和信号传导等功能出现障碍，最终导致神经元死亡和认知功能丧失。

此外，一些研究还发现，阿尔茨海默病患者的细胞骨架结构异常可能与蛋白质聚集有关。在阿尔茨海默病的发病过程中，β淀粉样蛋白质聚集是一个重要的病理特征，这些蛋白质聚集可能会导致细胞骨架结构异常，加速神经元死亡。因此，细胞骨架学说认为阿尔茨海默病的病理机制可能涉及细胞骨架结构的异常和β淀粉样蛋白质聚集等多种因素。

(三)阿尔茨海默病的病理特征

阿尔茨海默病的病理表现为大脑皮质萎缩、神经纤维缠结和淀粉样蛋白沉积。淀粉样蛋白是一种β淀粉样前体蛋白（amyloid precursor protein，APP）的代谢产物，主要积聚在大脑皮质和海马体区域，形成淀粉样斑块。此外，还有神经原纤维缠结，这些缠结主要由 tau 蛋白异常聚集形成，常在大脑皮质和海马体区域出现。这些病理变化可以导致大脑神经元的死亡和功能受损，从而影响人的认知、记忆、行为和情绪等方面。

(四)阿尔茨海默病临床表现

阿尔茨海默病的临床表现包括以下几个方面。

(1)记忆力障碍：阿尔茨海默病最早出现的症状是记忆力减退，患者常常忘记最近发生的事情，特别是需要记忆的日常生活事务，如时间、约定、家人的名字等。

(2)认知功能障碍：随着病情的进展，阿尔茨海默病患者的认知功能也会受到影响，表现为注意力不集中、思维能力下降、判断力下降、语言障碍等。

（3）行为和情感障碍：阿尔茨海默病患者可能会出现行为和情感障碍，如抑郁、焦虑、易怒、失眠等。

（4）运动障碍：在阿尔茨海默病的晚期，患者可能会出现步态不稳、平衡障碍、肌肉僵硬、抽搐等运动障碍。

（5）日常生活自理能力下降：随着病情的进展，患者的日常生活自理能力会逐渐下降，需要家人或护理人员的帮助。

需要注意的是，阿尔茨海默病的症状会逐渐加重，病情会逐渐恶化，最终导致严重的认知和行为障碍。

（五）阿尔茨海默病的诊断标准

阿尔茨海默病的诊断需要排除其他可导致痴呆症状的疾病，如脑血管病、甲状腺功能减退症等。根据美国国立神经病语言障碍卒中研究所和阿尔茨海默病及相关疾病协会（National Institute of Neurological and Communicative Disorders and Stroke and the Alzheimer's Disease and Related Disorders Association，NINCDS-ADRDA）于 1984 年提出的标准[8]，阿尔茨海默病的诊断应符合以下 4 个条件。

（1）符合痴呆综合征的临床表现和认知功能障碍；

（2）进展缓慢，逐渐恶化，并排除其他可导致痴呆症状的疾病；

（3）脑部影像学检查，包括 CT 或 MRI 等，符合阿尔茨海默病的特征改变；

（4）排除其他影响记忆功能的因素，如药物的影响、酒精中毒等。

2011 年，美国国立老化研究所（National Institate of Aging，NIA）国际阿尔茨海默病协会（Alzheimer's Association，AA）提出了新的诊断标准，即"NIA-AA"[9]，强调了以生物标志物为核心的病理诊断标准。该标准根据患者的临床表现、脑影像学检查、生物标志物等指标进行判定，强调了不同阶段的诊断标准，并将阿尔茨海默病分为三个阶段：预臆阶段、早期临床阶段和临床阶段。

2020 年，我国制定了新的阿尔茨海默病诊疗指南，指南着重强调了认知功能评估是诊断该病的首选方法（依据 NIA－AA，2011 标准），同时肯定了MRI 头颅冠状位内侧颞叶扫描和海马体成像的诊断价值。

(六)阿尔茨海默病与血管性痴呆的鉴别

阿尔茨海默病和血管性痴呆都是老年人比较常见的疾病,二者在病理、临床表现和治疗等方面有所不同,可通过以下几点进行鉴别。

(1)病理学鉴别:阿尔茨海默病的主要病理变化是神经元内神经纤维缠结和淀粉样斑块形成,而血管性痴呆主要病理表现是脑动脉病变、缺血或出血等。

(2)临床表现鉴别:阿尔茨海默病主要表现为记忆力减退、认知能力下降和情绪不稳定等,而血管性痴呆的临床表现则与脑部受损程度有关,如运动障碍、感觉异常和言语障碍等。

(3)影像学鉴别:阿尔茨海默病患者脑部磁共振成像(MRI)显示皮质萎缩和颞叶萎缩等,而血管性痴呆患者常常有脑血管病变、脑梗死或出血等表现。

(4)治疗鉴别:阿尔茨海默病治疗主要以抗胆碱酯酶药物为主,而血管性痴呆的治疗则主要取决于病变的类型和位置,如脑血管病变的情况下可以进行药物治疗和手术治疗等。

需要指出的是,阿尔茨海默病和血管性痴呆往往同时存在,而不是单一存在,这也增加了二者的鉴别难度。因此,需要进行全面综合的评估和诊断,以便更好地区分这两种类型的痴呆。

(七)阿尔茨海默病的预防

目前,还没有能够完全预防阿尔茨海默病的方法,但是有一些生活方式和预防措施可能有助于降低患病的风险。

(1)健康的饮食习惯:饮食中包含足够的蔬菜、水果、全谷物、坚果、鱼类和禽肉等健康食品,尽量避免饮食中过多的饱和脂肪、胆固醇和糖分等。

(2)锻炼身体:适量的身体锻炼可以增强身体的健康和代谢能力,降低阿尔茨海默病的风险。

(3)智力锻炼:保持脑部活跃,可以通过学习新技能、阅读、写作、玩智力游戏等方式。

(4)控制血糖和血压:高血糖和高血压等慢性疾病与阿尔茨海默病的发病有关,因此,需要注意预防和控制这些疾病。

(5)睡眠充足:睡眠不足会影响大脑的清理和修复功能,建议每天保持足够的睡眠时间。

（6）避免头部创伤：防止头部受伤可以降低阿尔茨海默病的风险。需要注意的是，这些措施虽然可能有助于降低患病的风险，但并不能完全预防阿尔茨海默病的发生。如果有可能患上阿尔茨海默病的家族史或其他危险因素，请及时咨询医生。

（八）阿尔茨海默病的治疗

1. 药物治疗

阿尔茨海默病目前还没有特效治疗方法，现有的治疗方法主要是通过药物和非药物干预控制症状，提高生活质量。常用的药物治疗包括胆碱酯酶抑制剂和 NMDA 受体拮抗剂两种。[10]

（1）胆碱酯酶抑制剂：可以提高大脑中乙酰胆碱的浓度，从而改善阿尔茨海默病患者的认知和行为症状。常用的胆碱酯酶抑制剂包括多奈哌齐（donepezil）、加兰他敏（galantamine）和利君沙（rivastigmine）等。

（2）NMDA 受体拮抗剂：可以调节谷氨酸在大脑中的作用，改善阿尔茨海默病患者的认知和行为症状。常用的 NMDA 受体拮抗剂包括美金刚（memantine）等。

此外，非药物干预也是阿尔茨海默病治疗的重要手段，包括脑功能训练、认知行为疗法、音乐疗法、运动等。这些方法可以在提高患者的生活质量、缓解症状、延缓病情进展等方面起到积极的作用。需要注意的是，阿尔茨海默病的治疗是一个长期的过程，需要患者和家属的耐心和配合。同时，治疗过程中也需要密切监测患者的病情变化，及时调整治疗方案。

2. 脑功能训练

阿尔茨海默病的脑功能训练是指通过一系列的认知训练、物理运动、社交互动等方式，以促进患者的认知和功能恢复为目标的一种治疗方法。脑功能训练可以在早期阿尔茨海默病的诊断阶段开始进行，以延缓病情发展和提高患者的生活质量。下面是一些常用的脑功能训练方法。

（1）认知训练：包括记忆、注意力、语言、空间、思维等方面的训练，如常规的数学、文字、图片记忆训练，反应时间测试，形状拼图等。

（2）物理运动：通过锻炼身体来提高患者的认知和心理状态，如散步、慢跑、瑜伽、太极等。

（3）社交互动：通过社交互动来提高患者的心理状态和社交能力，如和家人、朋友聊天，参加社交活动，参加志愿者工作等。

（4）计算机训练：使用计算机软件进行认知和记忆训练，如通过游戏和其他计算机应用程序进行训练。

以上训练方法可以根据患者的具体情况进行个性化设计，同时也需要在专业人员的指导下进行，以确保训练的安全性和有效性。

(九)阿尔茨海默病的预后

阿尔茨海默病的预后是难以预测的，因为其病程和进展速度因人而异。随着病情的恶化，患者可能会失去自理能力，并需要全天候照护。大部分患者最终会因疾病并发症而死亡。据统计，患有阿尔茨海默病的人在被诊断出疾病后通常还能生存 8～10 年，但也有一些人可以活得更久。虽然目前尚无治愈阿尔茨海默病的方法，但早期诊断和治疗可以减缓病情进展，延缓病情加重的时间。因此，早期发现和诊断阿尔茨海默病非常重要。

(十)阿尔茨海默病的生活方式

阿尔茨海默病患者的生活方式可以采取以下措施来延缓病情的进展和改善生活质量。

（1）均衡饮食：饮食均衡，适当增加营养素的摄入可以有助于保持身体健康和大脑的功能。

（2）身体锻炼：适当的身体锻炼可以促进血液循环和身体的健康，并且有助于减轻痴呆症状。

（3）社交活动：社交活动可以提高患者的自尊心和自信心，有助于预防抑郁和孤独感。

（4）脑力训练：脑力训练可以帮助患者维持思维能力和记忆力，如做一些记忆游戏、解谜题等。

（5）定期就诊：定期就诊可以及早发现病情的变化，及时调整治疗方案，并且有助于提供必要的支持和帮助。

（6）安排适当的休息和睡眠时间：适当的休息和睡眠可以缓解疲劳和焦虑情绪，有助于保持身体和心理的健康。

需要注意的是，阿尔茨海默病患者需要避免饮酒和吸烟等不健康的生活方式，因为这些习惯会加速病情的恶化。

（李瑀靖）

参考文献

［1］侯熙德. 神经病学［M］. 3 版. 北京：人民卫生出版社，1997.

［2］王维治. 神经病学［M］. 4 版. 北京：人民卫生出版社，2001.

［3］王维治. 神经病学［M］. 5 版. 北京：人民卫生出版社，2004.

［4］杨期东. 神经病学［M］. 北京：人民卫生出版社，2002.

［5］匡培根. 神经系统疾病药物治疗学［M］. 北京：人民卫生出版社，2002.

［6］史玉泉，周孝达. 实用神经病学［M］. 3 版. 上海：上海科学技术出版社，2004.

［7］VICTOR M，ROPPER A H. Adams and victor's principles of neurology［M］. 7th ed. New York London：McGraw-Hill，2001.

［8］GILMAN S，LOW P A，QUINN N，et al. Consensus statement on the diagnosis of multipl system atrophy［J］. J Auto Nerv Syst，1998，74：189-192.

［9］王拥军，张星虎. 医学专业必修课考试辅导丛书——神经病学［M］. 北京：科学技术文献出版社，2002.

［10］樊东升，张俊. 奈特神经系统疾病彩色图谱［M］. 北京：人民卫生出版社，2009.

七、面神经麻痹

面神经麻痹是指面神经受损导致面部肌肉失去控制，表现为面部表情不自然、口角歪斜等症状。面神经是支配面部表情肌肉的主要神经，它起源于脑干，沿途与听神经、舌咽神经等交叉，最终分布于面部。面神经麻痹可由多种原因引起，包括病毒感染、药物中毒、颅脑外伤、肿瘤、血管性病变等。其中，负责面神经运动功能的下行性纤维损伤最常见。

(一)面神经麻痹的发病率和原因

面神经麻痹是比较常见的神经疾病之一，其发病率因不同原因而异。根据研究，全球面神经麻痹的患病率约为 15～30/10 万人，而在中国的患病率为 5.5/10 万人左右。[1]面神经麻痹的病因非常复杂，可能由于以下原因引起：病毒感染、细菌感染、药物中毒、头部创伤或手术、肿瘤、先天性畸形、中耳炎等。

(二)面神经麻痹的发病机制和病理损害

面神经麻痹的发病机制与面神经损伤有关，可能是由于颅内的神经或其分支受到压迫、损伤或感染等因素造成的。面神经从脑干发出后，在面颊和口腔周围分布着分支，这些分支被称为顶支、下颌支和颊支。这些分支与面神经的主干相连，被称为面部运动神经。[1]

面神经损伤引起的麻痹通常是由于面神经在颅内受到压迫，如颅内肿瘤、血肿、血管病变等，或面部受到损伤，如面部手术、头部外伤、病毒感染等。

在面神经损伤的情况下，面神经的运动神经元受到损伤，导致肌肉无法收缩。这种麻痹通常是单侧性的，因为面神经的两个侧支运动神经元是分开的。损伤位置越接近脑干，麻痹就越严重。此外，面神经感觉神经元的损伤也可能会导致感觉异常或疼痛。

面神经麻痹的病理损害主要涉及面神经和与之相关的运动神经元和突触。神经元和突触结构损伤可能导致神经元的功能减退，从而导致麻痹。此外，面神经周围的肌肉也可能发生变性和萎缩，导致麻痹的严重程度加剧。

（三）面神经麻痹的临床表现

面神经麻痹的主要症状是面部肌肉的无力和麻痹，导致面部表情不自然和言语困难。

（1）面部肌肉无力或麻痹：患者面部表情不自然，不能皱眉、闭嘴等，常伴有面部肌肉的萎缩。

（2）说话困难：患者的口唇、舌头等口腔肌肉无力，导致说话困难或出现口齿不清。

（3）眼睑下垂：患者的眼睑下垂，眼睛无法完全闭合，导致流泪和干眼症状。

（4）耳痛：部分患者会出现耳痛和耳鸣等症状，因为面神经的一支分支与耳朵有关。

（四）面神经麻痹的诊断标准

面神经麻痹的诊断主要是通过患者的症状和体征来确定。以下是常用的诊断标准。

典型的面部表情肌麻痹或面部表情肌功能丧失，通常表现为一侧或双侧面部肌肉的松弛或下垂，口唇不能完全闭合，闭眼时不能紧闭等。神经系统检查可见面神经瘫痪的体征，如前2/3舌头的味觉丧失，眼裂增宽，颞肌和颊肌的动力学检查异常。神经肌肉传导检查，如肌电图检查有助于判断面神经是暂时性传导障碍或者是永久性失神经支配，排除其他引起面部表情肌肌肉麻痹的疾病，如脑血管意外、神经炎、骨折等。需要指出的是，对于一些轻微的面部表情肌肌肉麻痹，可能需要多次检查才能确诊。

（五）面神经麻痹的预防

面神经麻痹的预防主要包括以下几个方面。

（1）避免损伤面神经：避免长时间的头部压迫、避免在运动中突然停止或改变方向、避免手术时对面神经的直接损伤等。

（2）预防感染：减少感冒、流感、疱疹等病毒性感染的发生，及时治疗上呼吸道感染、眼睑炎等疾病。

（3）控制慢性疾病：如糖尿病、高血压、动脉硬化等慢性疾病，需要积极治疗和控制。

(4)饮食健康：饮食健康对面神经的保护很重要，建议多摄入新鲜蔬菜、水果、坚果等富含维生素的食物，适量摄入高蛋白食品。

(5)生活习惯：保持良好的生活习惯，如保证充足睡眠，不抽烟，少喝酒，避免长时间低头使用手机、电脑等。

(6)及时就医：出现面部肿胀、疼痛、痉挛、麻木、失去感觉或运动功能异常等情况，应及时就医，避免病情进一步恶化。

(六)面神经麻痹的治疗

1. 药物治疗

药物治疗主要是针对轻度的面神经麻痹或者短暂性面神经痉挛的患者。[2]其主要方法包括：①给予营养支持，注意休息，避免疲劳。②给予镇静剂或肌肉松弛剂，以减轻面部肌肉的痉挛和疼痛。③应用温热敷或冷敷，以缓解炎症和肌肉痉挛。④应用抗病毒药物，如阿昔洛韦等，对病毒性面神经麻痹有一定的治疗作用。⑤应用类固醇激素，如地塞米松等，可减轻面部炎症和肿胀，缓解面神经压迫。

2. 手术治疗

手术治疗主要是针对严重的面神经麻痹患者，如面神经完全断裂、面部瘢痕组织挤压面神经等。其主要方法如下。

(1)面神经减压术：通过手术切开面部软组织，清除压迫面神经的瘢痕组织等，使面神经得到解压，恢复其正常功能。

(2)面神经吻合术：将面神经两端进行吻合，使断裂的面神经重新连接，以恢复其正常传导功能。

(3)面神经重建术：采用神经移植、神经肌肉瓣移植等技术，重建面神经的正常结构和功能。

需要注意的是，手术治疗应该在面神经麻痹发生后尽早进行，以达到最佳治疗效果。同时，在手术后，患者需要密切观察面部感觉和肌肉功能恢复情况，并进行相应的康复训练。

3. 其 他

物理治疗、针灸和按摩等辅助治疗方法也可能有所帮助。

(七)面神经麻痹的预后

面神经麻痹的预后通常是良好的。大多数患者的症状在几周或几个月内得到改善，而恢复通常会在 6 个月内发生。[2]对于轻度的面神经麻痹，大多数患者不需要治疗，症状会自行缓解。对于症状较重或无法自行缓解的患者，应积极治疗。

总体而言，面神经麻痹的预后是良好的，大多数患者能够恢复正常功能。然而，少数患者可能会出现面部运动障碍、面部肌肉无力和面部畸形等并发症。此外，面神经麻痹的复发也是可能的。

(八)面神经麻痹患者的康复训练方法

面神经麻痹的康复训练是非常重要的一步[2]，可以帮助患者加速康复，恢复面部肌肉的运动和功能。以下是面神经麻痹患者的康复训练方法。

(1)保持面部肌肉活动：患者应该保持面部肌肉的活动，尽可能多地运用面部表情肌，如微笑、皱眉等动作。这有助于促进面部肌肉的血液循环和营养供应，防止面部肌肉萎缩。

(2)进行面部肌肉按摩：面部肌肉按摩可以刺激面部神经，增强面部肌肉的运动能力，促进面部肌肉的血液循环和代谢。患者可以用手指或按摩器轻轻按摩面部肌肉，每次约 15 min。

(3)进行口腔肌肉训练：患者可以进行口腔肌肉训练，如张口闭口、吹气球、吹口哨等，这有助于锻炼面部肌肉的力量和协调性，促进面部肌肉的恢复。

(4)进行面部肌肉拉伸：面部肌肉拉伸可以帮助恢复面部肌肉的弹性和柔韧性，避免面部肌肉僵硬和痉挛。患者可以用手轻轻拉伸面部肌肉，每次约 10～15 s。

(5)进行口腔功能训练：面神经麻痹患者可能会出现口腔功能障碍，如吞咽困难、语言不清等。口腔功能训练可以帮助患者恢复正常的吞咽和语言能力，包括舌头运动、口腔协调性训练等。

(6)饮食调理：面神经麻痹患者应该注意饮食调理，保持营养均衡，避免进食过热、过冷、过硬的食物，以免刺激面部神经，影响面部肌肉的恢复。

(7)心理疏导：面神经麻痹患者可能会出现焦虑、抑郁等情绪问题，需要进行心理疏导，减轻心理负担，促进康复。

（李瑀靖）

参考文献

［1］张淑琴. 神经病学［M］. 北京：高等教育出版社，2003.

［2］VICTOR M. Neurology［M］. New York：McGraw-Hill，2001.

八、神经梅毒

神经梅毒是梅毒感染的一种类型，它影响了中枢神经系统和外周神经系统。神经梅毒是由梅毒螺旋体通过性接触、血液或母婴传播的。神经梅毒的症状和严重程度因个体差异而异，包括头痛、记忆力下降、视觉障碍、步态异常、肌肉痉挛、麻木和刺痛等。神经梅毒可以分为三个阶段：早期、中期和晚期，每个阶段的症状和治疗方式也不同。及早发现和治疗神经梅毒非常重要，否则可能会导致永久的神经损伤和残疾。

（一）神经梅毒的发病率和原因

神经梅毒是由梅毒螺旋体引起的慢性传染病，是梅毒的一种表现形式。梅毒在全球范围内都有发生，尤其在发展中国家中更为普遍。根据世界卫生组织的数据，2012 年全球有超过 100 万人因梅毒发病。[1]

（二）神经梅毒的发病机制及病理损害

神经梅毒是梅毒病原体侵犯神经系统的一种表现形式，它的发病机制主要是梅毒螺旋体（treponema pallidum）感染神经组织，导致神经炎和脊髓炎等病理变化。[2] 梅毒螺旋体可以通过感染母体传至胎儿，也可以通过性接触传播。神经梅毒的发生和发展过程中，梅毒螺旋体会侵犯中枢神经系统和周围神经系统导致神经元的损害、炎症反应和神经纤维的破坏。

神经梅毒的病理损害主要涉及以下几个方面。

（1）神经鞘膜的病理变化：梅毒螺旋体感染导致血管炎，血管炎反过来导致血管内膜增生，使得血管腔狭窄，形成局部缺血区域，引起神经鞘膜的萎缩、纤维化和增厚，影响神经的正常传导。

（2）神经细胞的病理变化：梅毒螺旋体感染导致神经细胞的退行性变化和细胞凋亡，影响神经元的正常功能，如记忆力下降、运动失调、精神症状等。

（3）神经纤维的病理变化：梅毒螺旋体侵犯神经纤维，导致纤维的炎症反应和变性，引起神经传导障碍，如手脚麻木、疼痛等。

（4）病理损害的程度和部位不同，导致神经梅毒的临床表现多种多样，包括神经系统症状、心血管症状、眼部症状、口腔症状等。

(三)神经梅毒的临床表现

神经梅毒可以侵犯中枢神经系统和周围神经系统，导致多种神经系统症状和体征。其症状和体征取决于神经系统受损的部位和程度。[3]

(1)中枢神经系统受损的症状：头痛和颈项强直，眩晕和平衡障碍，双目视力减退或失明、瞳孔反应异常，轻度认知障碍、行为异常、精神障碍等。

(2)周围神经系统受损的症状：不对称的运动神经元瘫痪，神经根炎样症状，如神经痛、瘙痒、麻木、刺痛等，自主神经功能紊乱，如多汗、心悸、泌尿系统功能障碍等，以及视神经炎、前庭神经炎等。

神经梅毒的临床表现具有多样性和变异性，且症状发生的时间不确定，可能出现在梅毒感染后的任何时期，所以确诊需要进行全面评估和实验室检查。

(四)神经梅毒的诊断标准

神经梅毒的诊断主要依据病史、临床表现、实验室检查和影像学检查等，通常需要结合多种检查结果进行综合分析。

(1)病史：梅毒感染的病史，如性传播史、注射毒品史等。

(2)临床表现：神经梅毒的临床表现因受累神经部位的不同而异。常见表现包括震颤、共济失调、肢体无力、感觉异常、疼痛、痉挛、大小便障碍等。

(3)实验室检查：包括血清梅毒螺旋体特异性抗体检测、腰椎穿刺脑脊液检测等。

(4)影像学检查：包括磁共振成像(MRI)和计算机断层扫描(CT)等，可用于确定受累神经部位和损伤程度。

根据以上多种检查结果综合分析，可对神经梅毒进行诊断和分期，并制订相应的治疗方案。

(五)神经梅毒的预防

神经梅毒是一种由梅毒螺旋体引起的疾病，其主要传播途径是性传播和血液传播，因此预防措施主要包括以下几个方面。

(1)安全性行为：避免与有梅毒感染的人进行性行为，减少性伴侣的数量，正确使用安全套等方式可以有效降低感染风险。[4]

（2）定期检查：进行性行为后，建议定期进行梅毒血清学检测，及时发现并治疗感染，避免病情进展。

（3）保持良好的卫生习惯：保持个人卫生，勤洗手，避免与感染者共用个人用品等。

（4）接受早期治疗：对于已经感染的患者，及时接受治疗可以避免病情加重和神经系统受损，降低并发症的发生率。

（六）神经梅毒的治疗

神经梅毒的治疗需要综合考虑患者的临床症状和实验室检查结果，包括梅毒血清学试验、脑脊液检查等。以下是神经梅毒的治疗方法。

（1）抗生素治疗：青霉素是神经梅毒的首选治疗药物，可通过肌内注射或静脉滴注给药。病程较轻的患者一般治疗 2～4 周，病程较重的患者需要长期治疗，直至血液和脑脊液检查转为阴性。对于青霉素过敏者，可选用头孢菌素、四环素、大环内酯类等抗生素。[4]

（2）对症治疗：根据不同症状给予对症治疗。如对于神经炎性疼痛、神经痛、抽搐等，可选用镇痛剂、抗癫痫药物等进行治疗。

（3）康复治疗：神经梅毒会对中枢神经系统造成不同程度的损害，因此，康复治疗也很重要。如康复训练、物理治疗、语言训练等。

治疗后需定期复查，观察临床症状和实验室检查结果，以评估治疗效果。

（七）神经梅毒的预后

神经梅毒的预后取决于病情的严重程度和早期治疗的效果。如果早期诊断并且及时治疗，大多数患者可以得到有效的控制和治疗，并且症状会有所改善。如果没有及时治疗，神经梅毒可能会导致严重的神经系统和认知功能障碍，影响患者的生活质量。因此，早期诊断和治疗是非常重要的。同时，定期随访和检查也是必要的，以确保病情得到有效的控制和管理。

（八）神经梅毒患者的生活方式

（1）积极治疗：神经梅毒是一种可治疗的疾病，早期诊断和治疗可以防止神经系统受损，降低并发症的风险。患者应积极配合医生的治疗方案，并按时服用药物。

（2）定期复查：定期复查是控制神经梅毒病情进展的重要措施。患者应定期前往医院进行复诊和检查，了解病情变化，并根据医生的建议调整治疗方案。

（3）注意个人卫生：神经梅毒可以通过性传播和血液传播等途径传染，因此，患者应注意个人卫生。避免过度疲劳和劳累，保持良好的睡眠和饮食习惯。

（4）避免过度饮酒和吸烟。

（5）心理护理：神经梅毒的诊断和治疗过程可能会给患者带来心理负担，如焦虑、抑郁等。患者应积极与医生、家人和朋友沟通，寻求心理支持和帮助。可以通过参加康复治疗、听音乐、看书等方式来缓解情绪。

（李瑀靖）

参考文献

［1］贾建平. 神经病学［M］. 6 版. 北京：人民卫生出版社，2008.

［2］蒲传强. 神经系统感染免疫病学［M］. 北京：科学出版社，2003.

［3］WORKOWSKI K A，BOLAN G A. Sexually transmitted diseases treatment guidelines［J］. Recommendations and Reports，2015，64（RR3）：1-137.

［4］JANIER M，HEGYI V，DUPIN N，et al. 2014 European guideline on the management of syphilis［J］. Journal of the European Academy of Dermatology and Venereology：JEADV，2014，28(12)：1581-1593.

九、脑 炎

脑炎是指由病毒、细菌、真菌、寄生虫等病原体感染引起的中枢神经系统炎症反应。脑炎可影响大脑皮层、脑深部结构和脑干,症状包括发热、头痛、嗜睡、昏迷、抽搐、肌肉僵硬、感觉异常、认知障碍等。脑炎是一种严重的疾病,如果不及时治疗,可能导致神经系统的永久性损害,甚至危及生命。

(一)脑炎的发病率和原因

脑炎是一种炎症性疾病,可由多种原因引起。其中,最常见的原因是病毒感染,包括疱疹病毒、脑炎病毒、乙脑病毒等。此外,细菌、真菌、寄生虫和自身免疫性疾病也可能引起脑炎。脑炎也可以是一些药物或疫苗的不良反应,或者由其他疾病或疾病的治疗导致的并发症。脑炎的发病率因病因而异,但总体发病率较低。[1]

(二)脑炎的病理机制

脑炎是由各种病原体引起的脑部感染所致,导致脑部炎症反应和损伤。不同类型的病原体有不同的病理机制。常见的病原体包括病毒、细菌、真菌和寄生虫等。

病毒性脑炎是最常见的脑炎类型,其中,最常见的病原体包括乙型脑炎病毒、单纯疱疹病毒、水痘带状疱疹病毒等。这些病原体通常通过呼吸道、消化道或血液传播到脑部,引起炎症反应和神经元损伤。病毒性脑炎的病理机制包括病毒直接感染神经元和非神经细胞,引起细胞损伤和炎症反应;病毒感染诱导机体免疫系统反应,包括 T 细胞、巨噬细胞和自然杀伤细胞等,这些免疫细胞在清除病毒的同时也会对正常神经组织造成损伤。

细菌性脑膜炎和脑炎是由细菌感染引起的。细菌性脑膜炎通常由脑膜炎双球菌、肺炎球菌和 B 型流感嗜血杆菌等细菌引起。这些细菌通过血液循环进入脑脊液和脑部,引起脑膜和脑部炎症反应。细菌感染会导致神经细胞和神经胶质细胞损伤,同时,免疫细胞也会被引入炎症部位,进一步加重炎症反应和组织损伤。

真菌性脑炎通常由曲霉菌和念珠菌等真菌引起，这些真菌通常在免疫力低下或外伤后侵入脑部，引起炎症反应和组织损伤。真菌性脑炎的病理机制与细菌性脑炎类似。真菌感染会引起神经炎症反应，导致大量炎症细胞（如巨噬细胞和淋巴细胞）和趋化因子（如白细胞介素和肿瘤坏死因子）在脑部聚集，引起神经细胞的损伤和死亡。真菌还可以通过释放神经毒素、炎症介质和其他代谢产物来引起神经元和神经胶质细胞的死亡和功能障碍。真菌性脑炎的病理机制非常复杂，具体取决于感染的真菌类型、宿主的免疫状态以及感染的严重程度。

（三）脑炎的症状和诊断

脑炎是指脑部炎症引起的神经系统疾病，症状可以因炎症的严重程度、病原体类型和感染部位等因素而有所不同。[2] 典型症状如下。

（1）全身毒血症状：脑炎患者常有发热、头痛、乏力、食欲下降等症状，以及嗜睡、昏睡等。

（2）神经系统症状：脑炎患者常常表现出颅内压增高、脑膜刺激征、去大脑强直、痉挛、运动功能受损、神经系统感觉异常等症状，这些症状的程度与脑炎的严重程度有关。

（3）其他症状：脑炎也可能导致呼吸困难、心律过快、肝脾肿大、皮疹、视力改变等。

脑炎的诊断需要综合考虑患者的症状、体征、病史、实验室检查和影像学检查等多方面的因素。常用的检查包括脑电图、头颅 CT 和 MRI 等。确诊脑炎通常需要通过腰椎穿刺等检查获取脑脊液进行分析。

（四）脑炎的预防

脑炎的预防主要包括以下措施。

（1）接种疫苗：脑炎多由病毒引起，接种相关疫苗可以有效预防某些脑炎病毒的感染。如脑炎乙型疫苗、乙脑减毒活疫苗等。

（2）预防蚊虫叮咬：脑炎病毒常常由蚊子或其他昆虫叮咬传播，可以采取一些措施，如使用蚊帐、蚊香、驱蚊液等，来预防蚊虫叮咬。

（3）保持卫生：避免食用未经充分加热的食物、饮用未经消毒的水等，以免感染病毒。

（4）避免接触感染源：对于已经发生脑炎的患者，应隔离治疗，避免传染给他人。

需要注意的是，脑炎病毒种类繁多，不同类型脑炎的预防方法可能存在差异，因此，在预防脑炎时，应根据不同类型脑炎采取相应的措施。[3]

（五）脑炎的治疗

脑炎的治疗取决于病因和症状的严重程度。如果脑炎是由病毒感染引起的，通常会使用抗病毒药物，如阿昔洛韦、氨甲蝶呤等。对于细菌感染引起的脑炎，则需要使用抗生素进行治疗。

此外，对于脑水肿和脑内压增高，医生可能会采用一些措施来减轻症状，如使用利尿剂和脱水剂来减轻脑水肿，或者使用类固醇药物来减轻脑内压力。[4]对于抽搐等神经系统症状，可以使用抗惊厥药物来控制。

在治疗期间，患者通常需要住院观察，医生会根据病情进行监测和调整治疗方案。在治疗结束后，患者需要定期复查，以确保症状得到缓解，并预防复发。

（六）脑炎的并发症

脑炎的并发症因病因、严重程度、治疗及个体差异等因素而异。常见的并发症包括但不限于：

（1）脑水肿：脑炎时，炎症反应引起的细胞水肿、血管通透性增加、液体渗出等因素都可能导致脑组织肿胀。脑水肿严重时可危及生命，需要积极处理。

（2）脑脓肿：某些细菌性脑炎（如化脓性脑膜炎）可能引起脑脓肿，即脑组织内有化脓性病灶。脑脓肿常常需要手术治疗。

（3）癫痫：脑炎引起的脑部异常放电可能导致癫痫发作。一些脑炎患者在病程中或病后出现癫痫，需要抗癫痫药物治疗。

（4）神经功能缺陷：由于脑炎时神经元遭受破坏，一些患者在病程中或病后出现神经功能缺陷，如运动、感觉、言语等方面的障碍。这些缺陷可能需要康复治疗、物理治疗等手段缓解。

（5）脑血管病变：某些病毒性脑炎（如乙型脑炎）可引起脑血管炎，导致脑血管病变和出血。脑血管病变可能会引起中风等严重后果。

总之，脑炎的并发症对患者的健康和生命都具有较大的威胁。在治疗脑炎的同时，应注意预防和处理其并发症。

（七）脑炎的预后

脑炎的预后取决于很多因素，如病毒类型、年龄、病情严重程度和治疗措施等。一些脑炎患者可能会恢复完全正常，而有些患者可能会面临永久性神经系统损害或残疾。[5]对于轻度或中度脑炎患者，通常可以在数天到数周内康复。严重脑炎患者的恢复可能需要数月或数年，并可能需要长期的物理和康复治疗，以帮助恢复运动能力、语言和认知能力等方面的功能。然而，还有一些脑炎患者可能会出现长期后遗症，如抽搐、肌张力障碍、认知障碍、失明和听力障碍等。在某些情况下，这些后遗症可能是永久性的。因此，早期诊断和治疗非常重要，以避免或最小化脑炎对患者的损害。

（八）脑炎患者的生活方式

脑炎患者的生活方式需要根据具体情况进行调整，主要包括以下方面。

（1）休息和饮食：脑炎患者需要充足的休息和睡眠，并保持良好的饮食习惯，避免过度劳累和食用过度油腻或刺激性的食物。

（2）康复训练：脑炎患者需要进行康复训练，以帮助恢复神经功能和提高生活质量。康复训练包括物理治疗、语言治疗、职业治疗等。

（3）安全措施：脑炎患者可能存在失去平衡、认知障碍等问题，需要家庭成员或护理人员的照顾和协助。同时，对于一些可能导致意外伤害的行为，如开车、煮饭等，需要采取相应的安全措施。

（4）心理支持：脑炎患者和家属可能会面临心理压力和困难，需要得到医生和心理医生的支持和帮助。

总之，脑炎患者需要全面的治疗和照顾，同时加强自我调节和保持积极心态，以帮助恢复健康。

（李瑀靖）

参考文献

［1］贾建平. 神经病学［M］. 6 版. 北京：人民卫生出版社，2008.

［2］蒲传强. 神经系统感染免疫病学［M］. 北京：科学出版社，2003.

［3］吕传真. 神经系统感染性疾病［M］. 北京：人民军医出版社，2002.

［4］安得仲. 神经系统感染性疾病诊断与治疗［M］. 北京：人民卫生出版社，2005.

［5］ROWLAND L P. Merritt's neurology［M］. 10th ed. New York：Lippincott Williams and Wilkins，2000.

十、脑膜炎

脑膜炎是指脑膜的炎症，它是由细菌、病毒、真菌、寄生虫等各种病原体引起的。常见的脑膜炎病原体包括链球菌、肺炎链球菌、流感嗜血杆菌、脑膜炎球菌、病毒等。脑膜炎是一种严重的疾病，可以导致脑损伤、听力损失、智力障碍、肢体瘫痪和死亡等后果。早期诊断和治疗是预防并减少脑膜炎并发症的关键。

(一)脑膜炎的发病率和原因

脑膜炎是指脑膜(包括软脑膜、蛛网膜和硬脑膜)的炎症。脑膜炎可以由病毒、细菌、真菌和寄生虫等病原体引起，常见的细菌有脑膜炎双球菌、肺炎链球菌、鲍曼不动杆菌等。脑膜炎也可以是病毒感染、化脓性病灶扩散、手术、创伤等原因导致的继发性病变。[1]

(二)脑膜炎的病理机制

脑膜炎的病理机制主要是由于病原体侵入脑膜及其周围组织，引起炎症反应，导致血管通透性增加、血脑屏障破坏、脑水肿、脑脊液的产生和循环障碍等一系列病理生理变化，最终导致脑部组织损伤和神经系统功能异常。

在脑膜炎的早期阶段，脑膜和脑室会产生过多的脑脊液，同时由于炎症反应，脑脊液中的白细胞数量也会增加。这些因素都会增加颅内压力，导致头痛、恶心、呕吐等症状。随着病情的进展，炎症反应会加重，神经系统的病理改变也会增多，出现意识障碍、抽搐、瘫痪，甚至死亡等严重后果。

另外，脑膜炎的病理机制还与患者的免疫状态和病原体的种类有关。例如，对于免疫系统功能较差的人群，如艾滋病患者或化疗后的癌症患者，感染脑膜炎后病情往往更加严重。而且，不同种类的病原体引起的脑膜炎的病理机制也存在差异，因此，在临床治疗中需要有针对性地进行处理。

(三)脑膜炎的症状和诊断标准

脑膜炎的症状和体征因病原体、年龄和免疫状态而异，早期症状可以类似于普通感冒，如头痛、发热、咳嗽、喉咙痛等。随着病情的发展，可能会出现剧烈头痛、高热、意识障碍、休克、恶心、呕吐、惊厥、颈部强直及光过敏等。

脑膜刺激征是脑膜炎的重要体征之一[2]，包括颈项强直、克尼格征阳性（即将患者的下肢抬起，患者膝关节不能自然弯曲），以及布氏征阳性（手臂的伸直不能自然恢复原位）。此外，脑膜炎还可能导致脑神经损伤，出现各种神经功能障碍。脑脊液检查是确诊脑膜炎的关键检查，包括脑脊液压力、白细胞计数、蛋白质含量、葡萄糖含量和细菌培养等。MRI 和 CT 扫描也可以用来发现颅内异常，如水肿和脑积水等。

(四)脑膜炎的预防

脑膜炎是一种传染病，可以通过预防措施来减少感染的风险。以下是预防脑膜炎的常见方法。

(1)接种疫苗：接种脑膜炎疫苗是预防脑膜炎最有效的措施之一。根据不同病原体，有不同种类的脑膜炎疫苗，如肺炎球菌疫苗、脑膜炎球菌疫苗等。人群需要根据年龄、健康状况和工作环境等因素选择接种疫苗的时间和种类。

(2)保持卫生：保持个人卫生和环境卫生对于预防脑膜炎非常重要。经常洗手、保持住所清洁和通风、避免接触感染源都是有效的预防方法。

(3)避免密闭空间：密闭的空间容易让病原体在空气中滞留，增加感染的风险。在人员密集的场所尽量保持空气流通，避免长时间待在密闭空间中。

(4)加强免疫力：充足的睡眠、合理的饮食和适量的运动可以帮助提高身体的免疫力，减少感染的机会。

(5)避免接触患者：脑膜炎是一种传染病，主要通过飞沫传播、粪口传播和血液传播，因此，要避免接触已经感染脑膜炎的患者。如果必须接触，要注意个人卫生和防护措施。

(五)脑膜炎的治疗

脑膜炎的治疗主要包括对症治疗和抗生素治疗。[3]

(1)对症治疗：包括静脉补液、维持电解质平衡、控制体温等。对于伴有颅内压增高的脑膜炎患者，需要采用降颅压措施，如使用渗透性利尿剂和镇静剂等。

(2)抗生素治疗：根据脑膜炎的病原体不同选择不同的抗生素。对于病原菌未知的患者，通常采用广谱抗生素，如第三代头孢菌素、氨苄西林-舒巴坦等。在获得病原学检查结果后，可针对性地调整抗生素治疗方案。

对于严重脑膜炎患者，如合并颅内感染、败血症等，可能需要进行手术治疗，如颅内引流术、颅内感染灌注治疗等。此外，对于病原体引起的脑膜炎，如结核杆菌、病毒等，还需要采取相应的抗结核、抗病毒等治疗措施。

(六)脑膜炎的预后

脑膜炎的预后因多种因素而异，包括感染的病原体、患者的年龄、病情的严重程度、是否及时治疗等。

对于细菌性脑膜炎患者，早期诊断和治疗至关重要。[4]如果能够在感染早期诊断出来并且开始治疗，通常预后较好。但如果感染已经蔓延到其他器官，或者已经导致了严重的神经系统损伤，预后可能不太理想。

病毒性脑膜炎通常比细菌性脑膜炎预后好，大多数患者会自行康复。[4]但某些病毒类型，如乙型脑炎病毒和单纯疱疹病毒，可能导致永久性神经系统损伤和残疾。

(七)脑膜炎患者的生活方式

脑膜炎患者的生活方式需要注意以下几点。

(1)休息：脑膜炎患者需要充足的休息来促进身体恢复。如果感到疲倦，应该随时休息。

(2)饮食：脑膜炎患者需要多喝水，保持身体的水分和电解质平衡。此外，饮食应以易消化、富含营养的食物为主，避免食用刺激性和油腻的食物。

(3)避免接触感染源：脑膜炎通常是由感染病菌引起的，因此，患者应避免接触可能感染病菌的人和环境。

(4)接受治疗：及时、有效的治疗是恢复健康的关键。脑膜炎的治疗方案应根据病因和病情制订，必要时需要住院治疗。

(5)注意个人卫生：保持个人卫生，如勤洗手、洗澡、换衣服等，可降低感染病菌的风险。

总之，脑膜炎患者在治疗期间需要保持良好的生活方式，以促进康复和预防复发。

（李瑀靖）

参考文献

［1］贾建平. 神经病学［M］. 6 版. 北京：人民卫生出版社，2008.

［2］贾建平. 神经病学［M］. 北京：北京大学医学出版社，2004.

［3］蒲传强. 神经系统感染免疫病学［M］. 北京：科学出版社，2003.

［4］VICTOR M，ROPPER A H. Adams and victor's principles of neurology［M］. 7th ed. New York：McGram-Hill，2001.

十一、特发性震颤

特发性震颤，也称为原发性震颤，是一种神经系统疾病，通常是手、头部、面部和声带等部位的不自主震颤。通常不会影响认知功能。特发性震颤可能由多种因素引起，包括遗传因素、环境因素、脑化学物质的不平衡和神经系统损伤等。

(一)特发性震颤的发生率和原因

特发性震颤是一种常见的运动障碍性疾病，其发生率随着年龄的增加而增加。目前，尚不清楚特发性震颤的确切原因，但研究表明，遗传因素和环境因素可能是其发病的重要因素。遗传因素中最为明显的是 6 号染色体上的 LRRK2 基因突变[1]，而环境因素包括药物、化学物质、外伤、感染等。此外，年龄、性别、饮食、睡眠质量等因素也与特发性震颤的发生相关。

(二)特发性震颤的分类

特发性震颤可以根据症状、部位和频率等不同特征进行分类。[2]一种常用的分类方法是根据震颤的部位，将其分为 4 种类型。

(1)头部震颤：主要影响头部，包括颞部、颈部、下颌和舌头等区域的震颤。

(2)手臂震颤：主要影响上肢，包括手臂、手腕和手指等区域的震颤。

(3)躯干震颤：主要影响躯干部位，包括胸部和腹部等区域的震颤。

(4)下肢震颤：主要影响下肢部位，包括膝盖和脚等区域的震颤。

此外，还可以根据症状的严重程度和发生频率将特发性震颤分为轻度、中度和重度等不同级别。

(三)特发性震颤的症状

特发性震颤的典型症状为震颤，主要影响上肢，也可影响头部、颈部和声带。震颤通常是不自主的、周期性的、节律性的运动，可以在休息时发生，但在运动时会减轻或停止。除震颤外，患者可能还会出现肢体僵硬、不协调、运动减少等症状。在疾病发展的过程中，患者的肢体和言语功能可能会受到影响，导致日常生活和工作的困难。

（四）震颤的其他种类

除了特发性震颤之外，还有其他一些种类的震颤。

（1）病理性震颤：由于病理因素所致的震颤，如帕金森病、脑瘤、脑出血等。

（2）药物性震颤：由于某些药物的不良反应引起的震颤，如抗精神病药、抗抑郁药等。

（3）代谢性震颤：由于代谢紊乱引起的震颤，如甲状腺功能亢进、低血糖等。

（4）外源性震颤：由于外界刺激所致的震颤，如暴露在寒冷环境中、饮酒等。

（5）心理性震颤：由于精神因素所致的震颤，如情绪激动、紧张、恐惧等。

（五）特发性震颤的预防

目前，尚无特定方法可以预防特发性震颤的发生。一些研究表明，保持健康的生活方式，如良好的饮食、充足的睡眠、减少压力和保持身体活动有助于降低特发性震颤的风险。此外，避免接触环境中的有毒物质，如重金属和农药等，也有可能有所帮助。然而，这些预防措施尚需更多的研究支持其有效性。

（六）特发性震颤的治疗

1. 药物治疗

药物治疗是特发性震颤的首选治疗方法之一，常用的药物包括β受体阻滞剂、抗癫痫药、抗焦虑药和肌肉松弛剂等。其中，最常用的药物是β受体阻滞剂普萘洛尔和前列腺素类药物普鲁卡因胺，这两种药物可以减轻震颤症状，但是存在药效逐渐降低和不良反应等问题。[3]此外，抗癫痫药如丙戊酸、加巴喷丁和苯巴比妥等也可以用于控制震颤症状。

2. 非药物治疗

对于病情严重的患者，药物治疗可能无法有效控制症状，这时可以考虑手术治疗或放射治疗。常用的手术方法包括深部脑刺激术等。深部脑刺激术是通过植入刺激电极来刺激特定的脑区域，从而减轻震颤症状。[4]放射治疗是使用放射线照射大脑中的一些区域，从而达到减轻震颤症状的效果。这两种手术治疗方法都存在一定的风险，需要根据患者的具体情况进行评估。

总之，特发性震颤的治疗需要根据患者的病情和具体情况进行综合评估，并制定个性化的治疗方案。

(七)特发性震颤的预后

特发性震颤是一种慢性进行性疾病，患者的预后因个体差异而异。大多数患者的症状逐渐恶化，但是这种病情进展的速度通常是缓慢的。在大多数情况下，患者的寿命并不会因为特发性震颤而缩短。然而，特发性震颤会对患者的生活产生负面影响，如影响患者的日常活动、精神和社交生活等。因此，及早诊断和治疗特发性震颤是至关重要的，可以帮助患者延缓病情的进展，改善患者的生活质量。

(八)特发性震颤患者的生活方式

特发性震颤是一种慢性进行性疾病，患者需要注意以下生活方式。

(1)规律作息：保持规律的作息时间，有助于控制症状的发作和减轻症状的程度。

(2)良好的饮食习惯：选择富含蛋白质、维生素、矿物质等营养成分的食物，避免过量摄入咖啡因、酒精等刺激性食物。

(3)适度运动：适度的运动可以帮助改善身体的柔韧性和平衡能力，同时，还有助于减轻情绪压力。

(4)注意情绪调节：特发性震颤患者常常会出现情绪波动，需要学会有效的情绪调节技巧，如冥想、深呼吸等。

(5)定期复查：特发性震颤是一种进行性疾病，患者需要定期复查，及时调整治疗方案，以控制症状的发展。

(李瑀靖)

参考文献

[1] 吴江. 神经病学[M]. 北京：人民卫生出版社，2005.

［2］张淑琴. 神经病学［M］. 2 版. 北京：高等教育出版社，2008.

［3］贾建平. 神经病学［M］. 6 版. 北京：人民卫生出版社，2008.

［4］ROWLAND L P. Merritt's Neurology［M］. 10th ed. New York：Lippincott Williams & Wilkins，2000.

十二、帕金森病

帕金森病是一种逐渐发展的神经系统退行性疾病，通常会在 50 岁以上的人群中发生。[1]该病以运动障碍和非运动症状为特征，包括手颤、肌肉僵硬、动作迟缓、平衡失调、睡眠障碍、抑郁、认知障碍等。这些症状的产生与大脑黑质多巴胺能神经元变性死亡有关。[1]目前，还没有治愈帕金森病的方法，但可以通过药物和手术治疗来缓解症状和改善生活质量。

(一)帕金森病的发病率和原因

帕金森病是一种逐渐发展的神经退行性疾病，其发病率在全球范围内大约为 1%。[2]多数情况下，它是一种特发性疾病，也就是没有明显的诱因或遗传因素。但是，也有一些家族性帕金森病的病例，这些病例与基因缺陷有关。[3]此外，某些环境因素，如长期暴露于有毒化学物质，如农药和工业化学品，也可能增加罹患帕金森病的风险。[4]

(二)帕金森病的症状和诊断标准

帕金森病的主要症状如下。[5]

(1)静止性震颤：手部、腕部和前臂等部位出现 4～6 Hz 的节律性震颤，通常在休息状态下出现，活动时减轻或消失。

(2)肌张力增高：主要表现为强直、僵硬，通常从肌肉开始逐渐蔓延到四肢、躯干和颈部。

(3)运动功能障碍：包括步态障碍、动作缓慢、姿势不稳和动作不协调等。

(4)自主神经症状：包括便秘、尿频、多汗、口干等。

(5)其他非运动症状：如嗅觉障碍、睡眠障碍、抑郁等。

帕金森病的诊断是根据症状、体征和影像学检查结果综合判定的。通常需要排除其他可能引起类似症状的疾病，如药物引起的震颤、代谢性疾病等。

(三)帕金森病的分类和分级

帕金森病可以按照临床症状、疾病进展速度和严重程度进行分类和分级。

1. 帕金森病的分类

按照临床症状，帕金森病可分为：

(1)常见型：典型的帕金森病症状，包括静止性震颤、肌张力增高、运动迟缓、姿势不稳和步态障碍等。

(2)非震颤型：主要症状为肌张力增高、运动迟缓、姿势不稳和步态障碍等，但没有明显的静止性震颤。

(3)混合型：同时存在震颤型和非震颤型症状。[4]

按照疾病进展速度和严重程度，帕金森病可分为：

(1)早期：仅出现轻度症状，如手部微震、步态轻度不稳等。

(2)中期：症状明显，影响日常生活，但仍可自理。

(3)晚期：症状加重，生活完全不能自理，可能需要护理或住院治疗。

2. 帕金森病的分级

在临床中，常用 Hoehn 分级法[4]对帕金森病进行分级。该分级法将帕金森病分为 5 个不同的阶段。

(1)阶段 1：仅有单侧症状，且症状轻微。

(2)阶段 2：症状已经波及双侧，但仍能正常日常活动。

(3)阶段 3：症状已经明显影响日常活动，步态不稳，但仍能自己行动。

(4)阶段 4：病情严重，需要帮助才能行动，但仍能站立和短距离行走。

(5)阶段 5：病情极度严重，完全不能自理。

(四)帕金森病的治疗

帕金森病的治疗通常是针对症状进行，旨在改善患者的运动功能和生活质量。[6]

(1)药物治疗：主要是使用多巴胺类药物，如左旋多巴(L-dopa)、多巴胺受体激动剂、COMT 抑制剂、MAO-B 抑制剂和抗胆碱药等，以提高多巴胺水平，缓解运动症状。

(2)手术治疗：包括深部脑刺激术(DBS)和消融术等。DBS 是一种通过在特定区域植入电极，对大脑特定区域进行电刺激，从而改善运动功能的手术治疗方法。消融术则是通过热消融或化学消融等方式摧毁异常神经元，缓解运动症状。

(3)其他治疗：包括物理治疗、语言治疗、认知行为治疗、营养治疗和心理治疗等。这些治疗方法旨在帮助患者改善运动功能、提高生活质量和心理健康水平。

(五)帕金森病的预后

帕金森病的预后因患者的年龄、病情严重程度、治疗方法和依从性等因素而异。该疾病是一种进行性疾病，虽然目前尚无根治方法，但药物治疗可以缓解症状，延缓病情进展，提高生活质量。

一些研究表明，随着病情进展，患者的症状逐渐加重，病程缓慢而持续，平均寿命可能会略微缩短。另外，帕金森病患者也可能会因其他并发症（如认知障碍、抑郁症等）而影响其预后。

对于那些接受有效治疗的帕金森病患者，预后通常是比较良好的，许多人可以在很长一段时间内维持相对稳定的病情和较高的生活质量。

(六)帕金森病患者的生活方式

(1)合理饮食：饮食要健康、均衡，多吃新鲜蔬菜、水果、全谷类食物和富含蛋白质的食品，少吃油腻、刺激性食物和含咖啡因的饮料。

(2)锻炼：适量的锻炼可以缓解帕金森病患者的症状，如散步、跳舞、骑车、游泳等。

(3)保持积极心态：帕金森病是一种慢性疾病，需要长期治疗和管理，患者应该保持积极的心态，克服负面情绪，避免精神压力过大。

(4)定期复查：帕金森病患者需要定期复查，及时调整治疗方案和管理方法。

(5)保持社交活动：帕金森病患者需要保持社交活动，与家人、朋友、志愿者等保持联系，避免孤独和抑郁的情绪。

(6)安全措施：帕金森病患者容易出现平衡障碍、跌倒等问题，需要采取安全措施，如使用助行器、安装扶手等。

(李瑀靖)

参考文献

［1］吴江. 神经病学［M］. 北京：人民卫生出版社，2005.

［2］贾建平. 神经病学第［M］. 6 版. 北京：人民卫生出版社，2008.

［3］陈生弟. 帕金森病［M］. 北京：人民卫生出版社，2006.

［4］陈宜张. 分子神经生物学［M］. 北京：人民军医出版社，1995.

［5］中华医学会神经病学分会帕金森病及运动障碍学组. 帕金森病的诊断［J］. 中华神经科杂志，2006，39(6)：408-409.

［6］中华医学会神经病学分会帕金森病及运动障碍学组. 帕金森病治疗指南(第 2 版)［J］. 中华神经科杂志，2009，42：352-355.

十三、吉兰-巴雷综合征

吉兰-巴雷综合征(GBS),是一种自身免疫介导的周围神经病,主要影响周围神经系统。GBS主要表现为肌无力、感觉异常和自主神经系统障碍,可以迅速进展到呼吸衰竭和死亡。病因可能与感染、疫苗接种和手术等因素有关。

(一)吉兰-巴雷综合征的发病率和原因

吉兰-巴雷综合征的发病率较低,全球范围内每100万人中约有1~2人罹患本病。[1]确切病因目前尚未完全明确,但与多种因素有关。如环境因素、感染、自身免疫反应、毒素和药物等均可能是该病发生的原因之一。

(二)吉兰-巴雷综合征的症状和诊断标准

吉兰-巴雷综合征(GBS)主要症状包括肢体无力、感觉异常、神经痛和肌肉痉挛等。其诊断通常根据病史、症状和体征、神经电生理检查和腰穿等检查结果来确定。例如,欧洲神经学会和美国神经学会的诊断标准需要满足下列两个主要标准和至少1个支持性标准:①出现进展性的对称性肢体无力;②深感觉异常或反射异常;③神经电生理检查显示有病理性异常。[2]

(三)吉兰-巴雷综合征分类和分级

吉兰-巴雷综合征(GBS)可分为以下几类。

(1)急性炎性脱髓鞘性多发神经根神经病(AIDP):是最常见的类型,约占GBS病例的90%。主要表现为肌无力、麻木、疼痛等,通常从下肢开始,并逐渐向上蔓延,最终可能导致肺部和膀胱肌肉瘫痪。

(2)轻链型GBS(AMAN):约占GBS的10%。[2]主要特征是肌肉强直性麻痹,通常从上肢开始,并向下肢和躯干蔓延。

(3)轻链型和重链型GBS的混合型:混合了AMAN和AIDP型的特征。

(4)变异型GBS:是一种罕见的、临床表现和神经生理学特征与经典GBS不同的GBS亚型。

(5)Miller-Fisher综合征:是GBS的一种变异型,表现为眼球运动障碍、眼睑下垂和共济失调等症状。

GBS 的临床分期通常是基于症状的严重程度，常用的分期系统包括 Miller 的 6 级分期法和 Hughes 的 4 级分期法。

Miller 的 6 级分期法主要基于肌力的丧失范围和受累部位，将病情分为 6 个不同的级别：

1 级：肌力减弱仅限于眼部肌肉；

2 级：肌力减弱涉及眼部肌肉和面部肌肉；

3 级：肌力减弱涉及上肢和躯干肌肉；

4 级：肌力减弱涉及呼吸肌肉；

5 级：全身肌力减弱，但可以自主呼吸；

6 级：全身肌力完全丧失，需要机械通气支持。

Hughes 的 4 级分期法根据患者的运动和呼吸功能进行分级。具体分期如下。

1 级：独立活动，包括站立和行走(GBS 伴有轻度肢体无力)；

2 级：能在床上自主转身和起坐，但不能行走(GBS 伴有中度肢体无力)；

3 级：不能独立坐起，但能咳嗽、吞咽和呼吸(GBS 伴有重度肢体无力)；

4 级：需要机械通气，或需要紧急插管以保证呼吸(GBS 伴有极重度肢体无力)

两种分期法均能对 GBS 患者的病情严重程度有较好的描述，并为医生提供了指导治疗的依据。

(四)吉兰-巴雷综合征的影像学特征

吉兰-巴雷综合征在影像学上的特征主要表现为脊髓病变呈横贯性、上下界限不明显、长度不一，多为颈髓、胸髓和上腰髓部位。MRI 检查是诊断综合征的关键方法，可以显示出髓内外水肿、脊髓增厚、病变的形态、范围和部位等。此外，脊髓 CT、脑脊液检查、脊髓电生理检查等也有助于诊断吉兰-巴雷综合征。

(五)吉兰-巴雷综合征的治疗

吉兰-巴雷综合征的治疗主要是针对其症状和病因进行综合治疗。常用的治疗方法包括以下几个方面。

（1）神经系统症状的控制：对于吉兰-巴雷综合征的神经系统症状，可采用药物治疗，如抗震颤药、抗抑郁药等。

（2）免疫治疗：对于吉兰-巴雷综合征的免疫异常表现，可采用免疫抑制剂，如环磷酰胺、氨甲蝶呤等，以减轻症状和病情。

（3）营养支持：由于吉兰-巴雷综合征患者常伴有吞咽困难和营养不良，因此需要给予适当的营养支持，如口服高能量饮料、使用管饲等。

（4）物理治疗：对于吉兰-巴雷综合征的肌肉僵硬和疼痛，可采用物理治疗，如按摩、理疗、针灸等。

（5）病因治疗：对于吉兰-巴雷综合征的病因，如肿瘤、感染等，需采取相应的病因治疗。

需要注意的是，治疗方案需要根据患者的具体情况进行调整，需要在医生的指导下进行。

（六）吉兰-巴雷综合征的预后

吉兰-巴雷综合征的预后通常较好，大多数患者有望恢复正常功能。根据病情的严重程度和治疗反应的好坏，患者的预后可能存在差异。治疗早期开始，对预后的改善有很大帮助。

一般来说，患者的神经症状在治疗后会有所改善。大约有90%的患者会在治疗后几周或几个月内完全恢复正常，而约5%的患者可能会出现严重的神经功能缺陷。[2]预后较差的因素包括年龄较大、症状的严重程度和治疗的延迟。

在治疗后，一些患者可能会出现短期或长期的记忆障碍，这可能会影响他们的日常生活。这些记忆问题通常会随着时间的推移而逐渐缓解，但在某些情况下可能需要进行额外的康复治疗。

总体而言，吉兰-巴雷综合征的预后较好，但仍需要根据个体情况制订个性化的治疗方案，并进行长期的随访和康复治疗，以最大限度地提高患者的生活质量。

（七）吉兰-巴雷综合征患者的生活方式

吉兰-巴雷综合征是一种慢性疾病，患者需要采取一些生活方式改变来改善病情和预防复发。以下是一些建议。

(1)饮食调节：避免食用高脂、高糖、高盐、高纤维等食物，多吃富含维生素、矿物质和膳食纤维的蔬菜、水果和全谷类食品。

(2)控制体重：维持正常的体重可以减轻肠道负担，降低病情发展的风险。

(3)戒烟：吸烟会刺激肠道黏膜，增加炎症反应，加重病情。

(4)控制情绪：情绪波动可能会诱发或加重病情，患者需要学会控制自己的情绪，避免压力过大。

(5)适量运动：适度的运动可以增强身体免疫力，改善肠道蠕动，有助于减轻病情。

(6)定期复查：定期到医院检查病情，及时调整治疗方案，避免病情恶化。

总之，吉兰-巴雷综合征患者需要注意饮食调节、体重控制、戒烟限酒、控制情绪、适量运动等生活方式改变，以及定期复查和治疗。

(李瑀靖)

参考文献

[1] 王维治. 神经病学[M]. 4 版. 北京：人民卫生出版社，2001.

[2] 杨期东. 神经病学[M]. 北京：人民卫生出版社，2002.

十四、失　眠

失眠是指睡眠质量不佳、睡眠时间过短或难以入睡的一种睡眠障碍。失眠会对身体和心理健康造成负面影响，如疲劳、注意力不集中、易怒、焦虑、抑郁等。失眠可以是暂时的，也可以是长期的，常见于成年人，尤其是老年人。失眠的原因很多，如压力、心理因素、生活方式、药物使用、慢性疾病等。

(一)失眠的发病率

失眠是一种常见的睡眠障碍，其发生率随年龄增长而增加。根据统计数据，成人中有 $30\%\sim50\%$ 的人存在睡眠问题，其中，失眠症状最为常见，发生率约为 $10\%\sim30\%$。[1]女性患失眠的比例高于男性，可能与女性的内分泌系统、生理和心理因素等有关。此外，失眠还常见于老年人和有慢性疾病的人群。

(二)失眠的诱因

失眠的诱因是多方面的，可能与生活方式、身体状况、心理状态、药物使用等因素有关。以下是一些常见的失眠诱因。

(1)生活方式：饮食不规律、饮酒过度、抽烟、长时间使用电子设备、睡眠环境差等。

(2)身体状况：慢性疾病、疼痛、呼吸问题、内分泌紊乱等。

(3)心理状态：焦虑、抑郁、压力过大、创伤后应激障碍等。

(4)药物使用：某些药物，如利尿剂、抗抑郁药、类固醇等，可能会导致失眠。

(5)环境因素：噪音、光线、温度、湿度等都可能影响睡眠。[2]

需要注意的是，失眠的诱因因人而异，不同人可能有不同的诱因，因此，需要针对个体情况进行评估和治疗。

(三)失眠的病理机制

失眠是一种多因素、多机制参与的病理状态，其病理机制尚不完全清楚。

一般认为,失眠可能与以下因素有关。

(1)神经生物学因素:神经递质不平衡(如 5-羟色胺、去甲肾上腺素、多巴胺等)和下丘脑-垂体-肾上腺轴的失调可能导致失眠。[3]

(2)代谢因素:代谢紊乱,如糖尿病、甲状腺功能亢进、肾上腺功能亢进等,可能导致失眠。

(3)心理因素:情绪障碍、工作压力、家庭压力、睡眠环境、生活方式等都可能对失眠产生影响。

(4)外部环境因素:噪音、温度、湿度、光线等都可能干扰睡眠。

总之,失眠的病理机制非常复杂,可能涉及多个系统和多个因素的相互作用。因此,治疗失眠需要根据个体情况综合考虑多种因素,针对不同的因素制订针对性的治疗方案。

(四)失眠的症状和诊断标准

失眠是指难以入睡、入睡后易醒、睡眠时间短、睡眠质量差,导致白天疲乏、注意力不集中、情绪低落、易怒等问题。

根据美国精神医学会的诊断与统计手册第 5 版(DSM-5)的诊断标准[4],失眠至少满足以下条件之一才能被诊断为睡眠障碍:①有入睡困难;②夜间多次醒来,难以重新入睡;③早醒;④睡眠质量差,导致白天感到疲倦或影响工作和日常生活。此外,失眠的症状需要持续至少 3 个月,且至少每周发生 3 次。同时,这种睡眠问题不能是其他睡眠障碍或其他心理或生理障碍的结果。

(五)失眠的分类和分级

根据国际分类标准 ICD-11[5],失眠被归类为睡眠障碍类别,分为以下几种类型。

(1)睡眠开始障碍:难以入睡或重新入睡,或者需要超过 30 min 才能入睡。

(2)睡眠维持障碍:夜间醒来或早醒,或者不能维持足够的睡眠。

(3)早晨醒来障碍:在通常的起床时间之前醒来,并且无法再次入睡。

此外,美国精神疾病诊断与统计手册(DSM-5)[4]对失眠的分类主要基于睡眠障碍的持续时间、频率和严重程度等因素,分为以下 3 类。

(1)短期失眠障碍：持续时间少于 3 个月。

(2)慢性失眠障碍：持续时间超过 3 个月，且至少每周发生 3 次。

(3)以其他障碍为主的失眠障碍：即失眠症状是其他心理障碍的表现，如抑郁症、焦虑症等。

(六)失眠的治疗方案

失眠的治疗方案可以分为非药物治疗和药物治疗两种。[6]

1. 非药物治疗

(1)睡眠卫生教育：建立正常的睡眠习惯，如保持固定的睡眠时间和起床时间，避免白天睡觉，避免饮食过量和喝咖啡、酒等刺激性饮料，保持良好的睡眠环境等。

(2)睡眠调节疗法：如渐进性肌肉松弛法、呼吸放松法等。

(3)认知行为疗法：通过调整认知和行为来改变失眠。

2. 药物治疗

常用的治疗失眠的药物如下。

(1)苯二氮䓬类药物：是治疗失眠的一类有效药物，包括地西泮、阿普唑仑、劳拉西泮等，通过作用于中枢神经系统的 GABA 受体而产生镇静催眠作用。但是长期使用容易产生耐药性和成瘾性，同时还可能出现反复醒来、睡眠质量下降、白天嗜睡等不良反应。

(2)唑吡坦：是一类新型非苯二氮䓬类药物，具有较快的起效时间和较短的半衰期，对入睡困难和睡眠维持问题较为有效。唑吡坦通常比苯二氮䓬类药物更安全，但是也存在一些潜在的不良反应，如口干、头晕、头痛、恶心、肌肉痉挛等。

(3)抗组胺药物：常用于治疗过敏症状，同时也有一定的镇静作用。常用的抗组胺药物包括羟仑胺、苯海拉明等。但是长期使用容易产生耐药性和出现反复醒来、嗜睡、口干等不良反应。

(4)某些抗抑郁药物：如曲唑酮、舍曲林等，具有一定的镇静作用，可用于治疗失眠。但是这类药物通常需要较长的时间才能产生治疗效果，同时可能出现一些不良反应，如头痛、恶心、便秘等。

（七）失眠的预后

失眠的预后与失眠的病因、严重程度和治疗措施等因素有关。对于短暂的失眠，一般可以通过改变生活方式、缓解压力等措施进行自我管理，预后良好。但对于长期的失眠，需要进行系统治疗，包括药物治疗和认知行为疗法等，预后会因治疗方法和患者个体差异而有所不同。一些慢性病、精神障碍等因素也可能对失眠的预后造成影响。及早发现、治疗失眠，积极控制失眠症状，有利于改善患者生活质量，预防并发症的发生，提高预后。

（八）失眠患者的生活方式

（1）睡眠规律：保持规律的睡眠时间和起床时间，尽量避免在周末或假期改变睡眠时间。

（2）睡前放松：睡前进行一些放松的活动，如冥想、深呼吸、瑜伽等，避免剧烈的体力活动和刺激性的娱乐活动。

（3）睡前调整环境：保持安静、舒适的睡眠环境，保持适当的温度和湿度，避免使用手机、电视等影响睡眠的电子产品。

（4）饮食注意：避免饮酒、咖啡、茶等刺激性饮料，同时保持饮食规律、健康、均衡，不过饱或饿肚子睡觉。

（5）心理疏导：缓解精神压力，如听音乐、阅读、冥想、与家人朋友交流等。

（6）避免午睡：尽量避免长时间的午睡或过晚的午睡，否则可能影响夜间睡眠。

（7）医学干预：若上述方法均未有效改善失眠，可考虑寻求医学干预，如睡眠药物、认知行为疗法、心理治疗等。

请注意，以上建议仅供参考，具体的生活方式调整还需根据个人情况和医生建议制定。

（李瑀靖）

参考文献

[1] STAHL S M. Combining antidepressant therapies from the initiation of treatment：a paradigm shift for major depression[J]. J Clin Psychiatry,

2009，70(11)：1493-1494.

[2] MANBER R，CHAMBERS A S. Insomnia and depression：a multifaceted interplay[J]. Curr Psychiatry Rep，2009，11(6)：437-442.

[3] 郝伟. 精神病学[M]. 北京：人民卫生出版社，2001.

[4] 贾建平. 神经病学[M]. 6 版. 北京：人民卫生出版社，2008.

[5] 李舜伟. 睡眠与睡眠障碍. 神经病学[M]. 北京：人民卫生出版社，2006.

[6] 赵忠新. 临床睡眠障碍学[M]. 上海：第二军医大学出版社，2003.

第三章　颈部疾患

一、颈部肿块

颈部肿块可能是感染的表现，也可能表明存在其他严重的健康问题。但并不一定意味着患有癌症，需要就医检查才能获得更加准确的诊断。

颈部肿块在成人中很常见，有多种原因：①因病毒或细菌感染而出现颈部炎性肿块。如耳部或鼻窦感染、口腔感染、链球菌性咽喉炎、颈部淋巴结核、流行性腮腺炎或甲状腺肿都可能导致颈部肿块。如果颈部肿块来自感染，当感染消失时，肿块往往会消失。②颈部肿块也可能由良性肿瘤引起。常见的颈部良性肿瘤有血管瘤、囊肿、纤维瘤、脂肪瘤等。③颈部肿块也可能由恶性肿瘤引起。成人颈部癌性肿块最常由头颈部鳞状细胞癌引起。其他恶性肿瘤有淋巴瘤、甲状腺癌、涎腺癌、皮肤癌或从身体其他部位扩散的癌灶。④颈部的先天性疾病也可能引起颈部肿物，如甲状舌管囊肿、囊状淋巴管瘤等。

下面分别以甲状舌管囊肿和头颈部恶性肿瘤为例做简要介绍。

(一)甲状舌管囊肿

甲状舌管囊肿是一种先天性(从出生时就存在)畸形，是最常见的先天性颈部异常，约占先天性颈部病变的70%。表现为颈前正中圆形肿块，会随着吞咽和伸、缩舌而移动。

1. 甲状舌管囊肿的临床表现

通常在颈前中线处出现一小块柔软的圆形肿块；肿块有压痛、发红和肿胀(如果发生感染)；当伸、缩舌和吞咽时，肿块可上、下移动；感染破溃后可形成甲状舌管瘘，从囊肿排出黏液；可有发音困难、吞咽或呼吸困难等。

2. 甲状舌管囊肿的诊断

根据病史、临床表现以及相关辅助检查(如 CT、病理检查等)结果即可诊断。

3. 甲状舌管囊肿的治疗

手术彻底切除囊肿或瘘管是根治甲状舌管囊肿或瘘管的主要方法。同时，由于囊肿及瘘管同舌骨体的关系密切，应切除部分舌骨以彻底清除囊壁或窦道，以防止复发。

(二)头颈部恶性肿瘤

头颈部恶性肿瘤是指影响鼻咽、口腔等头颈部位的几种恶性肿瘤，是最常见的恶性肿瘤之一。如口腔癌、鼻咽癌、口咽癌、喉癌、下咽癌、舌癌等。头颈部恶性肿瘤最常见的病理类型是鳞癌。

1. 头颈部恶性肿瘤的常见发病原因和风险因素

(1)长期吸烟(如香烟、雪茄、咀嚼烟草或鼻烟)和饮酒是口腔癌、喉癌和舌癌的两个最常见原因。

(2)既往头颈部 X 射线检查、某些病毒感染、不合适的牙科器具、慢性念珠菌病、咀嚼槟榔和口腔卫生不良等也是头颈部恶性肿瘤的常见危险因素。

(3)喉癌和口腔癌的另一个常见危险因素是人乳头瘤病毒(HPV)感染。HPV 感染通常通过性传播。一些高危类型的 HPV 感染可导致头颈部恶性肿瘤的发生。[1]

可以通过戒烟、限制饮酒和预防 HPV 感染来降低风险。

2. 头颈部恶性肿瘤的治疗

头颈部癌的种类较多，治疗方法手段复杂，包括手术、放疗、化疗、靶向治疗、免疫治疗或联合治疗。如果及早发现，这些癌症通常是可以通过手术、放疗等手段治疗的，而且大多数是可以预防的。

患者的治疗方案取决于许多因素，包括肿瘤的位置、癌症的分期以及患者的年龄和总体健康状况等。早期头颈部恶性肿瘤可以通过手术将病变组织切除。但头颈癌手术可能会影响患者的咀嚼、吞咽或说话能力。

接受头部和颈部放射治疗的患者可能会在治疗期间和治疗后短时间内出现不良反应，包括口腔发红、刺激和溃疡；口干或唾液变黏稠；吞咽困难；味觉变化；恶心、呕吐等。放疗的辐射还可能导致味觉丧失，这可能会降低食欲并影响营养状况。

头颈癌的治疗目标是控制疾病。但医生也会尽可能保留受影响区域的功能，并帮助患者在治疗后尽快恢复正常活动。康复治疗包括物理治疗、合理饮食、语言训练以及造口护理等。如口腔癌患者，患者可能需要通过重建和整形手术来恢复外形以及相应结构的功能。如果无法进行重建手术，可以选择制作人造牙齿和（或）面部部件，以尽可能恢复口腔功能和外观。

一些患者如果治疗后出现进食困难，术后可通过静脉输注营养液或胃管喂食，直到他们可以自己进食。胃管是一种柔性塑料管，通过鼻腔进入胃部，是输送营养的通道。

化疗是使用化学合成药物来破坏癌细胞的一种治疗方法，能有效阻止癌细胞生长或杀灭癌细胞。化疗疗程和时间根据病情不同而异。化疗药物一般为两种或三种联用。化疗的不良反应取决于个体情况和使用的剂量，包括疲劳、感染、恶心和呕吐、脱发、食欲不振和腹泻。这些不良反应通常在治疗结束后逐渐消失。

生物靶向治疗是一种针对癌症特定基因、蛋白质或作用于癌症生长和存活的组织环境的治疗，这种类型的治疗是阻止癌细胞的生长和扩散。通常，生物靶向治疗的不良反应比化学治疗少很多。

如果出现任何头颈癌症状，特别是经常吸烟或从事与烟草有关的高风险活动，请立即就医。早期发现和治疗是确诊后对抗癌症的最佳方法。[2]

总之，头颈部肿物疾病种类非常多，其中，甲状腺恶性肿瘤在其他章节详细介绍。其他种类疾病发病率相对较低，在本章节不再一一详细介绍。

（高永昌）

参考文献

[1] HUANG S H，O'SULLIVAN B. Overview of the 8th edition TNM classification for head and neck cancer [J]. Curr Treat Options Oncol，2017，18(7)：40.

[2] HORTON J D，KNOCHELMANN H M，DAY T A，et al. Immune evasion by head and neck cancer：foundations for combination therapy[J]. Trends Cancer，2019，5(4)：208-232.

二、结节性甲状腺肿

甲状腺是包裹在气管前部的"H"形腺体，由左右两个侧叶和中间的甲状腺叶和峡部组成。甲状腺负责甲状腺激素（甲状腺素和三碘甲状腺原氨酸）的合成和释放。甲状腺肿可分为单纯性甲状腺肿、弥漫性甲状腺肿和结节性甲状腺肿。甲状腺结节很常见，一般女性比男性中更多见，当通过超声检查时，多达 1/3 的女性和 1/5 的男性有小的甲状腺结节，甚至超过一半的 50 岁或以上女性都可能通过彩超检查发现甲状腺结节。大多数甲状腺肿和结节不会引起健康问题，只要甲状腺正常工作，一般不需要治疗。结节性甲状腺肿是最常见的甲状腺疾病。结节可能通过触摸发现，或通过仪器检查发现。

（一）结节性甲状腺肿的发病原因

在大多数情况下，尚不清楚导致多结节性甲状腺肿的原因，随着时间的推移，单纯的弥漫性甲状腺肿可能会发展为多结节性甲状腺肿。已确定以下危险因素：碘缺乏、女性、年龄和多结节性甲状腺肿家族史。

在一段时间内，结节是由于腺体不同部位的不同生长速度而形成的，可能与其他外部影响（如药物或基因）相结合。结节性甲状腺肿这个过程往往需要很多年，所以随着年龄的增长，结节性甲状腺肿的罹患人数通常会增加。

甲状腺激素合成低下时，甲状腺不能产生足够的甲状腺激素，它会通过变大来代偿。最常见的原因是饮食中碘缺乏。其他原因还包括遗传因素，某些形式的甲状腺肿可以遗传，有研究证据表明，一个家庭成员出现甲状腺肿会增加其他家庭成员患甲状腺肿的概率，随着对基因和遗传问题的了解一直在增加，未来可能会有更精确的信息，包括特定基因表达和环境对甲状腺肿的影响。还有某些药物，如碳酸锂、减肥药等也可能引起甲状腺肿。

（二）结节性甲状腺肿的临床表现

在许多情况下，结节性甲状腺肿在颈部表现为肿块，即使甲状腺工作正常（甲状腺功能正常）也可见。通常，结节性甲状腺肿只有在患者因其他原因接受检查时才被发现，因为在大多数情况下，它们不会引起任何症状。有时会出现甲状腺过度活跃(甲亢)或功能不足(甲减)的症状。甲状腺过度活跃可表现为体重减轻、手抖、心悸、怕热、睡眠障碍、焦虑和排便增加等;甲状腺功能低下可出现体重增加、皮肤干燥、肌肉痉挛、怕冷、情绪低落和便秘等。很多时候可能只是表现为其中1~2种。非常大的结节性甲状腺肿可能会导致吞咽或呼吸困难(平躺时会加重)、声音嘶哑、喉咙紧绷感或者窒息感等,在这些情况下,可能需要手术切除。偶尔会有结节性甲状腺肿内突然积聚液体或血液而迅速增大引起疼痛或不适。

(三)结节性甲状腺肿的诊断

甲状腺肿通常在常规体格检查中发现。通过颈部触诊,可以触及甲状腺肿大、单个结节或多个结节。如果发现或怀疑多结节性甲状腺肿,应进行全面的病史采集和体格检查。病史采集包括甲状腺生长速度、甲状腺癌的危险因素(即癌症家族史和颈部或胸部放射治疗史)、甲状腺肿家族史、声音嘶哑和甲状腺功能亢进症状。体格检查包括触诊甲状腺大小和颈部静脉扩张等情况。

除了初步了解病史,还要检查身体症状并检测血液中的激素水平,如甲状腺功能检查。血液样本可用于检测垂体分泌的促甲状腺激素(TSH)的量以及游离 T_4 和 T_3 的量。这些化验检查可以显示甲状腺肿是否与甲状腺功能亢进或减退有关。此外,还要检测与自身免疫性疾病(如桥本甲状腺炎或格雷夫斯病)相关的抗体等。

另外,还要进行影像学检查,主要包括超声检查或 CT 扫描(必要时可能会做强化 CT 检查),以收集更多信息。甲状腺超声检查是观察甲状腺的最佳方式,可以让医生观察甲状腺的大小和结节的具体特征,包括:大小、结节数量、是否有钙化(钙沉积)、回声纹理(多亮或多暗)、边界、形状,以及结节是实性还是囊性(即充满液体)等情况。在某些情况下,患者可能会被转诊到外科或内分泌科进行相关检查。

确诊甲状腺结节是良性还是恶性的最佳检查手段是细针穿刺活检(FNAB)。通过超声或用手指触摸结节,将一根细针刺入结节中,吸取病灶处的细胞或组织,做细胞病理学检查。关于哪些结节应该活检有许多不同的说法,但一般来说,超过 1 cm 的结节应该进行活检。如果患者有甲状腺癌的危险因素(尤其是甲状腺癌家族史或放疗暴露史)或超声有可疑发现,则应对超过 0.5 cm 的结节进行活检。细针穿刺活检可有以下几种结果:①没有明确诊断疾病,这可能是没有获取足够的标本来作出诊断。这种情况也发生在 5%～10%的细针穿刺活检中,如果结节生长,通常会进行重复活检。在某些情况下,患者可能会直接进行手术诊断。②良性结节,这意味着大多数结节可能不是癌症。多数情况下,活检良性的患者在 6 个月后仍需接受超声和体格检查,然后定期复查。如果良性结节很大,引起症状,则良性结节患者仍可能接受手术。③甲状腺恶性肿瘤,这意味着结节大概率是癌,需要进一步检查和治疗。④其他类型疾病,如滤泡病变、滤泡肿瘤、非典型病变等。这意味着细胞病理学检测无法判断是良性结节还是癌灶,但细胞看起来不正常。[1]

有时还可进行放射性碘 131 摄取检查,给予患者少量放射性碘 131,使用特殊的扫描设备,技术人员可以检测甲状腺摄取碘 131 的数量和速率。该测试可以与放射性碘 131 扫描相结合,以显示摄取模式的视觉图像。这些结果有助于确定甲状腺肿的性质和病因。

(四)结节性甲状腺肿的治疗

一般国内三甲医院有关甲状腺的门诊有甲状腺外科(有的医院为甲状腺乳腺外科)、内分泌科(有的医院设置单独甲状腺内科)、核医学科、超声科及影像科等,可以为甲状腺疾病患者提供全面的咨询和治疗,包括甲状腺肿大和甲状腺结节。

许多甲状腺肿和甲状腺结节是无症状的,甲状腺功能正常,甲状腺肿不会引起任何局部结构问题,通常可以采取定期复查的方法。但是,如果出现甲状腺激素产生过多或过少,甚至其他压迫症状时,则需要治疗。在甲状腺功能减退没有其他症状的情况下,给予甲状腺激素治疗,在一段时间内有可能使甲状腺肿略微减小,特别是在有碘缺乏史的情况下。如果出现甲状腺功能亢进,应该就诊内分泌门诊,一般可以给予药物治疗,可在短期内控制甲状腺激素的分泌,但这并不能治愈,如果停止治疗,甲状腺功能亢进可能会复发。此外,有些病例是由甲状腺癌引起的,但是这种情况很少见。

除此之外,治疗还包括放射性碘 131 治疗和手术。结节性甲状腺肿的治疗取决于结节的大小、生长速度、FNAB 结果、癌症风险、是否有压迫症状以及甲状腺肿是否大到影响外观。一般来说，如果甲状腺肿生长迅速，随着时间稳步增大，引起压迫症状，在胸骨下生长，或者影响外观，则应进行手术治疗。对于考虑手术的患者，甲状腺外科中心可以选择侵入性较小的方法，不会留下疤痕或隐藏小疤痕切口入路的手术方式。可以进行甲状腺全部切除或部分切除，但是，切除功能正常的腺体可能会使患者终身服用甲状腺素。[1,2]

多结节性甲状腺肿和孤立性结节性甲状腺肿患者甲状腺恶性肿瘤风险的差异仍存在争议。虽然甲状腺全切除术是目前多结节性甲状腺肿的首选术式，但这些患者的永久性甲状腺功能减退症可能是一个问题，需要终身甲状腺激素替代药物治疗。

放射性碘131治疗是甲状腺功能亢进的治疗方法。放射性碘131会破坏甲状腺中的滤泡细胞，使甲状腺组织逐渐发生萎缩，从而减少甲状腺激素的产生，并有可能减小甲状腺肿。

不引起任何症状的多结节性甲状腺肿不太可能引起长期问题。但是，仍然需要医生定期对其进行甲状腺功能检查，以确定未来是否需要治疗。

（高永昌）

参考文献

[1] 赵玉沛，姜洪池. 普通外科学［M］. 2 版. 北京：人民卫生出版社，2014.

[2] KNOBEL M. Etiopathology, clinical features, and treatment of diffuse and multinodular nontoxic goiters［J］. J Endocrinol Invest，2016，39（4）：357-373.

三、亚急性甲状腺炎

亚急性甲状腺炎是由病毒感染引起的自限性甲状腺局部炎症，也叫亚急性非化脓性甲状腺炎、亚急性肉芽肿性甲状腺炎、巨细胞甲状腺炎、疼痛性甲状腺炎。亚急性甲状腺炎被认为是病毒感染的结果，已有与柯萨奇病毒、腮腺炎、麻疹、腺病毒、SARS-CoV-2 和其他病毒感染相关的聚集性病例的报道。[1]具有季节性发病的特点，其中，夏季发病率更高。最常见于过去 1 个月有病毒性上呼吸道感染症状的中年女性。在约 5％～10％的产后女性中，发生隐性淋巴细胞性甲状腺炎。

（一）亚急性甲状腺炎的症状

亚急性甲状腺炎最明显的症状是颈前部疼痛和发热，也就是由甲状腺肿胀和发炎引起的颈部疼痛。颈部疼痛的特征是左右移动，可能集中在一个区域，有时疼痛会辐射到下颌或耳朵。经常与牙痛、咽炎或中耳炎混淆，吞咽或转动头部会加重。甲状腺可能会疼痛和肿胀数周，在极少数情况下持续数月。对甲状腺施加轻微压力时可有压痛，还会有吞咽困难或疼痛、声音嘶哑、疲劳、感觉虚弱、发热等症状。与其他甲状腺疾病相比，有更明显的倦怠和虚脱症状。

亚急性甲状腺炎可能导致约 15％～20％的患者甲状腺功能亢进和约 10％的患者甲状腺功能减退。症状最初是甲状腺功能亢进，然后是甲状腺功能减退，通常最后会恢复到甲状腺功能正常状态。发炎的甲状腺可能会释放过多的甲状腺激素，导致甲状腺功能亢进，随着甲状腺激素耗竭，甲状腺实质细胞尚未修复，释放的激素变少，出现甲状腺功能减退的症状。甲状腺功能通常会在几个月内恢复正常。在此期间，可能需要针对甲状腺功能低下进行治疗。在极少数情况下，甲状腺功能减退症可能是永久性的。

（二）亚急性甲状腺炎的诊断

在具有适当临床病史的患者中发现甲状腺肿大、触痛。体格检查发现甲状腺不对称增大、坚硬、压痛。

实验室检查包括：促甲状腺激素（TSH）水平、T_3 和 T_4 水平、放射性碘131 摄取情况、甲状腺球蛋白水平、红细胞沉降率、C 反应蛋白。影像学检查包括甲状腺超声检查等。在某些情况下，可以进行甲状腺活检。抗甲状腺抗体要么检测不到，要么存在低水平；甲状腺对放射性碘 131 的摄取低以及红细胞沉降率升高；甲状腺活检显示特征性"巨细胞"炎症。随着病情消退，实验室检查各指标恢复正常。

（三）亚急性甲状腺炎的治疗

治疗有时会采用大剂量非甾体抗炎药或皮质类固醇药物，如果不及时治疗，症状可持续数周或数月。亚急性甲状腺炎没有明确的治疗方法，但有效的治疗方法可以改善症状，并使疾病以无症状的方式发展。该疾病通常在数月内自发消退。治疗的目标是减轻疼痛并治疗甲状腺功能亢进。

阿司匹林或布洛芬等药物用于控制轻度病例的症状（如喉咙痛、轻度颈部压痛和肌肉酸痛、低热）。更严重的病例（如高热、心动过速、呼吸急促）可能需要使用减轻肿胀和炎症的药物（如泼尼松等激素类药物）进行短期治疗。甲状腺功能亢进的症状可用 β 受体阻滞剂治疗（如普萘洛尔，阿替洛尔）。如果甲状腺在恢复阶段不能或很少分泌甲状腺激素，可能需要甲状腺激素替代治疗，如果甲状腺功能减退明显或持续存在，则需要终身补充甲状腺素。[2]

亚急性甲状腺炎是自限性的，通常在几个月内消退，当滤泡破坏广泛时偶尔会复发并可能导致永久性甲状腺功能减退。病情一般会自行改善。长期或严重的并发症一般并不经常发生。该病不具有传染性。亚急性甲状腺炎不像某些甲状腺疾病那样在家族中遗传。

亚急性甲状腺炎患者确诊之后，要积极合理用药，由于亚急性甲状腺炎会引起发热、头痛等全身症状，所以要及时应用非甾体抗炎类药物，一些临床表现重，可以改用类固醇激素，对减轻症状有较好的效果。

（四）亚急性甲状腺炎患者的生活方式

（1）注意休息：多注意休息，应以卧床休息为主。避免过度劳累、长时间熬夜、剧烈体育运动，注意保暖，否则会让病情加重，造成其他严重后果。

（2）加强体育锻炼：等身体机能恢复，逐渐加强体育锻炼，以增强自身的抵抗力，避免上呼吸道感染类疾病的发生。

(3)注意饮食：甲亢期时，饮食以富含高热量、高维生素、蛋白质和糖类为主，多补充水分，禁食海带、紫菜、海鱼、海蜇皮等含碘高的食物。甲减期，饮食以低热量、低脂、高维生素、蛋白质丰富为主。少食多餐，尽量避免一次性摄入过多的食物，可以适当增加餐次。注意饮食中的营养成分的合理搭配，使营养成分均衡。亚急性甲状腺炎患者要多吃清淡易消化的食物，以减少对疾病的刺激和影响，常见的食材有谷类、豆类、水果和蔬菜，如蛋花汤、米粥、鸡蛋羹、牛奶、蔬果汁等。尽量不要吃葱、蒜、姜、花椒、辣椒、坚果、烧烤、浓茶、咖啡等刺激性强、提神的食物和饮料。

(4)保持良好的心态：时刻关注自己的身体变化，保持良好的心态。确诊亚急性甲状腺炎，积极寻找专业医院进行专业诊疗，在医疗机构中，要积极配合医生检查，让就诊医生作出准确诊断，并积极配合相关的治疗。

总之，要尽早采取治疗，远离亚急性甲状腺炎疾病的伤害。

（高永昌）

参考文献

[1] STASIAK M，LEWIŃSKI A. New aspects in the pathogenesis and management of subacute thyroiditis [J]. Rev Endocr Metab Disord，2021，22（4）：1027-1039.

[2] 吴孟超，吴在德，吴肇汉. 外科学[M]. 9 版. 北京：人民卫生出版社，2018.

四、桥本甲状腺炎

甲状腺桥本病也被称为桥本甲状腺炎、慢性淋巴细胞性甲状腺炎和慢性自身免疫性甲状腺炎，它是一种影响甲状腺的自身免疫性疾病，自身免疫性疾病是由免疫系统攻击健康组织引起的疾病。[1]任何人都可患桥本病，但在中年女性中最常见，可见于任何年龄，也可影响男性和儿童。

(一)桥本甲状腺炎的原因

桥本甲状腺炎是一种自身免疫性疾病。免疫系统产生抗体，攻击甲状腺细胞，就好像它们是细菌、病毒或其他异物一样。使得甲状腺不能产生足够的甲状腺激素，进而造成一系列甲状腺素减少的相关症状。

哪些因素更容易患有这类疾病呢？女性患这种疾病的可能性大约是男性的 7 倍，大多数病例发生在 40～60 岁之间，年轻人也可患该病。遗传因素也是风险因素，这类疾病有一定家族聚集性，如果家庭成员有人患病，则其他人患病的风险会增加。还有自身免疫性疾病，如类风湿性关节炎和 1 型糖尿病等也会增加患病风险。感染、压力或辐射暴露等环境因素也会增加该类疾病的患病风险。怀孕期间免疫功能的变化可能是怀孕后患桥本病的危险因素。

(二)桥本甲状腺炎的症状和体征

桥本甲状腺炎没有典型的症状或体征，每个人的症状可能会有所不同。由于病程较长，进展缓慢，因此，桥本甲状腺炎患者早期可没有任何症状，即使在血液检查中检测到甲状腺过氧化物酶(TPO)抗体也是如此。TPO 是一种在甲状腺激素产生中发挥作用的酶。如果桥本甲状腺炎引起细胞损伤，导致甲状腺激素水平低下，患者最终会出现甲状腺功能减退症的症状。甲状腺功能减退症状包括疲劳、肌肉无力、脱发、嗜睡、体重增加、便秘、抑郁、关节疼痛和僵直、肌肉酸痛和运动耐量降低、记忆力减退，以及月经不调或月经量大等。在某些情况下，炎症会导致甲状腺肿，但很少会引起颈部不适或吞咽困难。甲状腺功能减退症可导致心脏功能差、心脏增大和心律不齐。还可能导致高水平的低密度脂蛋白和胆固醇，增加心血管疾病的风险。抑郁症或其他心理健康障碍可发生在桥本病的早期，并可能随着时间的推移变得更加严重。罕见有黏液性水肿，这种情况往往需要紧急就医。

(三)桥本甲状腺炎的诊断

通常在桥本病中，免疫系统会产生甲状腺过氧化物酶(TPO)抗体，TPO是一种在甲状腺激素产生中起重要作用的蛋白质。大多数桥本病患者血液中都会有甲状腺过氧化物酶抗体。

桥本甲状腺炎的诊断通常是在患者出现甲状腺功能减退症状，为了确定甲状腺功能减退症状的原因，而进行相关检查时确诊的。体格检查时常伴有甲状腺肿。患者的甲状腺功能减退症表现为促甲状腺激素升高伴或不伴甲状腺激素水平降低。检测甲状腺过氧化物酶抗体通常升高。有时甲状腺过氧化物酶抗体呈阳性，但甲状腺激素水平可能正常，或者仅可见单纯的血清甲状腺过氧化物酶轻度升高，甲状腺功能减退症的症状可能不存在。

(四)桥本甲状腺炎的治疗

甲状腺过氧化物酶抗体升高但甲状腺功能检查(TSH 和游离甲状腺素)正常的患者不需要治疗。如果有 TSH 轻度升高(轻度甲状腺功能减退症)，可不接受任何治疗，但需定期行 TSH 测定以监测甲状腺激素水平。

对于显性甲状腺功能减退症(TSH 升高和甲状腺激素水平低)的患者，治疗包括甲状腺激素替代治疗，口服适当剂量的合成左甲状腺素，价格低廉，在恢复正常甲状腺激素水平方面非常有效，可以使甲状腺功能减退症状改善。左甲状腺素的作用类似于体内的天然 T_4，当以适当剂量服用左甲状腺素时，几乎没有不良反应。很多患者需要终身使用左甲状腺素治疗。开始时，需要根据患者的年龄、体重及其他医疗状况等因素确定左甲状腺素剂量。并且在约 6～10 周后重新检查患者的 TSH 水平，根据需要调整剂量，直到确定正确的剂量。确定了最佳剂量，需每天服用 1 次药物，每年监测 1 次促甲状腺激素水平。左甲状腺素通常在早上进食前服用。某些药物、补充剂和食物可能会影响患者吸收左甲状腺素的能力。所以需要在进食这些食物之前至少 4 h 服用左甲状腺素。以下任何一项都可能会影响到其吸收：豆制品、高纤维食品、钙补充剂、铁补充剂(包括含铁的多种维生素)、考来烯胺(降低血液胆固醇水平的药物)、氢氧化铝，硫糖铝等。[2]

(高永昌)

参考文献

[1] FELDT-RASMUSSEN U. Hashimoto's thyroiditis as a risk factor for thyroid cancer [J]. Curr Opin Endocrinol Diabetes Obes，2020，27（5）：364-371.

[2] RADETTI G. Clinical aspects of hashimoto's thyroiditis [J]. Endocr Dev，2014，26：158-170.

五、甲状腺癌

甲状腺是位于颈前部贴近气管的内分泌腺体，形状像蝴蝶，分左右两叶和峡部，峡部是一块薄薄的组织，连接两个叶。甲状旁腺是在甲状腺附近的颈部发现的 4 个豌豆大小的器官。甲状腺和甲状旁腺产生激素。

甲状腺产生的激素几乎会影响身体的每个部位，包括调节心率、血压、体温和新陈代谢，以及影响神经系统、肌肉和各种其他器官。许多甲状腺癌患者最初并不知道他们患有这种疾病。通常在常规体检或为其他疾病拍摄颈部医学影像照片时，发现甲状腺结节。在绝大多数患者中，结节只是甲状腺的炎症病灶或其他良性疾病。只有少数甲状腺结节最终被诊断为甲状腺癌，需要进一步治疗。

甲状腺癌是全世界诊断出的增长最快的癌症之一，在美国，甲状腺癌病例在过去 30 年中增加了 1 倍多。大多数患者没有症状。但是，有些患者可能会发现颈部喉结附近出现肿块，颈部淋巴结肿大或产生结节，声音嘶哑，或者吞咽或说话困难。当然，其他情况也可能导致这些症状，应该及时去医院进行检查。医生可在常规体检期间发现甲状腺肿块（结节）。甲状腺结节是甲状腺细胞在甲状腺中的异常生长。结节可以是实性或囊性的。

当发现甲状腺结节时，通常会进行甲状腺超声检查和细针抽吸活检以判断是否出现癌变。也可以进行血液检查以检查甲状腺激素水平和血液中的抗甲状腺抗体，以明确其他类型的甲状腺疾病。[1]

（一）甲状腺癌的病因

多数甲状腺癌病例的确切原因尚不清楚，任何增加患病风险的因素都称为风险因素。有风险因素并不意味着会患癌症，没有风险因素并不意味着不会患癌症。但某些因素会增加患甲状腺癌的风险。

1. 年　龄

发病年龄一般在 25～65 岁之间，乳头状甲状腺癌和滤泡状甲状腺癌在成年期更常见。散发性甲状腺髓样癌通常发生在成人中，而家族性髓样癌是一种孤立性疾病或与其他内分泌肿瘤（多发性内分泌肿瘤综合征）有关，通常发生在青少年。间变性甲状腺癌虽然罕见，但通常发生在60岁以上的人群中。

2. 性　别

女性患者较多见，女性患甲状腺癌的可能性是男性的2～3倍。

3. 家族史

乳头状癌、滤泡状癌、未分化型甲状腺癌一般不会遗传，但具有家族聚集性。家族性髓样癌、家族性非髓样甲状腺癌等具有一定遗传性。但大多数甲状腺癌患者都是"新生"患者，没有家庭史。

4. 头颈部放射史

头颈部放射物质的照射是引起甲状腺癌的重要因素，接触射线照射的人年龄越小，发生病变的可能性就越高。在暴露于1986年切尔诺贝利核电站爆炸的人群中，甲状腺癌也有所增加。

(二)甲状腺癌的病理类型和临床特点

在不同类型的甲状腺癌中，分化型甲状腺癌（乳头状甲状腺癌和滤泡性甲状腺癌）通常可以通过手术治愈。乳头状甲状腺癌约占所有甲状腺癌的70%～80%，可发生于任何年龄。但它往往生长缓慢，可扩散到颈部的淋巴结。即使扩散到淋巴结，乳头状癌通常也具有良好的治疗效果。滤泡性甲状腺癌约占所有甲状腺癌的5%。滤泡癌可以通过血液扩散到远处器官，尤其是肺和骨骼。

低分化和未分化型甲状腺癌（间变性甲状腺癌）不太常见，但是这种侵袭性甲状腺癌是最难治疗的类型。它可以迅速生长，并经常扩散到周围组织和身体的其他部位。这种罕见的癌症类型约占甲状腺癌诊断的2%。这些肿瘤生长和扩散迅速，恢复的机会较差。未分化型甲状腺癌患者应进行BRAF基因突变的分子检测。[2]

约1/4的甲状腺髓样癌（MTC）患者有该疾病的家族史。甲状腺髓样癌是一种在甲状腺C细胞中发展的神经内分泌肿瘤。C细胞产生一种激素（降钙素），有助于维持血液中健康的钙水平。甲状腺髓样癌（MTC）约占所有甲状腺癌的2%。约25%的MTC在家族中出现，并与其他内分泌肿瘤成相关性。在受影响者的家庭成员中，RET原癌基因突变的检测可以使甲状腺髓样癌能够早期得到诊断，从而进行根治性手术。75％的甲状腺髓样癌患者没有遗传形式。

约5％的分化型甲状腺癌（乳头状或滤泡状）患者将至少有两个近亲患有甲状腺癌。这可能偶尔发生或与其他癌症有关。不太常见的甲状腺髓样癌在家族中遗传的趋势更大，有相关基因检测可用于测试。大多数甲状腺癌患者没有遗传特性。

（三）甲状腺癌的诊断

当因为甲状腺问题就诊时，医生会通过触诊检查颈部是否有结节，并检查患者血游离甲状腺素、促甲状腺激素（TSH）等水平。如有必要，将进行超声检查，检查颈部是否存在异常淋巴结。还可能进行细针穿刺活检（FNA），如果病理显示甲状腺结节为恶性病变，医生会建议通过手术全部切除或者部分切除甲状腺和所有受累的淋巴结。如果病理检查为良性病变，需监测结节的生长变化情况。对于大于1 cm的结节或超声检查具有可疑特征的结节，建议对结节进行细针穿刺。也有指南建议肿瘤大于0.5 cm即可进行细针穿刺活检。

细针穿刺（FNA）活检最好在超声引导下进行。将一根细针刺入结节中，并从结节中抽取部分细胞，在显微镜下观察组织样本以寻找癌细胞，并确定细胞是良性、恶性还是非典型性。超声引导下FNA通常可在85％的个体中提取足够的标本，还有15％的个体可有标本提取不足，需要重复穿刺抽吸。较新的分子诊断试验可以提供进一步的信息来支持诊断。患者需要与主诊大夫配合，必要时进行分子标记物检测。有时也进行侧颈部异常淋巴结的穿刺，检测其中Tg含量水平。

评估甲状腺结节的初始诊断是甲状腺的高分辨率超声检查。超声波将显示结节的特征，包括结节边缘的光滑度，结节是否有钙化，是多个结节还是单个结节，以及结节是否具有怀疑恶性肿瘤的特征。

超声波使用高于人类听力上限（约20 kHz）的循环声压来照射有关器官或组织内部结构的细节。甲状腺超声检查，需要在颈部放置一个换能器，声波从中进入皮肤。当换能器将回波转换为电子信号时，颈部的图像会出现在电视监视器上供超声科医生查看。颈部超声检查是一种无痛检查手段，需要的时间短暂，比较快捷方便。

喉镜检查可用于检查喉部情况。喉镜是一种薄的管状仪器，带有灯和用于观察的透镜。甲状腺肿瘤可能会压迫声带。喉镜检查是为了查看声带是否正常移动。

计算机断层扫描（CT）是一种应用 X 射线从不同角度扫描身体某一部位（如颈部）并生成一系列详细图像的检查方法。这些照片是由连接到 X 光机的计算机处理形成的。CT 增强检查是指将含有碘的增强对比剂注射到静脉中或吞咽，再使用 CT 对病变部位进行扫描，以帮助器官或组织获得更清晰的显示。进行 CT 增强检查需要评估患者的肾功能，需要提前进行血肌酐检测。

手术切除活检是指在手术过程中切除甲状腺结节或甲状腺的 1 个叶，通过显微镜检查组织病变情况。由于甲状腺癌的类型可能难以诊断，因此应要求由具有诊断甲状腺癌经验的医生检查活检样本。

促甲状腺激素（TSH）是反映甲状腺功能最敏感的指标，可调节甲状腺激素的合成和分泌。低 TSH 表明甲状腺激素生成增多，而高 TSH 意味着甲状腺激素生成减少。因此，甲状腺激素水平高和促甲状腺激素水平低提示甲状腺功能亢进，而甲状腺激素水平低和促甲状腺激素水平高提示甲状腺功能减退。如果怀疑自身免疫性甲状腺疾病（桥本甲状腺炎），则可以进行抗甲状腺过氧化物酶和抗甲状腺球蛋白抗体测定以明确诊断。还可以测量的其他甲状腺激素包括：T_3、T_4、甲状腺过氧化物酶（TPO）、甲状腺球蛋白抗体（TgAb）、TSH 受体抗体和甲状腺结合免疫球蛋白等。甲状腺球蛋白是甲状腺乳头状癌和滤泡癌的较敏感的肿瘤标志物。

对于甲状腺髓样癌（MTC）的患者，可以测量其降钙素。它是一种由甲状腺滤泡旁细胞（C 细胞）分泌的多肽激素。可作为甲状腺髓样癌患者的肿瘤标志物。甲状腺髓样癌，与明确的遗传改变有关，有可能遗传给子女，所以子女也需要进行检测，可对 RET 癌基因进行分析。此外，有能力的情况下要对切除的甲状腺癌标本进行遗传分析，这可能有助于确定肿瘤的侵袭程度。

(四)甲状腺癌的相关治疗

1. 手术治疗

手术是甲状腺癌最常见的治疗方法。常见的甲状腺癌手术方式如下。

（1）甲状腺腺叶切除术：切除发现甲状腺癌的腺叶。癌灶附近的淋巴结也可被切除，并行病理检查确定肿瘤肿瘤类型和分级。

（2）甲状腺近全切除术：切除除极少数甲状腺以外的所有甲状腺组织。癌灶附近的淋巴结也可被切除，行病理检查确定肿瘤类型和分级。

（3）甲状腺全切除术：切除整个甲状腺。癌灶附近的淋巴结也可被切除，并行病理检查确定肿瘤类型和分级。

（4）气管切开术：甲状腺癌压迫气管造成呼吸困难或者甲状腺癌侵犯双侧喉返神经引起呼吸困难可行气管切开术。如果出现侧颈部淋巴结转移，则需要行侧颈淋巴结清扫术。

同时，还有一些微创手术，如经胸乳入路甲状腺手术、经腋窝入路甲状腺手术、经锁骨下入路甲状腺手术、经口前庭入路甲状腺手术和机器人辅助甲状腺手术等。甲状腺的手术方式也在不断进步更新。

一般来说，甲状腺手术需要全麻，手术前禁食水 6～8 h。根据手术的类别和难易程度，手术时间大约需要 2～3 h 不等，较大难度的手术往往需要更长时间。患者一般在术后 24～48 h 内就可以出院，出院后注意护理伤口和服药。在整个住院期间，医生还会监测患者的并发症。患者可能会在术后感到疲劳，声音可能会感到较弱甚至嘶哑，但多数患者在手术后第 2 天就能正常饮食和说话。大多数患者只需 3～4 d 的假期，最多不超过 1 周。一般医生会在手术后几天进行电话回访，告知患者手术后的病理结果，以及复查的有关事项。

2. 药物治疗

几乎所有切除甲状腺的患者都需要终身接受甲状腺激素替代治疗。约 50% 的患者在侧叶切除术（部分切除甲状腺）后需要补充甲状腺激素，但这取决于每个人的情况。患者应该与医师配合，按时复查，以确定身体所需的最佳药物水平。在甲状腺癌风险极低的情况下，通常建议将 TSH 保持在正常范围内。TSH 水平是左甲状腺素剂量是否准确的良好指标，应定期复查。[1]

甲状腺激素药物也可以用于抑制 TSH 水平，这也已被证明可以减少某些患者的甲状腺癌复发。也可以进行后续扫描（超声、CT、MRI、PET）以监测患者情况。术后需密切随诊复查，以确保药物处于最佳水平，以减少复发的机会。

3. 化 疗

甲状腺癌通常不给予化疗，除非它的侵袭力强，且对其他形式的治疗没有反应。甲状腺癌通常通过切除部分或全部甲状腺和所有受累的淋巴结来治疗。

当罕见的侵袭性甲状腺癌需要靶向化疗时，肿瘤医师可以协助内分泌医师，共同作出治疗的相关决策，由于这些类型的甲状腺癌仍然相对罕见，建议到甲状腺癌治疗中心的内分泌专家处就诊。

4. 放射性碘治疗

对于一些患者，可以给予放射性碘（RAI）治疗以破坏剩余的甲状腺细胞。它也可用于治疗无法切除的甲状腺癌。放射性碘治疗可以在甲状腺术后约 6 周开始，RAI 可通过口服聚集在剩余的甲状腺组织中，包括已扩散到身体其他部位的甲状腺癌细胞。甲状腺细胞是人体内吸收碘的主要细胞，RAI 只会破坏甲状腺组织和甲状腺癌细胞而不会伤害其他组织，对患者体内其他细胞的影响较小。同时，这种类型的治疗也更容易监测复发，并已被证明可以提高一些患者的生存率。在给予 RAI 的全剂量治疗之前，可以给予小剂量的测试剂量以查看肿瘤是否吸收碘。

如果医生建议进行放射性碘治疗，则需要在治疗前提高患者的 TSH 水平。这可以通过以下两种方式完成。一种是停用甲状腺激素（左甲状腺素）3～6 周，这会使患者身体自然产生高水平的 TSH，导致甲状腺功能减退，这时可出现疲劳、怕冷等症状，这些症状可能很严重。为了尽量减少甲状腺功能减退症的症状，医生可能会给予患者短效甲状腺激素 T_3（甲状腺原氨酸），在左甲状腺素停止后服用，直至放射性碘治疗前 2 周。另一种方法是，可以通过将合成形式的 TSH 注射到患者体内来增加 TSH，而无须停止甲状腺激素药物。重组人 TSH（rhTSH）可以在放射性碘治疗前几天注射两次。这种方法的好处是患者可以继续服用甲状腺激素药物，避免甲状腺功能减退症相关症状出现。

如果患者将接受放射性碘治疗或诊断扫描，或是使用重组 TSH 治疗，则需要进行低碘饮食。患者在治疗前限制饮食约 2 周，使身体尽可能清除碘，促使甲状腺在治疗时摄取更多的放射性碘，最大限度地提高治疗效果。

放射性碘扫描能够对甲状腺结节、甲状腺功能亢进或甲状腺肿作出评价。它可以帮助医生识别结节的大小、形状、位置和生理学。患者需首先口服放射性碘胶囊。4 h 后，进行甲状腺摄取检测及甲状腺扫描。服用胶囊后 24 h，对甲状腺进行第 2 次摄取检测。可以根据两个时间段的碘摄取情况和甲状腺扫描作出诊断。

5.靶向治疗

靶向治疗是一种使用药物或其他物质来识别和攻击特定癌细胞的治疗，靶向治疗通常针对肿瘤细胞上特定表达靶点进行治疗。靶向治疗通常比化疗或放疗对正常细胞造成的伤害更小。酪氨酸激酶抑制剂治疗可阻断肿瘤生长所需的信号，如索拉非尼、仑伐替尼、卡博替尼、拉罗替尼、恩曲替尼等用于治疗某些类型的甲状腺癌。新型酪氨酸激酶抑制剂来治疗晚期甲状腺癌的相关研究也在进行。蛋白激酶抑制剂治疗阻断细胞生长所需的蛋白质，并可能杀死癌细胞。[3]达拉非尼和曲美替尼用于治疗基因发生某种突变患者的未分化型甲状腺癌。

(五)甲状腺癌的预后

大多数甲状腺癌复发发生在首次诊断后的前 5～10 年内。通常每年需进行两次血液化验和颈部超声检查。甲状腺癌的复发率约为 10%～20%，具体取决于甲状腺癌的大小、分期及病理类型等，尽管大多数复发是在前 10 年内发现的，但在其后 20 多年中仍然存在复发的概率。

（高永昌）

参考文献

[1]高明，葛明华.甲状腺肿瘤学[M].北京：人民卫生出版社，2018.

[2]GRIMM D I. Recent advances in thyroid cancer research [J]. Int J Mol Sci，2022，23(9)：4631.

[3] LAHA D，NILUBOL N，BOUFRAQECH M. Newtherapies for advanced thyroid cancer [J]. Front Endocrinol (Lausanne)，2020，11：82.

第四章　乳腺疾患

一、乳腺炎

乳腺炎是乳腺组织的炎症，炎症会导致乳房疼痛、肿胀、发热和发红。可分为哺乳期和非哺乳期乳腺炎。乳腺炎最常影响母乳喂养的女性，即哺乳期乳腺炎。哺乳期乳腺炎会使患者感到疲惫不堪，难以照顾宝宝，有时还会导致乳腺脓肿等并发症。非哺乳期乳腺炎一般发生在非母乳喂养的女性，男性也可发生。非哺乳期乳腺炎包括导管周围乳腺炎和特发性肉芽肿性乳腺炎等，发病率相对较低，在本章不做深入谈论。

(一)乳腺炎的病因

乳腺炎是乳腺组织的感染，在母乳喂养期间最常发生。往往影响一侧乳房。细菌可通过乳头上乳管开口及皮肤破口侵入感染，这些细菌很多时候是来自婴儿的口腔或者母亲皮肤。金黄色葡萄球菌是最常见的致病菌。正常母乳喂养的女性，肿胀和乳房排空不完全也会导致炎症的发生，如此反复还会使症状恶化。乳腺感染最常见于分娩后 1~3 个月的女性，也可见于即将分娩和绝经后的女性。在绝经后女性中，乳腺感染可能与下方导管的慢性炎症有关。体内激素的变化会导致乳腺导管被坏死细胞和分泌物等堵塞。这些堵塞的导管使乳房更容易受到细菌感染。用抗生素治疗后，感染往往还会复发。[1]

感染的其他原因还包括：①慢性乳腺炎和炎性乳癌；②有基础疾病，如糖尿病、慢性病、艾滋病或免疫系统受损的女性可能更容易患乳腺炎；③吸烟、隆胸或者有胸部皮肤疾病的人群，也容易有乳腺炎发生。

（二）乳腺炎的症状

乳腺炎有以下症状：乳房发红、压痛和肿胀，甚至脓肿形成，全身症状如身体疼痛、疲劳、发热和寒战等。急性乳腺炎治疗不及时，或者没有得到充分治疗的情况下，可有脓肿形成。脓肿除了压痛外，还可触及波动感。乳腺炎在治疗后 2～3 d 内症状无改善；母乳喂养后乳房有压痛的肿块，不会变小；有脓液排出等情况出现可能是乳腺脓肿形成。

（三）乳腺炎的诊断

乳腺炎和乳腺脓肿的诊断通常可以根据患者症状和体格检查确定。其他检查如血常规、C 反应蛋白等实验室检查等可辅助诊断。

超声检查有助于区分单纯性乳腺炎和脓肿形成。医生通过超声可以直接观察脓肿。如果有脓肿液化，通常需要抽吸或手术引流，并应用抗生素。

可以采集母乳或通过注射器从脓肿中抽取液体进行细菌培养，以确定引起感染的微生物类型。通过药敏试验可以帮助医生决定使用哪种抗生素。如果考虑重度乳腺炎患者的菌血症，应进行血培养。

除此之外，有一种罕见的乳腺癌，叫作炎性乳癌，也会产生乳腺炎的症状。患有乳腺炎的非母乳喂养妇女或对治疗无反应的妇女可进行乳房钼靶检查，甚至乳房活检。

（四）乳腺炎的治疗

初始治疗是对症治疗，继续完全排空乳房非常重要，可以大大减少接受或者不使用抗生素治疗的患者的症状持续时间。通常鼓励哺乳，尽量不停止从受影响的乳房进行母乳喂养，除非使用对婴儿有影响的药物。经常排空乳房可以防止肿胀和导管堵塞。在两次喂奶之间从乳房挤出乳汁，也可以使用吸奶器减轻压力并完全排空乳房。按摩乳房可以促进排空乳汁，清除导管内堵塞物，从可触及块状或疼痛区域向外抚摸，以帮助乳汁流动，必要时可请通乳师帮助，但是要注意避免暴力催乳。也可以从未受影响的一侧乳房进行母乳喂养，并根据需要补充婴儿配方奶粉。乳房感染一般不会伤害婴儿，因为引起感染的细菌可能首先来自婴儿的嘴巴。但是当存在脓肿时，应避免在感染的乳房中进行母乳喂养。

目前，常用的且相对安全的退热止痛药有非甾体抗炎药，如对乙酰氨基酚或布洛芬等。在轻度乳腺炎病例中可以不应用抗生素。尽量避免热敷，喂食后使用冰袋有助于缓解乳房肿胀。但是应避免在母乳喂养前使用冰袋降温。另外，使用硫酸镁外敷，可以起到消肿作用。要多休息、多喝水，促进代谢。母乳喂养时每天增加额外热量，均衡营养。营养不良会减少乳汁供应，加重病情。

抗生素的应用取决于患者具体情况，即严重程度、是否有药物过敏，以及对婴儿的影响等情况。对于没有脓肿的单纯性乳腺炎，头孢类及青霉素是两种最常见的抗生素，也有许多其他抗生素可供选择。这种药物在母乳喂养期间使用是相对安全的，目前的临床试验还未发现明显对婴儿的损害，但是需要详细阅读说明书，因为有可能有些药物临床试验并没有做完。

非母乳喂养妇女的慢性乳腺炎可能很复杂。乳腺炎的反复发作很常见。有时，这种类型的感染对抗生素反应不佳。需要做细菌培养，或者进行联合抗生素治疗。也有特殊类型慢性乳腺炎，可能需要其他药物或者措施治疗，要到乳腺专科门诊就诊咨询。

如果口服抗生素后感染恶化，或者有需要手术治疗的深部脓肿，可能会入院接受静脉注射抗生素。脓肿手术可以是引流。局麻后，医生通过注射器抽吸或使用小切口引流皮肤表面附近的脓肿。但是，如果脓肿在乳房深处，则可能需要在手术室进行手术引流。必要时全身麻醉，以尽量减少疼痛并达到完全引流脓肿的目的。如果脓肿呈多灶性，则可能需要多次手术，或者VSD负压引流，反复充分引流，以达到治愈目的。[2]

(五)乳腺炎的预后及预防

通过适当的治疗，症状应在1~2 d内开始消退。如果及时治疗，大多数乳房感染会迅速消失，没有严重的并发症。大多数女性可以继续母乳喂养。

乳腺脓肿可能需要手术引流、静脉注射抗生素和短期住院。需要作一个小切口，通常愈合得很好。完全康复的预后也很好。患有乳腺脓肿的绝经后妇女在简单引流后可恢复得很好。多灶的深部脓肿，需要经常复诊，以获得更明确的治疗，有时需要反复多次手术治疗。如果脓肿没有完全引流，可能会导致慢性感染，这可能导致乳房外观瘢痕形成。

有时乳腺炎是不可避免的。第一次母乳喂养的女性比其他妇女更容易受到影响。一般来说，预防乳腺炎的好习惯包括：完全排空乳房以防止肿胀和导管阻塞、多喝水、保持良好的卫生习惯，如做好床边手部消毒、保持乳头清洁、选择良好的母乳喂养方式来防止乳头破裂、两个乳房均衡地进行喂养、乳腺炎好转之前尽量不要穿紧身衣服或胸罩等。

（高永昌）

参考文献

［1］CONTRERAS G A，RODRIGUEZ J M. Mastitis：comparative etiology and epidemiology［J］. J Mammary Gland Biol Neoplasia，2011，16（4）：339-356.

［2］SNIDER H C. Management of mastitis，abscess，and fistula［J］. Surg Clin North Am，2022，102（6）：1103-1116.

二、乳腺增生症

乳腺增生症常见于 30 岁以上女性，约 70％～80％女性都有不同程度的乳腺增生，其是乳腺组织增生、正常发育过程及退行性变等导致的一种良性乳腺疾病，与内分泌功能紊乱密切相关。增生不是肿瘤，也不属于炎症，组织病理表现种类比较多，常见有单纯乳腺增生、乳腺腺病、乳腺囊性增生等类型。有学术报道其癌变率不到 1％。

（一）乳腺增生常见的发病原因

乳腺增生症的原因及机制还没有完全清楚，但是目前认为，雌激素增高或者孕激素降低是乳腺增生的主要原因。在正常的月经周期里，乳房的腺泡、腺管和纤维组织，都要经历增生和复原的组织生理改变一系列过程。

饮食结构不合理、情绪紧张或激动等不良精神因素也可以间接影响内分泌系统功能，导致某种激素的分泌出现异常，从而导致乳腺增生发生，或者加重乳腺增生的疼痛症状等。现在工作压力、人工流产、生育过晚、哺乳情况、服用激素类药物或食物等，有碍乳腺健康，不同程度上会导致乳腺增生，或者加重其症状。

（二）乳腺增生的病理特点

乳腺增生有很多类型，有的是生理性的，有的则是病理性的，需积极治疗，尤其是囊性增生类型，存在癌变的概率，但是发生率较低。乳腺增生的组织一般呈弥漫性或局限性，质地硬韧而致密，切面有时候会有大小不等的半透明颗粒状物。一般乳腺增生初期以小叶增生为主，如果从小叶增生发展到乳腺导管扩张，称乳腺腺病，乳腺腺病是乳腺小叶、腺管均有扩张及腺体周围组织不同程度增生。乳腺导管扩张进一步发展，如果合并上皮细胞增生，就是乳腺囊性增生症，这种病症主要以乳腺导管上皮细胞增生为主，乳腺内出现的肿块多为弥漫性的增厚，有的呈局限性，有的表现为椭圆形的囊状，囊壁大多数平滑，囊内含有液体，有的还有颗粒状或乳头状物向囊腔内突出，有时候很容易与乳腺其他疾病相混淆。一旦发现导管上皮细胞发生异型性，则有发生癌变的可能。

（三）乳腺增生的临床表现

典型乳腺增生症有周期性的乳房疼痛，常常表现为月经前乳腺胀痛明显，经后症状减轻甚至消失，下个周期经前疼痛再出现，起初为触痛、隐痛或者胀痛，随月经周期性发作，经后疼痛减轻或消失。但是乳腺增生严重的患者可呈持续性疼痛，不能缓解，有时可向肩背部、腋窝、上肢等部位放射，临床上称之为放射痛。

还可表现为乳腺内条索状、片块状或囊性结节，有的合并乳头溢液，在患者挤压乳头的时候，就可以挤出乳白色液体，或者是草黄色、棕色的浆液性溢液等，如果出现血性或者咖啡色溢液，就要注意进一步复查，可能出现导管内乳头状瘤或者癌变，不能忽视，以免错过早期诊断治疗的机会。乳腺增生结节常为多发性，单侧或双侧性，一般质地较软或中等，伴有压痛，活动度好，边界清楚，大小、质地亦常随月经呈周期性变化，其肿物大小短期内无增大趋势，常表现为经前肿块增大，质地较硬，经后缩小，质韧。

（四）乳腺增生的诊断

除了医生触诊外，常见的其他检查手段包括：彩超、钼靶、乳腺核磁共振等。尤其是乳腺超声检查，方便快捷。再结合患者的症状等，不难确诊。[1]

（五）乳腺增生的治疗

对乳腺增生发生的根本机制还未完全明确，目前治疗方法基本是对症治疗。一般数月后常可逐渐缓解，症状较明显，病情较重的患者，可以服用药物来缓解症状。中医认为，乳腺增生症始于肝郁，中医治疗以疏肝理气，活血化瘀，软坚散结为主。药物品种较多，如乳块消、乳癖消、小金丸、桂枝茯苓丸等，均有较好的治疗效果。另外，还有针灸、按摩等其他治疗手段。

但是如果复查中发现有短期内迅速生长、边界不清或者质地硬的肿块，应高度怀疑癌变可能，必要时进一步检查，行粗针穿刺活检，甚至行乳腺肿物切除，术中冰冻切片进行病理甚至免疫组化检查。[2,3]

乳腺增生属于良性疾病，一般情况不需手术治疗，保持稳定乐观的情绪，配合医生积极进行治疗，一般大多数都能症状缓解，甚至是完全根治。

(六)乳腺增生预防措施

(1)适当运动锻炼:多做一些规律的运动,如慢跑、室内瑜伽等,提高免疫力。

(2)注意避免人流,妊娠后尽可能延长哺乳时间。

(3)心理护理:保持情绪稳定,保持乐观心情,不能对乳腺增生及治疗产生畏惧心理。不良的心理因素如过度紧张、忧虑、悲伤等,神经衰弱或者失眠等,都会加重内分泌失调和增生症状。

(4)饮食:避免多吃雌激素喂养的鸡、牛肉,忌烟、酒、咖啡、葱、蒜、椒等刺激性食物,要少吃油炸食品、甜食,多吃绿色蔬菜、水果、粗粮、木耳、蘑菇、核桃、黑芝麻等。

(5)保持大便通畅,劳逸结合,性生活和谐,早睡早起,规律作息,不熬夜,可以有效防治乳腺增生的疼痛症状等。

(6)禁止滥用避孕药及含雌激素美容化妆品。

(7)定期复查,明确诊断后根据病情制订合理的治疗方案。

(8)在月经过后或两次月经中间每月 1 次进行乳房自查,自查中如发现异常或与以往不同体征时应及时到医院就诊。积极参加单位体检或者社区筛查,如乳腺癌筛查或每年 1 次乳腺体检,能够及早发现疾病,对疾病的预防起到很大作用。

(高永昌)

参考文献

[1] 吴孟超,吴在德,吴肇汉.外科学[M]. 9 版.北京:人民卫生出版社,2018.

[2] HARTMANN L C, DEGNIM A C, SANTEN R J, et al. Atypical hyperplasia of the breast-risk assessment and management options[J]. N Engl J Med,2015,372(1):78-89.

[3] BREM R F. Management of breast atypical ductal hyperplasia:now and the future[J]. Radiology,2020,294(1):87-88.

三、乳腺叶状肿瘤

乳腺叶状肿瘤是一种纤维上皮肿瘤，发病率占所有乳腺肿瘤不到 1%。2003 年，世界卫生组织（WHO）将叶状肿瘤分为良性、交界性和恶性。叶状肿瘤具有固有的复发和（或）转移潜力，其因组织学分级而异。大多数是非癌性的（良性），由结缔（纤维）组织的细胞和乳房内壁的组织层（上皮）的混合物组成。在交界性肿瘤中，细胞比良性肿瘤更异型些，但不像恶性肿瘤中的细胞那样异常。大多数良性和交界性叶状体肿瘤，经过治疗后能够治愈。即使恶性叶状肿瘤患者的预后也通常较好。叶状肿瘤通常只影响一侧乳房，扩散到全身的其他部位的情况并不常见。绝大多数叶状肿瘤发生于女性，常见的年龄为 40 岁以上，在老年患者中更常见高级别肿瘤。而在男性中，叶状肿瘤通常与男性乳房发育有关。

（一）乳腺叶状肿瘤的病因及诊断

目前，导致乳腺叶状肿瘤的根本原因还尚未完全明确。任何年龄的女性都可能患上叶状肿瘤，40 岁以上最常见。常规乳房 X 射线检查或超声多普勒检查可以显示肿块的详细图像，超声下可见一分叶状团块，通常具有清晰的边界，内部主要是固体低回声不均匀波，可能具有分散的无回声区，内部可有微小的钙斑点。当首次通过乳房 X 射线检查（钼靶）发现时，小的肿瘤是边缘光滑的结节，而较大的肿瘤具有不规则的分叶和清晰的边界，乳腺钼靶检查显示其密度高于正常腺体。有时需要进一步行乳腺增强核磁检查（MRI）。有时很难区分叶状肿瘤和纤维腺瘤，怀疑恶性可能时会对肿块进行粗针穿刺活检，以明确诊断。用空心针采集少量组织样本，并使用显微镜进行病理检查，必要时可加做免疫组化染色，一些免疫组化的指标对乳腺叶状肿瘤的生物学行为及预后有很多指导意义。通常，外科医生会切除整个肿块并进行病理检查，以判断肿瘤是良性、交界性还是恶性肿瘤。

（二）乳腺叶状肿瘤的临床表现

乳腺叶状肿瘤病变通常为单侧、单一、质硬无痛肿块，起病隐匿。肿块可能会在几周或几个月内迅速生长。通常生长迅速，即使它们是良性的。患者可能会注意到肿块在乳腺皮肤表面的凸起。有时，肿物会导致乳房皮肤拉伸或溃疡。交界性和恶性是不同程度的恶性肿瘤。如果没有适当的治疗，就会有快速生长和转移的可能。肿瘤转移的方式主要通过血液，很少通过淋巴结。转移的常见临床部位包括肺，其次是软组织、骨、脑、胸膜等。但是总体上看，乳腺叶状肿瘤远处脏器转移率很低。乳腺叶状体肿瘤具有丰富的生物学特性，难以预测，尤其是交界性叶状肿瘤，具有双向分化的特点，有明显的良性倾向，边界清晰，病理上核裂变少，总体预后良好。

（三）乳腺叶状肿瘤的治疗

所有叶状肿瘤，即使是良性肿瘤，都需要手术。如果肿瘤是恶性的，则需要更积极的手术和其他相关治疗。手术切除叶状肿瘤及其周围的一些健康乳腺组织，有助于防止肿瘤重新生长。肿物切除术是切除肿瘤及其周围至少1 cm无癌边缘的乳房组织的手术。手术后切除的肿物组织送病理学检查，有时需要进行免疫组化染色。如果不确定外科医生是否切除了全部肿瘤，怀疑切缘阳性的话，则可能需要多次手术以便取出更多的健康乳房组织。如果肿瘤是恶性的或体积较大，或者患者乳房太小而无法通过肿瘤切除术轻松切除，则可以选择部分或全乳房切除术。在这个过程中，外科医生会切除部分或全部乳房。可以同期或择期进行乳房重建手术。通常，不需要从乳房附近的腋窝切除淋巴结，因为叶状肿瘤很少扩散到腋窝淋巴结。

如果恶性叶状肿瘤尚未扩散到乳房以外，医生可能会要求进行放射治疗。如果叶状肿瘤已经扩散到乳房以外，恶性叶状肿瘤通常对常见的乳腺癌治疗（如内分泌治疗和化疗）反应不佳。不过，如果叶状体肿瘤已经扩散到身体的其他脏器，通常需要接受化疗。但这种情况很少见。

（四）术后复查随访

由于叶状体肿瘤有复发的可能，因此，患者术后需要定期复查。医生会根据患者总体健康状况安排必要的检查项目。

一般情况下，术后3～6个月需进行乳房检查，包括乳房 X 射线检查（钼靶）或超声检查。此后，至少每年进行 1 次乳房 X 射线检查。医生也可能建议进行乳腺核磁（MRI）检查。如果患者的叶状肿瘤是恶性的，需要在手术后 5

年内定期对胸部和腹部进行常规 CT 扫描。

　　有时，叶状肿瘤可以在乳房组织的同一区域复发（称为局部复发）。局部复发在癌性叶状肿瘤中比在良性和交界性肿瘤中更常见。复发率仍然取决于肿瘤的特征和治疗。

　　总体而言，所有 3 种类型的叶状肿瘤的局部复发率约为 20%。远处脏器转移是指叶状肿瘤转移到远离乳房的身体区域，如肺、骨骼、肝或者颅脑等脏器，是比较罕见的，通常只发生在癌性叶状肿瘤中。

　　如果发生局部复发情况，通常会建议患者进一步的手术治疗。涉及再一次广泛的局部切除以切除肿瘤。或者可能需要进行全乳房切除术。

（高永昌）

四、乳腺导管内乳头状瘤

乳腺导管内乳头状瘤是在乳房的一个或多个乳管中形成的疣状肿块，通常认为是导管上皮细胞的异常增殖导致肿瘤生长。导管内乳头状瘤是一种良性（非癌症）乳腺疾病。可见于不同年龄段，但是最常见于 35～55 岁的女性。病因和危险因素尚不完全清楚，危险因素可能包括避孕药物使用、激素替代疗法和家族史等。通常随着年龄的增长和变化而自然发展。男性也可能患上导管内乳头状瘤，但是非常罕见。乳腺导管内乳头状瘤与乳腺导管内乳头状癌不同。另外，临床上乳腺导管内乳头状瘤也要与囊肿、纤维腺瘤等其他常见乳腺肿物相鉴别。

（一）乳腺导管内乳头状瘤的临床表现

乳腺导管内乳头状瘤常表现为从乳头排出透明或带血的液体，称为乳头溢液，有时候是在胸罩或衣服上注意到溢液的污渍，挤压乳头通常会见到液体溢出。常常会出现可触及或者不能触及的乳腺肿块等，约 75% 的导管内乳头状瘤位于乳晕下方，小而柔软，通常难以触诊，大多数乳腺导管内乳头状瘤体积很小，通常直径为 1～5 mm，也有很多大小在 1～2 cm 之间，甚至有更大直径的导管内乳头状瘤的报道。中央型乳腺导管内乳头状瘤通常是孤立的，体积很大。相比之下，外周型乳腺导管内乳头状瘤通常较小，数量可能多发。浆液性或者血性溢液是大多数中央型乳头状瘤中最常见的临床体征，但在外周型乳头状瘤中不常见。无症状的导管内乳头状瘤通常通过乳腺筛查发现，偶尔在评估其他乳腺病变时发现。导管内乳头状瘤通常不会引起疼痛，但有些女性确实会在该病变区域周围感到不适或疼痛。导管内状瘤通常不会增加患乳腺癌的风险。但是有些病变会增加未来患乳腺癌的风险，例如，多发导管内乳头状瘤的女性、发病年龄较低的患者、有乳腺癌家族史、一些导管内乳头状瘤含有异常但不是癌症的细胞（非典型细胞）。一些患有多发性导管内乳头状瘤的人患乳腺癌的风险也可能略高。

(二)乳腺导管内乳头状瘤的诊断

乳腺导管内乳头状瘤的诊断通常需要进行乳房检查。有的患者是在常规乳房检查中发现的。在医疗单位内可以通过医学仪器进行检查，乳腺超声检查是常规方便的检查手段。年轻女性的乳房组织可能很致密，这会使乳房钼靶检查中的 X 射线图像不太清晰，因此，40 岁以下的女性，相比乳房 X 射线检查，更容易进行超声扫描。乳腺钼靶检查也有很多优势，乳腺导管内乳头状瘤可能表现为圆形或椭圆形肿块，边缘边界清晰或模糊不清，钼靶检查能及时发现病灶中的钙化等，有时候出现成簇的或者细小钙化，往往成癌变可能。然而，孤立性外周型瘤通常无法与乳房钼靶检查中的浸润性导管癌区分开来，尤其是当它们很小且发生在致密的乳腺组织中时。导管扩张伴明确的低回声实性肿块是导管内乳头状瘤的典型超声特征，但在无导管扩张的情况下，导管内乳头状瘤很难通过超声诊断。如果这些正常，那么有时会建议进行乳房 MRI 检查，如果 MRI 正常，可进行穿刺活检或手术切除活检以排除癌症。组织取样对于导管内乳头状瘤的诊断是必要的。影像学表现和病理组织表现需要一致才能准确诊断，对于在乳房钼靶检查或超声检查中发现导管内乳头状瘤，可以使用粗针活检，即用空心针采集乳腺组织样本，在显微镜下观察，还可以进行免疫组化染色等，进一步确诊。

(三)乳腺导管内乳头状瘤的治疗

导管内乳头状瘤通常通过手术切除，手术切除导管内乳头状瘤及其所在的部分导管。切除活检可以在局部或全身麻醉下进行。一般使用造影剂(如亚甲蓝等)从溢出液体的导管注射进入，对病变的乳腺导管进行染色，切除病灶累及的导管，切除的乳房组织将在显微镜下进行病理检查，这有助于明确诊断。术后一般常规对症镇痛及常规换药处理，外科医生可能会使用皮肤黏合胶水或者使用可吸收缝线缝合，这些缝线不需要拆除。但是，如果使用不可溶解吸收的缝线，则需要在手术后几天进行拆线。活检或手术切除后一般不会出现并发症，并发症可能包括出血、感染、疼痛、脂肪坏死和可能的乳房外观畸形。手术后会随着时间的推移而形成瘢痕，但大多数情况瘢痕后会逐渐变浅，不满意的可以后期行美容修护治疗。另外，切除的乳腺导管过多会导致哺乳问题，甚至哺乳困难等问题。如果切除后病理检查出现了非典型导管增生、乳腺导管内原位癌(DCIS)等情况,需要进一步手术治疗。非典型导管增生是细胞异常生长。如果不治疗,非典型增生有可能随着时间的推移发展成乳腺癌。

一般将该类手术作为日间病例局麻进行,手术后患者需要注意休息,并避免提重物、进行体育锻炼或者过于劳累。大多数患者可以在几天后重返工作岗位。

切除导管内乳头状瘤后局部复发率一般很低,通常不需要常规门诊随访,或者半年后就医复查乳腺。患有多发性导管内乳头状瘤或导管内乳头状瘤含有非典型细胞的情况则需要进行定期复查。即使患者乳腺导管内乳头状瘤已被切除,但保持乳房体检仍然很重要,如果发现乳房有任何其他变化,请及时到乳腺门诊就医。应鼓励所有女性接受乳房超声及乳房 X 射线检查(钼靶检查)。美国放射学会和乳腺成像学会建议,对于有风险的女性,从 40 岁开始,每年进行乳房 X 射线检查。如果未行手术切除,则需要每隔 3~4 个月进行 1次仔细检查。

(高永昌)

五、男性乳房发育症

男性乳房发育症是由雌激素和睾酮的比例失调引起的男性乳腺组织异常增生、发育的一种疾病。男性乳房发育症可以影响一侧或两侧乳房，有时不均匀或者不对称。假性男性乳房发育是指男性乳房脂肪增加，但不是腺体组织增加。新生儿、青春期男孩和老年男性可能由于激素水平的正常变化而患上男性乳房发育症，尽管也存在其他原因。一般来说，男性乳房发育症不是一个严重的问题，但很难应对这种情况。患有男性乳房发育症的男性有时会有乳房疼痛，可能会感到尴尬。男性乳房发育症很多情况下会自行消失。如果持续存在，就需要进一步的药物或手术治疗。

（一）男性乳腺发育症的原因

大多数情况可能是由阻止睾酮作用、降低睾酮或增加雌激素水平的情况引起的。男性雌激素水平过高或与睾酮水平失衡会导致男性乳房发育。男性也会产生数量很少的雌激素。荷尔蒙失衡的结果，通常发生在婴儿期、青春期或中晚年。母体雌激素的影响，超过一半的男婴出生时出现乳房增大，一般来说，肿大的乳房组织会在出生后 2～3 周内消失或者减小。也有报道，高达 70% 的青春期早期至中期男孩由于青春期期间发生的正常荷尔蒙变化而患有不同程度的男性乳房发育症。青春期激素变化引起的男性乳房发育症相对常见，但是在大多数情况下，肿大的乳房组织将在 6 个月至 2 年内无须治疗即可消失。另外一个年龄段，就是 50～80 岁男性的乳腺发育症患病率增高，大多数患有这种疾病的男性没有任何症状。

许多药物会引起男性乳房发育，其中包括：治疗前列腺肥大、前列腺癌和其他疾病的非那雄胺和螺内酯等；一些 HIV 药物的雌激素样特性可引起男性乳房发育；抗焦虑药物，如地西泮（安定）等；治疗真菌感染的药物，如酮康唑等；三环类抗抑郁药；溃疡治疗药物，如西咪替丁等；一些治疗癌症的化疗药物；心脏疾病药物，如地高辛和钙通道阻滞剂等；胃排空药物，如甲氧氯普胺等；合成代谢类固醇等。另外，一些兴奋类物质，如大麻、酒精等，也与引起男性乳房发育有关。

一些疾病也会影响激素平衡从而引起男性乳房发育。睾酮生成较低的疾病导致性腺机能减退；在肥胖的年老男性中，随着年龄的增长而发生的激素变化会导致男性乳房发育；睾丸、肾上腺或垂体的肿瘤，会产生改变睾酮及雌激素平衡的激素；甲亢时甲状腺产生过多的甲状腺激素也可能引起男性乳房发育；约一半接受透析治疗的肾衰竭的患者出现男性乳房发育的情况；像肝硬化、肝癌或肝衰竭等肝脏问题和肝硬化药物相关的激素水平变化也与男性乳房发育有关；营养不良或者饥饿的时候，睾丸激素水平会下降，而雌激素水平保持不变，从而导致激素水平失衡，当正常营养恢复时，也会发生男性乳房发育症。[1]

（二）男性乳腺发育症的临床表现

大多数患有男性乳房发育症的成年男性没有症状。男性乳房发育会引起焦虑、心理社会不适。该病的体征和症状可能包括：乳房组织肿胀，一侧乳房或者双侧乳房对称或者不对称增大，有时表现为单独一侧增大、疼痛，青少年的乳腺发育疼痛症状更明显、与衣服摩擦时敏感、一侧或者两侧乳房溢液等。一般出现其中一种或者几种。

（三）男性乳腺发育症的诊断

男性乳房发育的评估必须包括详细的病史。实验室检查包括：激素水平、乳腺钼靶检查、计算机断层扫描（CT 检查）、超声检查、睾丸检查。值得注意的是，男性乳房发育症必须与超重男性脂肪沉积引起的乳房增大区分开来，一些男性，尤其是肥胖的男性，乳房脂肪类似于男性乳房发育症。这与男性乳房发育不同，不需要额外的评估。

（四）男性乳腺发育症的治疗

大多数男性乳房发育病例随着时间的推移而消退，无须特殊治疗。对于除了青春期激素变化正常外没有明显男性乳房发育原因的青少年，医生会建议每 3～6 个月定期重新复查评估 1 次，看病情是否自行改善。青少年男性乳房发育症通常在不到两年的时间内未经治疗就会消失。如果正在服用可能导致男性乳房发育症的药物，建议停止服用或替代另一种药物，治疗基础疾病或停用有问题的药物通常可使男性乳房发育症消退。但是，如果男性乳房发育是由潜在疾病(如性腺功能减退、肿瘤、营养不良或肝硬化)引起的,则该基础疾病可能需要治疗。如果男性乳房发育不能自行改善,或者如果它引起明显的疼痛、压痛或尴尬,则可能需要治疗。

对于严重的男性乳房发育症的男性的治疗药物有:三苯氧胺类药物,如他莫昔芬或雷洛昔芬等短期药物。这类药物也是治疗乳腺癌的内分泌药物。这些药物阻断体内雌激素的作用,可以在一定程度上减小乳房的大小。另外有报道,芳香化酶抑制剂可阻断雌激素合成,从而降低雌激素与雄激素的比例,阿那曲唑是一种有效的、高选择性的芳香化酶抑制剂,可降低男性的雌激素浓度。

如果乳房增大在初始治疗或观察后仍然存在对外形不满意、长期心理压力等问题,可以选择手术切除。一般选用小切口完成,术后恢复时间也较短。对于青少年,在青春期结束之前通常不建议手术,如果在青春期进行手术,乳房组织可能会再生。[2]

男性乳腺发育症的应该积极预防,可以通过控制一些因素来降低男性乳房发育的风险因素,不要吸毒,包括合成代谢类固醇、海洛因和大麻;不要过度饮酒,如果有喝酒习惯,应该注意适量饮酒;避免服用一些引起乳腺发育的药物,或者服用替代药物进行基础疾病的治疗。

(高永昌)

参考文献

[1]BRAUNSTEIN G D. Clinical practice. Gynecomastia [J]. N Engl J Med,2007,357(12):1229-1237.

[2]KARAMCHANDANI M M, DELACRUZKU G, SOKOL B L, et al. Management of gynecomastia and male benign diseases[J]. Surg Clin North Am,2022,102(6):989-1005.

六、乳腺癌

乳腺癌是严重威胁女性健康的最常见恶性肿瘤，在我国大概占全身各种恶性肿瘤的 7%～10%，也是癌症相关死亡的主要原因。所以了解乳腺癌疾病，尤其是女性，对乳腺健康的意义非常大。认识乳腺癌需要从其流行病特点、病因、病理、临床表现、治疗等各个方面入手，熟悉该疾病的基本特征，从而能够预防该疾病的发生。据世界卫生组织国际癌症研究机构(International Agency for Research on Cancer，IARC)发布的 2020 年全球最新癌症负担数据，数据显示，2020 年全球新发癌症病例 1 929 万例，全球癌症死亡病例 996 万例，全球乳腺癌新发病例高达 226 万例，乳腺癌发病率取代肺癌，成为全球第一大癌，并且，乳腺癌位居全球女性癌症死亡率第一。因此，了解乳腺癌的发展历史、发病因素和特点，对于乳腺癌预防治疗的科普意义很大。

(一)乳腺癌的历史回顾

早在 4 200 年前的古埃及第六王朝，科学家经过实验发现，在名为 Qubbetel-Hawa 的墓地的一具女性遗体上发现由于癌细胞转移所造成的典型乳腺损害。而在古埃及历史文献中也有提到"没有任何治疗方案"的乳腺疾病。17 世纪之前，比较流行的是源于古希腊的古典医学理论，描述乳腺癌的"体液致病"理论。随着解剖学等现代医学的不断进步，人们对乳腺癌的认识进一步深入。公元 548 年，就有了乳腺癌乳房切除手术的记载。17 世纪的法国医生 Petit 发明了切除乳房和腋窝淋巴结的治疗方法。苏格兰的医生 Bell 发明了全乳切除术。19 世纪的德国病理学家 Virchow 根据病理解剖尸体的研究提出乳腺癌起源于导管上皮并沿着筋膜和淋巴管播散的理论。为乳腺癌外科治疗奠定了理论基础。

1882 年，美国医生 Halsted 发明了根治性乳房切除手术，他发现乳腺癌远处转移与肿瘤大小和区域淋巴结转移相关，切除包括肿瘤的乳房，胸大小肌及其区域淋巴结可有效地避免局部复发，有效地提高患者生存率和总生存期。他的研究结果确定了好乳腺癌的外科治疗基本原则，标志着乳腺癌手术治疗进入一个新时代。

后来，陆续提出了淋巴结转移也是乳腺癌转移的主要途径之一，于是增加了淋巴结切除的扩大根治手术方式。1949 年，Auchincloss 等提出对切除部分肋软骨，经胸膜外清除内乳淋巴结的手术方式。随着现代治疗技术的提高，发现胸大小肌间和锁骨下淋巴的清扫不需要切除胸肌。于是，乳腺癌改良根治术诞生了，其要点是切除全部乳房和腋窝、锁骨下淋巴结，而不切除胸大肌，使得患者术后上肢功能明显改善。其中代表性术式，还有 Patey 保留胸大肌切除胸小肌的术式。改良根治术的广泛应用，一直影响到今天。

20 世纪 70 年代，美国外科医师 Fisher 和 Veronesi 开展乳腺癌保乳术，并与传统根治术相比较，发现其总生存无明显差别。乳腺癌保乳根治术是乳腺外科发展的新理念，是目前欧美早期乳腺癌患者首选手术方式。

20 世纪 90 年代，为了解决上肢淋巴水肿和腋窝淋巴漏的乳腺癌术后并发症，乳腺癌前哨淋巴结活检（sentinel lymph node biopsy，SLNB）的工作开始得到重视并逐渐发展起来。对于没有明显累及腋窝淋巴结的早期乳腺癌患者，通常会进行一种称为前哨淋巴结活检的外科手术。在此过程中，两个示踪剂用于标记癌症首先转移到达的淋巴结（也称为"前哨"淋巴结）。这些通常位于腋窝下的前哨淋巴结随后被切除以进行病理分析。前哨淋巴结手术的主要好处是它提供了重要的分期信息，同时，乳腺癌前哨淋巴结活检为阴性的患者可以有效避免腋窝淋巴结的清扫，从而极大减少患者术后上肢水肿和腋窝淋巴漏的发生。

大多数患者的前哨淋巴结没有癌症转移，不需要额外的手术。一些研究表明，即使有一个或两个前哨淋巴结呈阳性，也有一些患者不需要进行腋窝淋巴结清扫术。然而，具有三个或更多前哨淋巴结阳性的患者将需要清扫剩余的腋窝淋巴结，以防出现淋巴结转移。

进入 21 世纪以来，医学科技高速发展，医学辅助检查技术的提高（包括乳腺彩超、钼靶、核磁的普及），乳腺癌化疗及内分泌治疗药物不断更新迭代，新的分子靶向药物的不断出现，放疗技术的进步，包括人工智能等新技术发展，使得乳腺癌患者生存期原来越长，生存质量越来越高。

(二)乳腺癌的发病高危因素

虽然乳腺癌的发病率比较高，但这种疾病是可控可防的，一定要重视乳腺癌的预防，持续优化生活环境，养成良好的生活习惯对于预防乳腺癌具有重要作用。

1. 激素水平

目前认为雌二醇和雌酮与乳腺癌的发生有直接关系，高水平的生长激素亦是乳腺癌的促发因素，也可能增加乳腺癌发病风险。无论是绝经前还是绝经后女性，外源性雌激素的补充和高内源性雌激素水平均会增加乳腺癌发病风险。要避免长期口服激素避孕药。

2. 月经状况和婚育因素

初潮较早或绝经较晚，与乳腺癌发病风险较高有关。月经初潮早于12岁、绝经年龄晚于50岁、经期长于35年，均为公认的危险因素。低于12岁初潮年龄的乳腺癌患病风险是12岁以上者的2倍左右。有研究证实，初潮每推迟1年，乳腺癌发病风险下降5％，而绝经年龄每推迟1年，患乳腺癌的相对危险度增加3％。未经产和初次妊娠较晚的女性患乳腺癌的风险增加。人工流产可增加患乳腺癌的概率。乳腺癌与孕产次数呈正相关，多产次是乳腺癌的保护因素，可减少乳腺癌发病率。因此，尽量避免人工流产，鼓励早婚早孕，响应国家政策，多生育。

3. 遗传及家族史

乳腺癌的遗传性和家族性为乳腺癌危险因素之一，很多研究证实，有乳腺癌家族史的人群乳腺癌发病风险为健康人群的3～5倍。也研究表明，有第一级家族乳腺癌病史者，其患乳腺癌的危险性是正常人的2～3倍，同时又与其发病年龄，以及单侧或双侧病变有关。从总体上看，发病年龄小以及双侧乳腺癌家族史者，发病危险增加。乳腺癌的患病只是与遗传有关，但不是遗传病。

4. 肥　胖

经后妇女肥胖症患乳腺癌风险会增加，可能的原因是脂肪组织为雌激素的一个重要来源，绝经后肥胖女性雌激素水平较高，可能是因素之一。

5. 良性乳腺疾病

一些学者认为，有乳腺囊肿和乳腺上皮不典型增生等病史的妇女，患腺乳癌的危险性为正常人的 2～3 倍，因为乳腺良性疾病可增加致癌或促癌物质的易感性。另外一些研究也显示，乳腺炎、乳腺导管扩张等也增加乳腺癌患病风险。

6. 基因突变

约 5%～10% 的乳腺癌是由某种遗传基因突变引起，乳腺癌易感基因（breast cancer susceptibility genes，BRCA）突变增加乳腺癌发病风险，具有 BRCA1/2 致病性突变的患者发生乳腺癌、卵巢癌及其他癌症的风险增加。p53 基因突变与乳腺癌的发生有紧密关系。

7. 哺乳史

很多研究证实，乳腺癌高发区相对于低发区人群的母乳喂养普及率低，且母乳喂养维持时间也较短。长时间母乳喂养确实能够减少乳腺癌的危险性，而且乳汁中存在很多奶粉中不存在的营养成分，所以鼓励尽可能长期的母乳喂养，这样既对婴幼儿身体健康有益，也减少母体乳腺癌发病率。

8. 生活方式因素

"高热量、高脂肪、高蛋白"饮食习惯，长期抑郁或紧张等精神因素，吸烟、饮酒，这些因素都会使得乳腺癌的患病风险增高。而积极的体育锻炼则使得乳腺癌患病风险降低。

9. 其他因素

电离辐射致癌效应比较敏感。暴露于放射线的年龄、剂量及持续时间等也相关，会相应增加乳腺癌的致病风险。[1,2]

(三)乳腺癌的筛查

欧美等发达国家早在 20 世纪 80 年代就开始了乳腺癌大规模的筛查，提高了乳腺癌诊治率，使得乳腺癌死亡率不断下降，尽管我国开展较晚，但是也取得了很多成果，大大提高了早期乳腺癌诊断率，提高了患者的生存期。

乳腺癌筛查符合以下任何因素即为高风险人群：月经初潮年龄≤12 岁、绝经年龄≥55 岁、有乳腺活检史或乳腺良性疾病（乳腺不典型增生）手术史；45 岁后乳腺钼靶检查提示乳腺实质为不均匀致密型或致密型，一级亲属有乳腺癌或卵巢癌史，二级亲属 50 岁前患乳腺癌或者卵巢癌 2 人及以上等。高风险人群是应该得到严格关注的群体。对于高风险人群，推荐从 40 岁开始进行乳腺癌筛查。每年进行 1 次乳腺癌筛查。推荐使用乳腺 X 射线检查联合乳腺超声进行筛查。

在过去的 30 年里，乳腺癌死亡人数减少了 1/3 或更多。这部分是由于筛查增加，以及更早和改进的乳腺癌治疗。筛查通常可以在较早阶段发现疾病，此时成功治疗的机会较高。早期发现和治疗乳腺癌可以提高生存率，因为可以在乳腺肿瘤有机会扩散（转移）之前将其切除。此外，还有一些治疗方法可用于防止乳腺癌的转移。[3]

（四）乳腺癌发现与诊断

当患者自查或门诊医生发现其乳房或腋窝出现异常肿块或其他变化时，即容易发现乳腺癌。除肿块外，其他异常变化可能包括皮肤凹陷、一侧乳房的大小或形状发生变化、乳头在之前向外时收缩（拉入）、乳头溢液或乳头变色，与感染或牛皮癣或湿疹等皮肤病无关的乳房皮肤。

为了评估乳房肿块，通常建议进行乳房钼靶检查和乳房超声检查。如果可疑，也可能建议进行乳腺活检。即使乳房钼靶照片呈阴性，也绝不应忽视可疑肿块。多达 5%～15% 的乳腺癌在乳房 X 射线片上是看不到的。

钼靶检查是一种非常低剂量的乳房 X 射线检查。乳房组织在 X 射线检查时被压缩，这会减少组织的厚度并将乳房固定在适当的位置，以便放射科医生可以更准确地发现异常。每个乳房都被压缩在两个面板之间，并从两个方向（自上而下和左右）进行 X 射线检查，以确保检查所有组织。乳房 X 射线照片是目前检测乳腺癌的最佳筛查方式。一些乳房 X 射线照片以数字方式捕捉图像，提供更好的清晰度、调整图像的能力，并且减少了需要在不同的阶段返回重复照片的可能性。

在乳房出现肿块或其他变化之前，最常通过常规乳房 X 射线检查诊断出乳腺癌。即使因为在一个乳房中感觉到肿块而进行了乳房 X 射线检查，也需要检查双侧乳房，尽管双侧乳房患癌的风险很小。

乳房超声是使用超声波观察乳房组织，可以判断肿块是充满液体的囊肿还是实性肿块。超声波仅用于检查乳房的有限区域，并不常规用作整个乳房的筛查测试来代替钼靶检查。

乳腺磁共振成像（MRI）是使用强磁体创建身体某个部位的详细图像。它不使用 X 射线照摄，但需要将造影剂（一种在成像中显示的材料）注入静脉。在给予造影剂之前，先进行血液检查以确保可以进行造影剂检查，如查血肌酐评价肾功能，进行碘过敏试验等。

大多数女性通常不使用乳房 MRI 筛查乳腺癌，但在以下情况时可以帮助诊断乳腺癌。

（1）针对年轻女性进行乳腺癌筛查，尤其是那些乳房致密或患乳腺癌风险增加（如 BRCA1/2 基因突变）的女性。

（2）对被诊断为腋下淋巴结（腺体）癌但在体检或该侧乳腺钼靶检查中未发现乳腺癌迹象的女性进行乳腺癌评估。有时，乳房 MRI 可用于确定癌症是否首先发生在乳房及其位置。

（3）新诊断出乳腺癌的女性，乳房钼靶照片上具有极其致密的乳腺腺体，因为乳房组织的密度使乳房钼靶照片难以解读。

如果怀疑患有乳腺癌，下一步就是对异常区域进行活检取样以确认诊断。无论是否能摸到肿块，都应在影像学检查（如乳腺 X 射线、超声或 MRI）的帮助下行穿刺活检，以确保肿块已被充分活检。

细针穿刺可能足以确定乳腺癌的诊断，但通常更可取的是使用较大规格针头的空心针穿刺活检，因为它提供了更大的样本，可以更好地表征癌症的某些特征。例如，可以在病理无法确诊的情况下进行免疫组化的检查。

空心针活检在局部麻醉下进行。当肿物位置或者肿物本身不容易定位时，活检区域最好用夹子或其他方法标记，以便在活检显示恶性（癌症）时进行手术切除，或者在良性（非癌症）情况下进行后续检查。

（五）乳腺癌的病理及分期

乳腺癌患者行手术治疗后，对切除的乳腺癌病灶要进行病理检查，同时进行免疫组化染色，根据病理和免疫组化结果，制订后续的相关治疗方案，如是否化疗及化疗的方案；是否需要进一步行靶向治疗；是否需要内分泌治疗；是否需要进一步的放疗等。因此，病理及免疫组化结果对于乳腺癌患者极其重要。

乳腺癌分期目前采用美国癌症联合会的 TNM 分期标准(第 8 版),T 指原发肿瘤大小,N 指区域淋巴结,M 指远处转移。乳腺癌分为 0 期、Ⅰ期、Ⅱ期、Ⅲ期和Ⅳ期。具体 TNM 分期如下所示。

1. 原发肿瘤(T)

T_X:原发肿瘤无法评估。

T_0:无原发肿瘤证据。

T_{is}:原位癌。

T_{is}(DCIS):导管原位癌。

T_{is}(Paget's):乳头 Paget's 病,乳腺实质中无浸润癌和(或)原位癌。伴有 Paget's 病的乳腺实质肿瘤应根据实质病变的大小和特征进行分期,并对 Paget's 病加以注明。

T_1:肿瘤最大径≤20 mm。

T_{1mi}:微小浸润癌,肿瘤最大径≤1 mm。

T_{1a}:1 mm<肿瘤最大径≤5 mm。

T_{1b}:5 mm<肿瘤最大径≤10 mm。

T_{1c}:10 mm<肿瘤最大径≤20 mm。

T_2:20 mm<肿瘤最大径≤50 mm。

T_3:肿瘤最大径>50 mm。

T_4:任何肿瘤大小,侵及胸壁或皮肤(溃疡或者卫星结节形成)。

T_{4a}:侵及胸壁,单纯的胸肌受累不在此列。

T_{4b}:没有达到炎性乳癌诊断标准的皮肤的溃疡和(或)卫星结节和(或)水肿(包括橘皮样变)。

T_{4c}:同时存在 T_{4a} 和 T_{4b}。

T_{4d}:炎性乳癌。

2. 区域淋巴结(pN)

pN_X:区域淋巴结无法评估(先行切除或未切除)。

pN_0:无区域淋巴结转移证据或者只有孤立的肿瘤细胞群。

$pN_{0(i+)}$:区域淋巴结中可见孤立的肿瘤细胞群(≤0.2 mm)。

$pN_{0(mol+)}$:无孤立的肿瘤细胞群,但 PCR 阳性。

pN$_1$：1～3 枚腋窝淋巴结转移，和（或）通过前哨淋巴结活检，显微镜下发现内乳淋巴结转移，但无临床证据。

pN$_{1mi}$：微转移（最大直径＞0.2 mm，或单个淋巴结单张组织切片中肿瘤细胞数量超过 200 个，但最大直径≤2 mm）。

pN$_{1a}$：1～3 枚腋窝淋巴结转移，至少 1 处转移灶＞2 mm。

pN$_{1b}$：同侧乳腺内侧淋巴结转移（包括微转移）。

pN$_{1c}$：pN$_{1a}$＋pN$_{1b}$。

pN$_2$：4～9 个患侧腋窝淋巴结转移，或临床上发现患侧乳腺内侧淋巴结转移而无腋窝淋巴结转移。

pN$_{2a}$：4～9 个患侧腋窝淋巴结转移，至少 1 处转移灶＞2 mm。

pN$_{2b}$：有临床转移征象的同侧乳腺内侧淋巴结转移，但无腋窝淋巴结转移。

pN$_3$：10 个或 10 个以上患侧腋窝淋巴结转移，或锁骨下淋巴结转移，或临床表现有患侧乳腺内侧淋巴结转移伴 1 个以上腋窝淋巴结转移，或 3 个以上腋窝淋巴结转移伴无临床表现的镜下内乳淋巴结转移，或锁骨上淋巴结转移。

pN$_{3a}$：10 个或 10 个以上同侧腋窝淋巴结转移（至少 1 处转移灶＞2 mm）或锁骨下淋巴结转移。

pN$_{3b}$：有临床征象的同侧乳腺内侧淋巴结转移，并伴 1 个以上腋窝淋巴结转移，或 3 个以上腋窝淋巴结转移，通过前哨淋巴结活检发现乳腺内侧淋巴结转移，但无临床征象。

pN$_{3c}$：同侧锁骨上淋巴结转移。

3．远处转移（M）

M$_0$：无临床或者影像学证据。

M$_1$：临床有转移征象，并且组织学证实转移灶＞0.2 mm。

（六）乳腺癌类型

乳腺癌从病理特点看可以分为非浸润性和浸润性乳腺癌，而不同分子表达又可分为不同亚型，尽管有多种不同类型的乳腺癌，它们的生物学特性和治疗方法有相似之处，亦有不同特点。

原位乳腺癌是最早期的乳腺癌。如果癌症发生在乳腺导管并且不在导管外生长，则该肿瘤称为导管原位癌（DCIS）。DCIS 不会扩散到乳腺组织之外。然而，如果不进行治疗，导管原位癌可能会发展为浸润性乳腺癌。

乳腺导管原位癌的最佳治疗方法取决于肿瘤相对于乳房的大小、肿瘤的等级、激素受体表达状态以及女性的整体健康状况。大多数女性都可以通过切除癌变区域（肿块切除术）然后进行放射治疗来进行治疗。单独手术切除癌变区域可能是一种选择，特别是对于有非常小的激素受体阳性肿瘤的老年妇女。正在接受乳房肿瘤切除术治疗的 DCIS 女性不需要检查淋巴结是否有肿瘤转移扩散。此外，正在探索基因组分析或者肿瘤基因测序等技术，以确定乳房肿瘤切除术后是否需要放疗。

患有广泛乳腺导管原位癌的女性可能需要进行乳房切除术，可以进行或不进行重建手术。前哨淋巴结活检是一种特殊技术，用于识别和切除腋窝最有可能受到癌细胞转移的淋巴结，通常在乳腺导管原位癌乳房切除术时进行。患有 DCIS 的女性不需要化疗。如果乳腺导管原位癌中有浸润性癌成分，就按照等同浸润性癌的治疗手段进行。

如果乳腺导管原位癌对雌激素的反应呈阳性并且没有进行乳房切除术的女性，内分泌治疗也被推荐用于预防复发。最常用于内分泌治疗的药物是他莫昔芬（一般用来绝经前治疗）。或者 AI 类药物，如来曲唑、阿那曲唑或依西美坦等，也可能对接受 DCIS 治疗的绝经后妇女有效。内分泌治疗降低了癌症在接受治疗的乳腺中复发的机会，还可以降低对侧乳房患乳腺癌的概率。

大多数乳腺癌都是浸润性乳腺癌，因为它们已经生长或"侵入"到乳腺导管或小叶之外，进入周围的乳腺组织。在诊断和治疗乳腺癌时，应研究癌症是否存在两种类型的蛋白质受体的表达：激素受体（雌激素和孕激素受体）和HER-2（表皮生长因子受体 2）。根据不同的受体分布及表达情况，乳腺癌可以分成不同分子亚型，这些蛋白质对于药物的选择很重要，不同亚型预后也不同。免疫组化检测是在显微镜下检查乳腺癌组织并作出诊断，同时对癌症进行分级，对淋巴进行检测。肿瘤的分化级别一定程度反映其生长速度，肿瘤按 1～3 的等级分级，级别较高的肿瘤更有可能需要化疗。超过一半的乳腺癌需要雌性激素才能生长，而其他乳腺癌无须雌激素也能生长。雌激素依赖性乳腺癌细胞产生称为激素受体的蛋白质，是雌激素受体（ER）、孕激素受体（PR），或两者同时表达。如果乳腺癌患者中存在激素受体表达阳性，可使用内分泌或激素抗肿瘤治疗，降低雌激素水平或阻断雌激素作用的治疗。相反，肿瘤不含任何 ER 或 PR 的女性不能从内分泌治疗中获益，因此不推荐，该种类型乳腺癌预后较差。HER-2 是一种蛋白质，存在于约 15%～20% 的浸润性乳腺癌中。HER-2 在乳腺癌中表达阳性，通常是术后病理报告中的免疫组化结果中显示：HER－2＋＋＋，如果报告中显示 HER－2＋＋，则需要进一步进行 FISH 检查来确认 HER－2 表达的强弱。如果确认 HER－2 阳性表达，则可以应用针对其的靶向药物，如曲妥珠单抗、帕妥珠单抗等。[2,4]

（七）基因检测

21 基因检测是可以对肿瘤组织进行名为 Oncotype DX 复发评分（RS）的基因测试，医生通常会根据此信息以及有关患者和肿瘤的其他信息判断是否需要化疗。特别是对于 ER 阳性、HER-2 阴性和淋巴结转移阴性的女性乳腺癌。该检测针对 21 种不同的基因，评估肿瘤的基因组成，并提供一个数字分数来帮助预测复发的机会。一般来说，复发评分低且癌症还具有其他低风险特征的患者可能不需要化疗，而评分高的患者从化疗中获益更多。

（八）乳腺癌的治疗

乳腺癌的治疗一般分为外科手术治疗、化疗、放疗、内分泌治疗、靶向治疗和免疫治疗等内容。乳腺癌的综合治疗一般是基于多种因素的个体化治疗。在大多数情况下，最佳模式是乳腺癌外科医生、整形外科医生和内科肿瘤学的医生之间的合作。患者可以和医生讨论其治疗方案，积极参与进来，也在一定程度上有利于最优的治疗方案的确定。必要时进行多学科讨论（MDT）制订治疗方案。

乳腺癌手术种类较多，大致分为保留乳房的乳腺癌切除术、乳腺癌改良根治术、全乳房切除术、前哨淋巴结活检及腋窝淋巴结清扫术。保乳术还需要进一步行术后的放射治疗，以减少癌症复发的机会。然而，有些患者可能不需要对剩余乳房进行放射治疗，尤其是激素受体阳性、淋巴结阴性的老年乳腺癌患者。保乳术的目的是不影响乳腺癌预后的情况下，使乳房外形能够保持美观。其中，约 60% 的早期乳腺癌女性由于各种因素影响选择保乳手术。

行乳房切除术的患者，淋巴结阳性、癌栓形成、肿瘤体积较大和切缘阳性等因素都对胸壁和周围淋巴结区域的放射治疗产生影响。

乳房重建或者再造可以在乳房切除术时或以后考虑。需要做即刻重建或者Ⅱ期重建术，可以进一步咨询乳腺外科医师和整形科医师。放疗的问题可能会影响对重建时间的决定。进行乳腺重建或者再造手术，也可以选择自身组织皮瓣进行手术，如带有完整血管蒂的腹直肌或背阔肌皮瓣。也可以选择假体置入术，亦需要术前评估定。

新辅助治疗是指在手术前进行的全身治疗。许多患有三阴性或 HER-2 阳性的局部晚期乳腺癌患者需要接受新辅助治疗，行影像学评估，成功降低临床分期后行手术治疗，然后根据手术的病理结果，这些患者也可能会需要再次接受术后全身辅助治疗，包括未完成的术后辅助化疗，放疗等。

乳腺癌最先扩散的地方往往是腋下淋巴结。当然也有少数直接转移到其他脏器。在其他器官（如肝、肺、骨骼或者脑）发生转移的患者很少能治愈。全身辅助治疗（新辅助化疗和术后其他辅助治疗）可以预防大部分患者的转移，从而治愈许多可能无法治愈的女性。全身辅助治疗已成为乳腺癌治疗的重要组成部分，因为它显著降低了癌症复发的机会，大大提高治愈率。

内分泌治疗，也称为抗雌激素治疗，推荐用于雌激素受体（ER）阳性乳腺癌的女性。内分泌治疗效果比较好，可大大降低乳腺癌复发率，而且几乎没有危及生命的不良反应，所以推荐用于几乎所有患有激素受体阳性疾病的女性。目前两种主流的药物：选择性雌激素受体调节剂，如他莫昔芬或雷洛昔芬，以及芳香酶抑制剂，如来曲唑，阿那曲唑等。需长期坚持服药，治疗时间一般为 5～10 年。

HER-2 阳性的患者，可以选择抗 HER-2 的靶向治疗，如曲妥珠单抗和帕妥珠单抗，而且这些药物被批准用于辅助和新辅助（手术前）治疗。曲妥珠单抗的主要风险是心肌损伤。需通过超声心动监测患者心脏情况。

患者年龄，肿瘤的分期、等级、淋巴结转移情况，是否缺乏激素受体或表达 HER-2 等都有可能是决策是否化疗，或者选用什么化疗方案的影响因素。ER 阳性、HER-2 阴性、淋巴结阴性的乳腺癌患者，这些患者的预后通常较好，化疗可能不会带来益处，根据 21 基因检测的结果评价其复发风险再做决策。辅助治疗中使用的化疗药物种类有很多种，通常联合或序贯治疗。

Perou 等学者根据雌激素受体（ER），孕激素受体（PR）、表皮生长因子受体 2（HER-2）和 Ki-67 等的表达情况，将乳腺癌分为 luminalA，luminalB，HER2 过表达和三阴性乳腺癌（triple-negative breast cancer，TNBC）等亚型。并认为各型乳腺癌患者的预后不同，同时，更重要的是根据不同的基因表型采用了不同的靶向治疗药物。目前，针对 HER-2 阳性的患者的靶向药物有曲妥珠单抗、TDM-1、帕妥珠单抗等。针对 ER、PR 等受体阳性的患者内分泌治疗药物有他莫昔芬、来曲唑，阿那曲唑、依西美坦等。还有 CDK4/6 抑制剂：哌柏西利，达尔西利，阿贝西利等。对于 BRCA1 或 BRCA2 基因突变且癌症为 HER-2 阴性但具有高风险特征的患者，在辅助化疗后使用聚 ADP 核糖聚合酶（PARP）抑制剂的药物可能会获益。[1,2,4]

三阴性乳腺癌作为一种特殊的乳腺癌类型，与其他类型乳腺癌相比，具有侵袭程度高、早期复发率高、内脏转移率高、预后较差等特点，且在三阴性乳腺癌综合治疗中缺乏有效的生物基因治疗靶点，无法从内分泌治疗、生物靶向治疗中获益。一旦确诊后，仅有不到 30% 的转移性三阴性乳腺癌患者存活超过 5 年。因此，寻找对三阴性乳腺癌治疗有效的生物学基因治疗靶点，对延缓患者肿瘤的复发转移、提高患者生活质量及改善预后有重要意义。

常见乳腺癌的治疗临床实践指南主要有：中国临床肿瘤学会（CSCO）的常见恶性肿瘤诊疗指南；中国抗癌协会乳腺癌诊治指南与规范；美国国立综合癌症网络（National Comprehensive Cancer Network，NCCN）每年发布的各种恶性肿瘤临床实践指南；中华医学会的乳腺外科临床实践指南；中国肿瘤整合诊治指南等。

（九）乳腺癌的预后

乳腺癌的疗效较好，治愈率相对高于其他肿瘤。乳腺癌的预后需要具体问题的具体分析。预后与病理类型、分子分型、临床分期以及是否接受规范合理且积极的治疗有关。有些类型的乳腺癌预后非常好，甚至可以长期生存，不影响寿命。90% 以上的早期乳腺癌患者可以通过规范化治疗完全治愈。早期乳腺癌患者的预后与患者的病情、是否及早发现以及是否采用标准化治疗密切相关。中期的乳腺癌患者经过积极治疗，大多数患者也能够获得较长生存时间。尽管晚期乳腺癌的治愈率相对较低，晚期的乳腺癌病人积极治疗是为了减轻症状、延长寿命，晚期乳腺癌病人积极规范的治疗有可能延长患者若干年的生存时间，明显改善生活质量。因此，要特别强调早期发现，积极正规治疗的重要性。

预后具体因素中的病理因素，这些具体的情况是要根据乳腺癌手术之后的病理情况来获得，包括肿瘤的浸润深度和大小，组织学类型和分级，腋窝淋巴结的转移情况，乳腺血管，临近部位的受累情况。还有很重要的生物学亚型，其中包括雌激素受体，孕激素受体，生长因子受体以及细胞增殖率（Ki-67）等指标。还有最重要的临床分期问题，在乳腺癌患者预后的意义非常重要，对于早期的乳腺癌治疗及时的情况下，五年的生存率一般在80%以上，甚至达到90%。而对于有淋巴结转移的乳腺癌患者即使经过新辅助化疗、手术，甚至靶向治疗等正规治疗，仍然有很多患者在5年内出现复发转移等问题，对于局部晚期乳腺癌患者，更要强调复查随诊的重要性。

（十）一名乳腺癌患者的鼓励

以下是在笔者职业生涯中遇到的一位患者琳达（化名）的经历。琳达在不幸患上乳腺癌后，在抗击乳腺癌的治疗中特别励志，治疗过程顺利，术后康复后成为一名骑手，过着自己想要的生活，继续追求自己的曾经未实现的梦想，很多人也被她的故事感染。我们也邀请到她，亲自讲述自己的治疗经历，期望鼓励更多的乳腺癌患者，树立正确心态，早日康复。以下为她的自述。

我是一名中年职场人。我是一名母亲，妻子，女儿，和很多中年人一样，上有老下有小。同时，我也是一名乳腺癌患者，已经在抗癌路上走过了3年。我的目标明确，那就是努力度过未来很多个3年。

回想患病之前，工作上的我是个"拼命三娘"，长期熬夜，精神压力很大。生活上，我很少注重养生，也不太注意定期体检，以至于身体有很多信号都不曾被我重视，如容易劳累，如没有来由的贫血，如经常的感冒或者呼吸道感染。每天我的脑子里装的除了工作还是工作。我把自己忙到忘了我的生活，忙成了陀螺。直到2019年11月4日，我突然被迫放慢了脚步。

一次淋浴时不经意间，在右乳外侧我摸到了一个花生大小的疙瘩，硬硬的。我猜大概率应该是个结节，丝毫没有往不好的方面想。10月19日去了一家三甲医院乳外门诊做彩超检查。报告上面写了很多内容，下面是检查印象。右侧乳腺结果是：BI-RADS：4C。在大夫要求下又做了钼靶检查，右侧乳腺结果是：BI-RADS：4B。大夫看到彩超和钼靶两份报告，表情严肃地对我说："结果不好，首先你要跟家属告知检查结果，其次就是尽快安排手术。选择你信任的医院，不要拖也不要找什么偏方。"随后我电话联系了在医院工作的老同学，他非常委婉的跟我说："姐，你这个尽快安排个小手术，这个反正是个肿物，留它也没啥好处。小手术的时候会有快速病理，大夫会根据快速病理结果判定要不要扩大手术面。"同学的这通电话跟乳腺科大夫表达了相同的建议：尽快手术。我已经意识到这个被我无意间摸到的小疙瘩的可能是恶性的。或许是因为经历了很多生活的磨难，这时候我异常的冷静，没有崩溃，没有哭诉，我知道我不能慌。安排好那个时间觉得应该安排的一切：到单位请假，然后确定要做手术的医院和主刀大夫，联系了我的嫂子并告知我可能会有个小手术，届时需要她过来帮我照顾一下读小学的孩子。第 2 天我带着彩超和钼靶检查报告去了医院住院部找了当年给我同事做过手术的医生。我非常感恩的是，医生看了我的检查报告，做了触诊，帮我安排了 30 号办理住院并做术前检查。我对手术可能会全切还是保乳的问题上，完全没有任何纠结。我告诉医生，如果有必要，就全切。所以术前与家属谈话就相对简单了。手术定在 2019 年 11 月 4 号。我被推进手术室，我心里非常清楚，只要能活着，其他的我都不在意。手术是局部麻醉，对肿物进行切除。这个过程中，我是清醒的，能听到电动手术刀的声音。被切除的两块肿物被送病理，我们称之为小病理。大约 1 h 后大夫手机收到回传病理信息：浸润性导管癌。因为提前做好了所有的心理建设，所以再次被推进手术室，我都觉得这是自然而然的过程。再次回到手术室，我被问过几个简单问题就失去了知觉。全麻后医生们一起给我做了右乳切除，腋下淋巴清扫术。我再次醒来的时候已经是浑身插满管子从手术室迷迷糊糊地被推回病房。至此，那个整日疲于奔波在工作节奏的我，成了一个乳腺癌术后患者躺在病床上。

术后 1 周多的时间里，医生每天都来病房查看，大小引流瓶陆续被取下，手术刀口恢复得不错。等大病理的日子内心也是焦虑的，担心大病理结果比想象的更糟糕。1 周后，大病理结果出来了，ER，PR，HER-2 都是阳性，所谓的三阳，淋巴没有转移。治疗方案是所谓的"黄金套餐"，除了放疗，其他的全套：化疗，靶向治疗，内分泌治疗。做过了最坏预想之后，我对这样的结果，是欣然接受的。明确病情分期分型后，就开始了漫长的治疗过程。我的治疗方案是 8 次化疗，17 次双靶，5～10 年内分泌治疗。经历过化疗的人都知道化疗过程是非常辛苦的，每次化疗不良反应都会很折磨人。化疗期间免疫力低，我第 1 次化疗后感冒 1 次，这提醒了我以后要非常小心，所以化疗期间我是尽可能地避免亲朋好友探望。最让我看起来不同于常人的就是脱发了。在做第 5 次化疗使用了白蛋白紫杉醇两周后的一个晚上，我突然大把大把地掉头发，就干脆剃了光头。我知道这都是暂时的，都会过去的。尽管赶上疫情，化疗有些许时日推迟，但是最终还是完成了 8 次化疗。头发是在最后一次化疗结束后慢慢长出来的。靶向治疗没有化疗那么明显的不良反应，比化疗时间似乎过得更快一些。转眼，我已经经术后 3 年多了，算是度过了第 1 个高风险阶段。我的内分泌治疗还在持续中，每日口服来曲唑，每月打戈舍瑞林肚皮针。

回首这 3 年，我的思维方式、生活态度都发生了很大的转变。生病之前我曾经长期熬夜，一直承受很大压力，不顾及身体劳累，没有健康的生活规律。现在不熬夜，很多事情看开了，看淡了，心理压力也就放下了。在现在的我眼中，除了生死，其他都是小事。生活中，觉得能笑起来的事情比之前多了。有家属在生活中的照顾，单位领导的理解和工作中的支持，让我在治疗过程中没有其他顾虑。虽然我是一名乳腺癌患者，但是我没有离开职场，有自己的收入还是很重要，看病需要用钱是一方面，另外，虽然我是病人但不想做废人。我也不避讳我生病的事实，会买来有关乳腺癌方面的书籍来学习，多一些对病情和治疗的了解；也会病友们交流，相互鼓励，彼此温暖。从前我不会花时间锻炼身体，现在我有了喜欢的运动——骑行，并且坚持锻炼。

虽然未来不可知，但是我会把当下的每一天都过好。

（高永昌）

参考文献

［1］中国抗癌协会.中国肿瘤整合诊疗指南乳腺癌分册［M］.天津：天津科学技术出版社，2022.

［2］中国临床肿瘤学会指南工作委员会.中国临床肿瘤学会（CSCO）乳腺癌诊疗指南［M］.北京：人民卫生出版社，2022.

［3］PEAIRS K S，CHOI Y，STEWART R W，et al. Screening for breast cancer［J］. Semin Oncol，2017，44(1)：60-72.

［4］KAWIAK A. Molecular research and treatment of breast cancer［J］. Int J Mol Sci，2022，23(17)：9617.

七、乳房美容手术

乳房不仅是女性哺乳的重要器官，也是女性重要的性征器官，拥有一副健康美丽的乳房是每个现代女性所追求的，下面我们简单给大家介绍一下乳房隆乳术（假体或自体脂肪）、乳腺癌术后乳房重建术和巨乳缩小术。

（一）隆乳术

隆乳术主要适用于先天或后天（乳腺组织病变）乳腺发育不良，乳房两侧大小不对称或者对于乳房体积大小要求较高者。隆乳术主要包括自体脂肪注射隆乳及假体植入手术。不同的女性根据自身条件对术式可以有不同的选择。体型丰满、自身脂肪较多，并且对于隆乳后乳房大小要求不是非常高的，同时担心假体并发症，对其有排斥心理的可以考虑自体脂肪注射隆乳。自体脂肪移植的优点是来源丰富、取材容易、无免疫排斥；无明显的切口瘢痕；无排异、包膜挛缩、材料变形破损等并发症；移植后形态自然无异物感。自体脂肪注射隆乳主要并发症包括感染及继发性感染、供区及受区相关并发症，还有部分患者术后隆乳效果不显著。

体型较瘦，乳房体积小，对增大胸部体积有迫切需求的女性可以考虑假体隆乳术。伴随着假体材质工艺的不断提高和手术操作技术的完善，效果改善的同时，假体手术并发症的发生率也在不断下降。假体植入手术入路可以选择腋窝切口，其优点是位置相对隐蔽，腔镜技术的应用使假体隆乳术的切口长度进一步缩短，但由于手术难度较大，对术者要求较高，术后并发症相对更容易出现。另一种经乳房下皱襞切口是应用最早的隆乳术切口，经该切口可较容易地进入胸肌间隙同时对其他组织损伤较小，但会在乳房下方遗留手术瘢痕，由于东方女性乳房体积较小，所以经该切口手术瘢痕更为明显。第三种是经乳晕切口，该入路优点是切口瘢痕不明显，但是由于手术操作需切开乳腺组织，有增加乳头乳晕感觉障碍和母乳哺养障碍的风险。

假体植入术后注意事项：定期换药，换药时注意检查乳房假体位置有无变化，如有变化及时加压包扎固定。术后 1 周后伤口拆线，可选用抗瘢痕药物预防瘢痕增生。若假体植入位置在胸大肌下，术后至少 2 个月内避免锻炼及举重物。

（二）乳房重建手术

由于各种原因，特别是女性乳腺癌患者在接受手术治疗后，可能造成乳房的缺失或乳房外形的毁损。乳房重建手术可以帮助患者重塑乳房外形，更有利于增加回归社会与生活的自信心。

乳房重建可以分为即刻重建、延期重建及分期即刻乳房重建 3 种类型。在乳腺癌手术切除乳房的同时进行乳房重建手术，称为即刻重建。其优点主要有：可以保留重要的解剖结构，如乳房下皱襞、乳房皮肤甚至乳头、乳晕；节省手术费用，患者没有经历失去乳房的痛苦。在全乳切除术后的数月或数年后进行的乳房重建手术，称为延期重建。延期重建中受区的组织条件相对较差，但是患者经受了失去乳房的痛苦，此时对乳房重建的要求更为迫切，更加理智。如果乳房全切术中无法确定是否术后需要放疗，可先植入扩张器，根据术后病理情况，择期更换永久乳房假体或选择自体组织乳房重建。这种通过两个阶段完成的乳房重建，称为分期即刻乳房重建。乳房重建的时机选择取决于很多因素，只有充分考虑了各种重建手术的优缺点，以及患者自身的诸多因素，才能确定最佳的时间。

根据重建的材料，乳房重建可以分为自体组织（皮瓣）重建、植入物重建及联合两种材料（如背阔肌联合植入物）的重建。植入物重建可以采取两步法，先行放置组织扩张器，再择期更换为永久假体。乳房皮肤缺损不多的患者，也可以在胸大肌下方，联合生物补片等，直接放置永久假体。植入物首选硅胶假体，自体组织重建可以选择多种带蒂或游离皮瓣，转移至胸壁进行乳房塑形。最为常用的自体组织皮瓣包括：扩大背阔肌肌皮瓣、带蒂横行腹直肌肌皮瓣（TRAM）、腹壁下血管穿支皮瓣（DIEP）、臀上动脉穿支皮瓣（SGAP）等。

手术前临床上明确需要接受术后辅助放疗的患者，可考虑进行延期重建或分期乳房重建，因为放疗可能对重建乳房的外形造成不利影响。当进行组织扩张和植入物即刻重建时，建议先放置组织扩张器，在放疗开始前或结束后更换为永久性假体。假体置换手术在放疗前完成，能够降低切口相关的并发症。如果组织扩张器置换为永久假体在放疗结束后进行，建议在放疗后 6 个月左右，待放疗导致的皮肤反应缓解后为妥。曾经接受放疗的患者，不宜使用组织扩张器和植入物的重建方法，而应该首选自体组织皮瓣，避免发生较严重的包囊挛缩、移位、植入物暴露。

(三)巨乳缩小手术

很多人都羡慕胸部大的女性，觉得她们更为性感迷人。但是，巨大的乳房会给患者肉体和精神造成巨大的痛苦。一方面，巨乳牵拉压迫引起身体不适，甚至影响呼吸，夏天身体出汗比较多，导致乳房下皱襞处皮肤出现湿疹、糜烂；另一方面，巨大乳房也使患者运动不便，还可能忍受别人异样的目光。

巨乳缩小的手术方法很多种，简单介绍以下几种。

(1)抽脂术：乳房是由脂肪和乳腺所构成，可以通过抽脂的方式让乳房缩小。抽脂术切口很小，可几乎不留疤痕，缺点是效果有限，乳房缩小可能达不到求美者预期的效果，也并非每个人都适用。

(2)水平双蒂法：主要适用于中度肥大的乳房。这种巨乳缩小方法的优点在于皮瓣不需潜行分离，虽腺体已去除表皮，但真皮仍覆盖在乳腺蒂上，故乳头感觉良好。

(3)垂直双蒂法：缩小手术设计与操作简单易行，蒂的活动度大，易于乳头转位，新乳房形态较符合美学要求。适用中度或较严重的巨乳症或下垂，但对特大巨乳者不适合。

(4)双环形切口法：乳晕周围作切口，将部分皮肤及乳腺切除并悬吊，伤口位于乳晕与皮肤交界处，缝合初期可能会出现许多褶皱，3~6 个月后便能抚平且淡化，术后疤痕不明显。治疗中重度的乳房肥大效果良好。

(耿文文)

第五章　胸部疾患

一、阻塞性睡眠呼吸暂停

"大夫，我今天早晨憋醒了"，这个患者刚坐下来就告诉我他的症状。

我转头看了他一眼，这个患者是个 20 多岁的小伙子，稍微胖一点。年轻人睡眠质量好不容易憋醒，如果夜间憋醒最常见是阻塞性睡眠呼吸暂停（OSA）和支气管哮喘。支气管哮喘发作的高峰是睡前或者凌晨，严重的 OSA 可以因为夜间缺氧，而出现憋醒。

肥胖是 OSA 的高危因素之一（高危因素虽然和病因不同，大家可以姑且理解为病因），但往往是比较重的 OSA 患者才出现憋醒，这个小伙子只是微胖，人又年轻，OSA 不一定是憋醒的原因。如果是哮喘导致的憋醒，患者醒来后，憋气会持续很长时间。

我示意他继续说下去。原来，今天早晨 6 点钟，他突然从睡梦中醒来，醒来时他觉得憋气，无法呼吸。汉语比较奥妙，一千个人心中有一千个"憋气"，除了真正的呼吸困难、气短，胸闷、压迫感、反酸烧心都被人理解为憋气，我打断他。

"你觉得不能把气体从鼻子吸入到肺部吗?"我不得不用一些精确的语言。

"是啊，我没法呼吸。"

"无法吸气，还是无法呼气?"我追问。

"我没有注意"，小伙子想了想，迟疑地回答。

他没有提供有效的答案，不过这没关系，我抛出了下一个问题："从你醒来，到呼吸困难缓解，你估计要多长时间？"

"大概也就十几秒。"

我已经估计出患者的疾病，但为了防止误诊，我再次向他证实："醒来的时候你觉得憋气，但是醒后憋气继续，没有缓解，直到 10 s 以后，是不是？"

"是的。"

"你说十几秒后憋气突然缓解，缓解后一切很快恢复正常，是不是？"

"是的。"

对于大多数人来说，这只是一个普通的、可以吸引眼球的故事，但这份就诊记录是我给少数有缘的患者准备的，以帮助他们减少延诊、误诊。

我说"少数有缘人"，是因为这个病不常见，我们医院门诊，两三年间也就不到 10 个类似患者。

他的病让我想到曾经的几个相同病例。有一个患者夜间发作后，不敢怠慢，立即到我院急诊，急诊医生怀疑心肌梗死，的确，有时候脚指头疼都可能是心梗，但检查一切正常。医生担心出事，也不敢让他走，收到了病房。病房医生查了一圈，实在没有发现什么，最后终于发现患者有阻塞性睡眠呼吸暂停，请我会诊，询问病史时才知道这个患者误诊。还有患者反复发作，在当地反复就诊，无法确诊，几经辗转来我院确诊。

这个小伙子很聪明，首诊就找对了科室。由于学科越分越细导致了信息壁垒，医院不同科室之间，也是隔行如隔山。睡眠医学在我国是一门新兴的学科，2020 年国家正式批准成立睡眠学科，把它作为内科下面的一个独立三级学科，也就是说，睡眠科和心内科、呼吸科、消化科等都是并列的科室。只不过，目前刚在国家建制层面有此科室，现实中绝大部分医院没有相应的睡眠科，很多医师没有接触过睡眠医学，所以不清楚这些疾病。其实，这种疾病通过仔细问诊可以临床诊断，不需要做特殊的检查。

"你是不是很恐惧，害怕入睡后再次发作？"我笑着对他说。

"是的，很恐惧。"虽然我是在问患者，但他对我能猜出他的病情，感到很高兴，回答也很干脆利落。

揭晓谜底的时间到了，我进一步为患者解释：国际睡眠疾病分类（ICSD-

3)中这个病的病名叫：睡眠相关喉痉挛，或者"睡眠相关声带痉挛"。痉挛俗称"抽筋"，很多人曾经经历过小腿抽筋，抽筋时小腿肚子硬邦邦的，脚趾不由自主地过伸或过屈。如果支配声带的肌肉也痉挛了，这就是声带痉挛，这时候两片声带紧紧地关闭着。

声带痉挛时这两扇门持续关闭，气体无法通过，缺氧接踵而来，人当然可以从睡眠中憋醒。和阻塞性睡眠呼吸暂停（OSA）不同，OSA醒后塌陷的气道就通畅了，所以OSA醒后的一瞬间，呼吸困难达到高峰，醒来后症状迅速减轻。而喉痉挛不同，患者醒后立即意识到不能呼吸，这种猝不及防的失能，换了谁都会心神大乱，手足无措，如坠深渊。不过，痉挛往往很快自行解除，就像溺水之人胡乱中抓到一截木头、一根救命稻草，患者兀自惊魂未定，哪有心思睡觉。当发作几次之后，患者可能意识到睡眠可能导致声带痉挛，所以对睡眠产生心理阴影，医学上称为"睡眠逃避"。

还有几种疾病要和这个疾病鉴别，最常见是焦虑症和多系统萎缩。那么，怎么诊断这个疾病？做睡眠检查意义有限，一般患者可能几个月发作一次，持续时间短，睡眠检查当晚能抓住疾病发作的概率不高。我觉得最有效的方法是问诊＋患者发作时自行检查是否有"三凹征"，即胸骨上窝、锁骨上窝和肋间隙明显凹陷。

发作时，自己摸一摸这3个地方是不是在吸气时凹陷。如果时间来得及，可以要求家人拍摄颈部的视频，充分暴露好颈部，斜着45°侧面拍摄看得更清楚。

这个病患病率不算高，来去如风，很不好开展研究。至今病因未明，有少数报道认为和胃食管反流有关，有人主张服用质子泵抑制剂，如奥美拉唑、泮托拉唑等。

这个病预后良好，建议发作时不要起床，防止意外摔倒即可，不会有危险，请担心睡眠的患者安心睡个好觉。

（张圣杰）

二、慢性阻塞性肺疾病正确排痰

慢性阻塞性肺疾病患者本身呼吸就困难，再有痰液困扰，很多人会陷入恶性循环。得了慢阻肺的患者本身就有支气管炎症，气道分泌黏液会增多，但由于肺部损伤纤毛运动的降低，痰液排出会更加困难。潴留在肺内的痰液不仅容易滋生细菌，引起发热、脓痰继发感染等，还会加重气道堵塞，使喘气更加困难。[1]

(一)综合治疗

要解决慢阻肺患者的排痰困扰，需要综合治疗，包括：

(1)戒烟。

(2)在医生指导下用药，雾化吸入治疗，口服祛痰药物。

(3)避免呼吸道感染。

(4)适当锻炼，任何锻炼方式都可以，只要能增加肺通气、改变体位，都有助于排痰。[2]

(5)掌握排痰技巧，这一点常常被忽略。

对于慢阻肺患者来说，充分引流痰液对于疾病康复非常重要，与药物治疗缺一不可。但这里容易陷入一个误区，很多患者觉得咳痰咳痰，那就是要咳嗽，但其实慢阻肺涉及的是气管、支气管的问题，痰往往在远端比较深，干咳是不容易咳出来的，又因为本身气道有阻塞，这时候越用力咳嗽，气道就越容易塌陷，痰反而更不容易被咳出来。[3]

(二)排痰小技巧

吸气屏气 3 s，再配合哈气动作，这其实就是要跟大家介绍的"主动循环呼吸技术"。与自然的咳嗽相比，它的优点在于：可以有效地引流外周气道的痰液；可以调节呼吸肌用力大小，避免气道压闭，从而促进痰液排出。

主动循环呼吸技术的具体操作步骤，主要包括 3 个基本动作：①平静呼吸；②扩胸(缓慢深呼吸，屏气 3 s)；③用力呼气(哈气)。

方法很灵活，循环数量和每个通气阶段的长度、数量和顺序都可以根据患者实际情况而调整，3个动作可以自由组合。

可以是：扩胸→平静呼吸→哈气→平静呼吸；也可以是：扩胸→平静呼吸→扩胸→平静呼吸→哈气→平静呼吸→哈气→平静呼吸。

看起来似乎很简单，想要做好做到位，呼气（哈气）动作要领要掌握：缓慢吸气，然后适当用力呼气，用嘴呼气，发出"哈"的声音，延长呼气时间、一呼到底。

呼气（哈气）时尝试用膈肌用力呼气，可以把手放在上腹部感觉腹肌用力。保持声门开放，如果哈气时发出高调的声音，说明声门是关闭的或者部分关闭的。可以对着镜子哈气，让镜子起雾；可以对着手心哈气，让手暖和起来；可以放一张面巾纸在前面，让纸巾飘起来；也可以试着在嘴里含一节管子呼气。

注意调整呼气（哈气）流速和用力大小：尽可能增大呼气流速，呼气太轻没有效果，呼气流速大于吸气流速10%，才有助于痰液排出。另一方面，呼气过快、用力太大会导致气道压闭，所以要避免用力过猛。通常一次只做2～3次用力哈气，以避免气道痉挛。

（三）注意事项

（1）在进行自主排痰之前，应该先把鼻咽部的分泌物清除（擤鼻涕），这样避免倒流入气管，降低排痰的效果。

（2）最好采取直立位（坐或站），侧卧、仰卧或者引流位均可。

（3）如果医生建议使用支气管扩张剂，可以先吸入支气管扩张剂，排痰效果更佳。

（4）每次约10 min。急性加重时时间和次数可以增加。

（5）肺功能严重损害或者大咳血的患者慎用。

整个过程需要患者理解并且集中注意力配合，实际运用中呼吸频率、呼吸深浅因人而异，最好可以在专业人员指导下进行。

（张圣杰）

参考文献

[1] 施焕中. 慢性阻塞性肺疾病[M]. 北京：人民卫生出版社，2006.

［2］ZUWALLACK R. Physical activity in patients with COPD：the role of pulmonary rehabilitation ［J］. Pneumonol Alergol Pol，2009，77（1）：72-76.

［3］任立新，杨敬平，刘鹏珍. 营养支持与呼吸操提高 COPD 病人生存质量的探讨［J］. 临床肺科杂志，2006，11(3)：331-332.

三、肺　炎

每年 11 月 12 日是世界肺炎日。在世界范围内，肺炎是儿童死亡的首要原因。据估计，肺炎每年可造成 120 万 5 岁以下儿童死亡，比死于艾滋病、疟疾和结核病的儿童总人数还要多。肺炎可由病毒、细菌或真菌引起。通过自身免疫、充分的营养以及避免环境因素，可预防肺炎。

(一)什么是肺炎？

肺炎是指终末气道，肺泡和肺间质的炎症，可由病原微生物、理化因素、免疫损伤、过敏及药物所致。细菌性肺炎是最常见的肺炎，也是最常见的感染性疾病之一。日常所讲的肺炎主要是指细菌性感染引起的肺炎，此肺炎也是最常见的一种。

肺炎多数起病急骤，诱因多为受凉淋雨、劳累、病毒感染等，接近一半人在患病前有上呼吸道感染，病程约持续 7～10 d。

(二)肺炎的临床表现

1. 寒战与高热

典型病例以突然寒战起病，继之高热，体温可高达 39～40℃，呈稽留热型，常伴有头痛、全身肌肉酸痛，食量减少。抗生素治疗后热型可不典型，年老体弱者可仅有低热或不发热。

2. 咳嗽与咳痰

初期为刺激性干咳，继而咳出白色黏痰或带血丝痰，经 1～2 d 后，可咳出黏液血性痰或铁锈色痰，也可呈脓性痰，进入消散期痰量增多，痰黄而稀薄。

3. 胸　痛

多有剧烈侧胸痛，常呈针刺样，随咳嗽或深呼吸而加剧，可放射至肩或腹部。如为下叶肺炎可刺激隔胸膜引起剧烈腹痛，易被误诊为急腹症。

4. 呼吸困难

由于肺实变通气不足、胸痛以及毒血症而引起呼吸困难，呼吸快而浅。

病情严重时影响气体交换，使动脉血氧饱和度下降而出现发绀。

5. 其他症状

少数有恶心、呕吐、腹胀或腹泻等胃肠道症状。严重感染者可出现神志模糊、烦躁、嗜睡、昏迷等。

(三)易感人群

1. 老年人

60 岁以上的老人，反复呼吸道感染的儿童和成年人，心脏病、肺病、肾病、肝病、糖尿病、恶性肿瘤患者，长期住院或卧床在家者，他们往往免疫力较低，机体抵御病菌侵害的能力较弱，是肺炎的高危人群，一定要提高警惕。

2. 年轻人

肺炎是冬季的常见病，除了儿童和老人外，年轻患者骤增。

年轻人通常体质好，即使出现咳嗽等上呼吸道感染症状，也大多以为扛扛就没事儿，不及时就医，拖成了肺炎。

3. 幼　儿

幼儿与成人肺炎不同的是，幼儿患肺炎并不都会高热。特别是有一部分患儿体温不高，尤其是新生儿，表现为咳嗽、咳痰、气促、呼吸困难。因此，发热不是儿童肺炎最典型的症状。如果家长发现小儿呼吸急促、咳嗽则应及时看医生。

(四)注意事项

1. 增强体质和免疫力

在生活中保持健康行为，如睡眠充足、营养充分、锻炼身体等。

2. 保持环境清洁和通风

保持家庭和工作、生活场所环境清洁和通风良好。

3. 尽量减少到人群密集场所活动

在呼吸道传染病高发季节，尽量少去人群密集、阴冷潮湿、空气不流通的场所，以减少可能与患病人群接触的机会。保持佩戴口罩的好习惯，遵守疫情防控安排。

4. 保持良好的卫生习惯

咳嗽或打喷嚏时，用纸巾、毛巾等遮住口鼻，咳嗽或打喷嚏后洗手，尽量避免触摸眼睛、鼻或口。

在咳嗽或打喷嚏后、就餐前或接触污染环境后要洗手。

5. 发病后及时就医

一旦出现发热、咳嗽等呼吸道传染病有关症状，应佩戴口罩、步行或乘私家车前往医院就诊，若必须乘坐交通工具，应注意减少接触其他物体表面；若发病前有外出旅居史、异常症状人群接触史等应及时告知医生，同时，尽可能详细回忆回复医生有关问询，以及时获得有效治疗。

（张圣杰）

四、"白肺"

最近常常听到一个名词——"白肺"。它在不经意间"火出了圈",各大媒体争相报道,人群中也在口口相传。

说起"白肺",它其实只是肺部影像学表现的一个口语化表达,而临床上,可能引起"白肺"现象的情况很多,包括肺部感染、放疗引起的放射性炎症、肺肿瘤、肺不张、急性肺损伤(ALI)/急性呼吸窘迫综合征(ARDS)(感染是ALI/ARDS的一个常见原因)、胸腔积液、药物性肺损伤、职业性肺病等。"白肺"往往意味着病变较为严重,发展迅速,需要及时干预和治疗。[1]

(一)"白肺"——预示严重的肺炎表现

"白肺"是医学影像学上对肺部疾病表现的描述,指患者在胸部 X 射线或CT 检查下,本来正常时肺组织表现为"黑色"的部分变白了。"白肺"一般预示着比较严重的肺炎表现。由于肺部与支气管、气管相通,因而肺部容易发生各种感染(包括细菌、病毒等)。肺组织发生感染就会产生炎症,此时肺组织密度增高,在 X 射线片或 CT 片上表现为白色影,严重肺部感染蔓延至整个一侧甚至两侧的肺组织,就会表现为"白肺"。

ALI/ARDS 是属于同一病理过程中的两个阶段,其影像学常表现为"白肺"。

(1)ALI 是常见的呼吸系统疾病,是由各种肺内和肺外致病因素引起的肺泡上皮细胞及毛细血管内皮细胞损伤,导致弥漫性肺间质及肺泡水肿,造成急性低氧性呼吸功能不全。ALI 现被归类为中度或轻度 ARDS。ALI 的死亡率高达 40%。ALI 的发病机制非常复杂,目前被认为与炎症激活、细胞凋亡、氧化应激损伤、凝血功能异常等机制相关。[2]

(2)ARDS 是临床上常见的一种急危重症,严重威胁患者的生命,其病死率超过 40%。ARDS 是一种以肺泡毛细血管急性弥漫性炎症损伤为主要表现的肺损伤,临床主要表现为低氧血症,影像学检查可见双肺致密影,伴随增多的生理性无效腔和较低的肺顺应性。[2]2012 年,柏林标准提出,ARDS 按低氧严重程度分为 3 类。

轻度：200 mmHg ＜ 动脉血氧分压（PaO_2）/吸入氧气浓度（FiO_2）≤300 mmHg；

中度：100 mmHg＜PaO_2/FiO_2≤200 mmHg；

重度：PaO_2/FiO_2≤100 mmHg。

（二）"白肺"的症状表现

"白肺"往往意味着患者的病情很严重。"白肺"患者的血氧饱和度较低，临床上最常表现的就是缺氧，此外，患者会感觉胸闷气短、呼吸不畅、乏力，还会伴随咳嗽、咳痰、发热、食欲下降等，若病情没有控制好，进一步会发展为呼吸衰竭，出现昏迷等严重症状。[3]

（三）如何治疗与预防"白肺"？

"白肺"的治疗关键在于寻找病因并进行及时有效的综合治疗。

患者首先应该树立治愈的信心，积极配合医生进行治疗，保持乐观、积极的心态。其次，由于引起"白肺"原因较多，要明确病因，若确定是感染，还应该明确是细菌、病毒、真菌还是结核感染。然后，在治疗方面，患者在进行药物治疗的同时，还可以进行气道管理、呼吸支持治疗、营养支持及护理治疗，这些管理方式同样重要。对于因肺炎引起的呼吸衰竭，临床上可以采用吸氧，使用无创呼吸机、有创呼吸机等治疗。[3]

对于 ALI/ARDS 的治疗，临床上主要有积极治疗原发病、呼吸支持治疗（氧疗、无创机械通气、有创机械通气、液体通气、体外膜氧合技术）、液体管理、药物治疗等。

1. 原发病治疗

严重感染者有 25％～50％会发生 ALI/ARDS，而且在感染、创伤等导致的多器官功能障碍中，肺往往也是最早发生衰竭的器官。控制原发病，遏制其诱导的全身失控性炎症反应，是预防和治疗 ALI/ARDS 的必要措施。

2. 呼吸支持治疗

（1）氧疗

氧疗是纠正 ALI/ARDS 患者低氧血症的基本手段。ALI/ARDS 患者进行氧疗，目的是改善低氧血症，使 PaO_2 达到 60～80 mmHg。可根据低氧血症改善的程度和治疗反应调整氧疗方式。

（2）无创机械通气

无创机械通气可以避免气管插管和气管切开引起的并发症。

预计病情能够短期缓解的早期 ALI/ARDS 患者，可考虑应用无创机械通气。

对于合并免疫功能低下的 ALI/ARDS 患者，早期可首先试用无创机械通气。

此外，应用无创机械通气治疗 ALI/ARDS 应严密监测患者的生命体征及治疗反应。神志不清、休克、气道自洁能力障碍的 ALI/ARDS 患者不宜应用无创机械通气。

（3）有创机械通气

患者经高浓度吸氧仍不能改善低氧血症时，应气管插管进行有创机械通气。一般认为，气管插管和有创机械通气能更有效地改善低氧血症，缓解呼吸窘迫，并能有效改善全身缺氧，防止肺外器官功能损害。

对 ARDS 患者实施机械通气时应采用肺保护性通气策略，气道平台压不应超过 $30\sim35$ cmH$_2$O。

如行机械通气后氧合持续不改善，在循环稳定的基础上，可尝试肺复张。

对于中重度 ARDS 患者（PaO$_2$/FiO$_2$<150 mmHg）建议行俯卧位通气，每天持续 12 h 以上，注意需间隔固定时间移动患者体位，避免压疮。

（4）液体通气

部分液体通气能改善 ALI/ARDS 患者气体交换，增加肺顺应性，可作为严重 ARDS 患者常规机械通气无效时的一种选择。

（5）体外膜氧合技术

建立体外循环后可减轻肺负担，有利于肺功能恢复。对于俯卧位通气仍无法改善低氧的 ARDS 患者，可考虑进行体外膜氧合治疗。体外膜氧合治疗可看成是机械通气治疗的延伸。

3. 液体管理

高通透性肺水肿是 ALI/ARDS 的病理生理特征，肺水肿的程度与 ALI/ARDS 的预后呈正相关，因此，通过积极的液体管理，改善 ALI/ARDS 患者的肺水肿具有重要的临床意义。

在保证组织器官灌注前提下，应实施限制性的液体管理，有助于改善 ALI/ARDS 患者的氧合和肺损伤。

存在低蛋白血症的 ARDS 患者，可通过补充白蛋白等胶体溶液和应用利尿剂，实现液体负平衡，并改善氧合。

4. 药物治疗

(1)糖皮质激素

失控性炎症反应是 ALI/ARDS 发病的重要机制之一。研究证实，小剂量糖皮质激素($1\sim2$ mg/kg·d)可改善 ALI/ARDS 患者的氧合，但无法降低死亡率。因此，不推荐该类患者常规使用激素，仅在氧合无法维持，或合并休克时，可考虑小剂量激素治疗。

(2)前列腺素 E_1

前列腺素 E_1(PGE_1)不仅是血管活性药物，还具有免疫调节作用，可抑制巨噬细胞和中性粒细胞的活性，发挥抗炎作用。当 ALI/ARDS 患者低氧血症难以纠正时，可以考虑吸入 PGE_1 治疗。

(3)重组人活化蛋白 C

重组人活化蛋白 C 具有抗血栓、抗炎和纤溶特性，已被用于治疗严重感染。严重感染导致的重度 ARDS 患者，若没有禁忌证，可考虑应用重组人活化蛋白 C。不过该类疗法价格高昂，一定程度上限制了它的临床应用。

"白肺"的预防措施主要有：增强体质，远离传染源、烟草及雾霾，重视体检，保护肺功能。

(张圣杰)

参考文献

[1] THOMPSON B T，CHAMBERS R C，LIU K D. Acute respiratory distress syndrome[J]. N Engl J Med，2017，377(6)：562-572.

[2] BOS L D J，WARE L B. Acute respiratory distress dyndrome：causes，pathoghysiology，and phenotypes[J]. Lancet，2022，400(10358)：

1145-1156.

[3] 魏素妮，周颖，卢瑶，等."白肺样"表现的社区获得性肺炎临床特征及预后分析[J]. 温州医科大学学报，2016，46(7)：5.

五、胸膜炎

如果突感胸口痛，不要以为一定是心脏问题，有可能是胸膜炎导致的疼痛。患病初期没有引起患者重视的话，时间久了胸膜炎对胸腔的损害是比较严重的，所以胸膜炎还是要早发现、早治疗才能避免病情进一步恶化。

(一)胸膜炎有哪些临床症状?

胸膜炎是胸膜部位的炎症病变，多数是由于感染病毒引起的，也有一部分是患者长期刺激胸膜而导致的后果。胸膜炎初期会有咳嗽、呼吸困难和长期发热的症状，后期会随着胸膜炎病情的加重出现不同的症状。

胸痛也是胸膜炎最为常见的症状之一，初期是不明显且偶尔的刺痛，但病情严重时会出现长时间的刺痛，而且会随着咳嗽和呼吸困难的症状痛感加剧。

(二)胸膜炎如何治疗?

临床上胸膜炎是不具备自愈条件的疾病，也就是说胸膜炎必须通过干预治疗才能痊愈。否则随着炎症的刺激，胸腔内的其他器官也会受到损伤，甚至腹部、颈部也会受到牵连。

对于不能自愈的胸膜炎来说，尽早通过药物或其他治疗手段来干预很关键，到底患上胸膜炎后要如何治疗呢?

1. 抗生素

临床上最普遍的方法就是采用抗生素药物来治疗胸膜炎，尤其是对于病情较为严重的患者抗生素治疗的效果更显著。

2. 激素治疗

胸膜炎很可能会并发结核，所以治疗上可以选择激素药物和抗结核药物同时用药。不仅可以消除胸膜炎患者的临床症状，而且还能有效地促进患者胸腔内的积液快速吸收。

3. 生活护理

对于胸膜炎患者而言药物治疗是必须的，但同时日常护理也很重要。平时要保持患者的情绪稳定，最好在安静的环境中生活，尽量减少患者的剧烈活动。对于呼吸困难的胸膜炎患者要多加照顾，采取侧卧的方式休息睡觉，最好要保持室内的空气对流通风。

胸膜炎是可大可小的疾病，治疗上以抗生素药物和激素药物为主，其目的就是将胸腔的炎症尽快地消退，避免炎症面积扩大诱发胸腔内的其他疾病。因为胸膜炎和很多疾病在临床上的症状较为相似，所以一定要去专业且正规的医院检查病情。

（张圣杰）

六、脓　胸

(一)什么是脓胸?

脓胸是指脓液积聚在胸膜腔的一种化脓性感染。按病程进展可分为急性脓胸和慢性脓胸,一般病程在 6～8 周以内的为急性脓胸,6 周未愈可转为慢性脓胸。按照致病菌则可分为化脓性、结核性和特殊病原性脓胸;按照波及的范围又可分为全脓胸和局限性脓胸。

(二)形成脓胸的病因

病原菌可以通过以下途径进入胸膜腔。

(1)肺部炎症,特别是靠近脏层胸膜的肺炎可直接扩散到胸膜腔。

(2)肺脓肿或结核空洞直接破溃到胸膜腔。

(3)胸壁、肺或食管的外伤。

(4)纵隔感染扩散到胸膜腔,如食管自发性破裂或穿孔。

(5)膈下脓肿通过淋巴管扩散至胸膜腔。

(6)菌血症或脓毒血症的致病菌经血液循环进入胸膜腔。

(7)医源性感染,如胸腔穿刺或手术造成污染引起脓胸。

(三)脓胸的临床表现

脓胸继发于肺部感染时,通常都有急性肺炎的病史。当肺炎引起的发热等症状逐渐好转后,患者再次出现高热、胸痛、大汗、食欲缺乏和咳嗽加剧等症状。如果为肺脓肿破溃引起的急性脓胸病例常有突发性的剧烈胸痛、高热和呼吸困难,有时还有发绀和休克症状。如发生支气管-胸膜瘘时,突然咳大量脓痰,有时有血性痰。

慢性脓胸为急性脓胸经历 6～8 周未能及时治愈转入慢性期,由于较厚的纤维板形成,脓液中的毒素吸收减少,临床上急性中毒症状较轻,主要为慢性中毒症状和长期慢性消耗造成的低热、乏力、消瘦、贫血、低蛋白等,并有慢性咳嗽、咳痰、气短和胸痛,活动时呼吸困难。

(四)脓胸的处理

1. 急性脓胸的处理

(1)一般治疗。加强营养，补充血浆或白蛋白，维持水、电解质和酸碱平衡，对症处理。

(2)抗菌药物治疗。根据胸腔积液或血培养结果和药敏试验结果，选择有效的抗菌药物。

(3)脓胸的局部处理：

①及早穿刺排脓、消灭脓腔。

②如穿刺引流脓液不佳，病情进展，则需要胸腔置管闭式引流排脓。

2. 慢性脓胸的处理

(1)纠正贫血与营养不良，改善全身营养状况，对贫血严重的患者可以少量多次输血。

(2)改善原有胸腔引流，使引流更通畅。

(3)胸膜纤维板剥脱术。

(4)胸膜肺切除术。

(5)胸廓成形术。

（张圣杰）

七、肋软骨炎

肋软骨炎是一种常见的疾病，分为非特异性肋软骨炎和感染性肋软骨炎，临床中最常见的是非特异性肋软骨炎。是肋软骨的非特异性、非化脓性炎症，为肋软骨与胸骨交界处不明原因发生的非化脓性肋软骨炎性病变，表现为局限性疼痛伴肿胀的自限性疾病。

（一）病　因

一般认为与劳损或外伤有关。如因搬运重物、急剧扭转或因胸部挤压等使胸肋关节软骨造成急性损伤，或因慢性劳损或伤风感冒引起的病毒感染等，导致胸肋关节面软骨的水肿，增厚的无菌性炎症反应而发病。

感染细菌多为结核杆菌、伤寒杆菌、副伤寒杆菌、铜绿假单胞、葡萄球菌、链球菌、大肠杆菌、肺炎球菌等。而继发性则多见于胸部手术后发生的感染性并发症。

（二）发病机制

软骨本身无血管，其血供主要来自软骨膜。软骨膜感染后，软骨因无血供而坏死，使感染迁延不愈，并可穿透皮肤形成窦道。感染性肋软骨炎即是肋软骨膜受感染导致软骨缺血坏死而引起，并与对抗生素的不敏感有关。由于解剖学特点，第1～4肋软骨单独存在，感染发生后一般不向邻近的肋软骨蔓延，第5～10肋软骨由于相邻的软骨互相连接，并借胸骨剑突与对侧相连，感染后炎症可相互蔓延，使同侧多根肋软骨受累，并可通过剑突向对侧扩散，使感染范围扩大。

感染肋软骨周围有脓液及肉芽组织形成，缺血坏死的肋软骨表面不光滑，呈虫蚀样改变，有些变细呈鼠尾状，有些可完全被吸收。感染性肋软骨炎多属继发性，目前以胸部外科手术后感染引起的肋软骨炎多见。其致病菌主要为化脓性细菌。这就强调要以预防为主，严格无菌操作，尽量避免或减少对肋软骨膜的损伤，以减少其发生。

(三)治疗方法

1. 非特异性肋软骨炎

(1)肋软骨炎一般只作对症治疗，如服用镇痛药、热敷、理疗或普鲁卡因局部封闭。全身或局部应用肾上腺皮质激素也有助于减轻症状。急性期可服用红霉素、吗啉胍。也可选用激素，如强的松或地塞米松。疼痛剧烈者，可用利多卡因 5 mL 加曲安奈德于痛点直接注射。

(2)长期药物治疗而疼痛未能缓解，影响患者情绪和工作，或不能排除局部恶性肿瘤者，可考虑施行肋软骨切除术。

2. 感染性肋软骨炎

先行保守治疗，采用针对性抗生素有效控制感染，对症镇痛。上述方法无效时，需手术治疗。

(四)预 防

(1)由于本病的发生可能与上呼吸道感染有关。因此，预防首先要避免上呼吸道感染。经常开窗通气，使室内空气新鲜。少去公共场所，多参加体育活动，增强自身的抵抗力。必要时注射流感疫苗。

(2)日常注意保暖，防止受寒。身体出汗时不宜立即脱衣，以免着凉。衣着松软、干燥。避免潮湿。注意劳逸结合，切勿过于劳累。

(3)劳动操作时，提高防护意识，搬运重物姿势要正确，不要用力过猛，提防胸肋软骨、韧带的损伤。

(4)多吃蔬菜、水果，多食增强免疫作用的食物，如牛奶、鸡蛋、鱼类等。

(5)忌食辣椒等辛辣刺激的食物及含大量动物脂肪的食品，戒烟(吸烟是发生严重并发症的重要因素)，不喝烈性酒。

(张圣杰)

八、气　胸

今年 27 岁的小王，平时喜欢打篮球。上个月，他在一次打球时突然胸痛、呼吸困难，但觉得运动后有点不适也正常，就没放在心上。直到前些天再次出现这一状况，才有所警觉，到医院就诊。

结果做了胸部 CT 检查，发现是右侧自发性气胸。不过还好，根据影像和临床症状来看，只是轻微气胸，不需要特殊治疗。但医生建议注意休息，避免劳累过度尤其是打篮球等剧烈运动，饮食也尽量清淡。

(一)什么是气胸?

气胸是一种胸外科急症，严重时患者的生命安全会受到威胁。肺是胸腔内一个对称的组织，其负责吸入氧气及排出二氧化碳。在肺组织与胸腔间存在一个极小的空隙，称为胸膜腔。气胸患者的肺部由于外伤或疾病等导致肺组织或胸膜破裂，空气就会进入胸膜腔内，反过来挤压肺部，导致胸闷、咳嗽、呼吸困难等症状，这就是我们常说的"气胸"。

(二)气胸有哪些诱因?

按发病原因，气胸可以分为:

(1)原发性气胸:好发于青年人，特别是男性瘦长者。主要原因可能是肺尖部发育不全而产生胸膜下肺大疱，在各种诱因下破裂导致。

(2)继发性气胸:发病原因是在其他肺部疾病的基础上，形成的肺大疱破裂导致。最常见为慢性阻塞性肺气肿、慢性肺结核、弥漫性肺间质纤维化。

(3)外伤性气胸:在明确的胸部外伤以后出现的气胸。

(三)气胸通常有哪些表现?

(1)胸痛:大部分气胸患者有不同程度的胸痛。胸痛可突然发生，呈刺痛或胀痛，咳嗽及深吸气时疼痛加剧。老年人感觉迟钝，胸痛的表现往往不如年轻人明显，容易造成早期诊断的延误。

(2)呼吸困难:常与胸痛同时发生，年轻人肺压缩小于 30%，呼吸困难不明显。老年人多有慢性肺部疾病，且肺功能差，肺压缩仅为 10% 时，会出现明显呼吸困难。

（3）咳嗽：多为干咳，为胸膜受到刺激引起。如果合并感染，则咳嗽加重，咳脓性痰。

（四）如何治疗气胸？

（1）一般治疗：气胸患者应当绝对卧床，给予吸氧，减少肺部活动，促进肺部复张以及气体吸收。此方法适用于首次发病的患者，且患肺萎陷小于20%，无呼吸困难。

（2）胸腔闭式引流：排出胸膜腔内的气体，缓解胸闷、气急症状，待破裂的肺大疱自行愈合。此方法适用于肺压缩严重、呼吸困难显著患者。

（3）胸腔镜下肺大疱切除手术。

（五）如何预防气胸？

（1）瘦高体型的人如果在运动中出现剧烈咳嗽，或用力过猛后突发胸痛和呼吸困难，就要警惕自发性气胸的可能，应该及时就诊，以免耽误治疗。

（2）保持适量运动。

（3）戒烟。

（4）避免呼吸道感染。

（5）多吃水果蔬菜，保持大便通畅。

（6）情绪上要善于自我调节。

（张圣杰）

九、胸腔积液

(一)什么是胸腔积液?

胸膜腔是脏层胸膜和壁层胸膜之间的完全封闭的潜在性腔隙,内含 5~15 mL浆液,在呼吸运动时起润滑作用。胸膜腔内每天有 500~1 000 mL 的液体形成与吸收,任何原因导致胸膜腔内液体产生增多或吸收减少,即可产生胸腔积液。

(二)胸腔积液形成的原因

1. 肺结核、结核性胸膜炎

肺结核多有全身中毒症状,如午后低热、乏力、盗汗、体重减轻、失眠、心悸等,可伴有咯血症状,或为首发症状。查血结核抗体阳性,X 射线检查示病灶多在双肺上叶,密度不均,多态性、多灶性、多钙化、少有结节聚集,可有空洞或肺内播散,痰中可找到结核菌。结核性胸膜炎患者的胸腔积液细胞学分类以单核细胞为主,胸腔积液腺苷脱氢酶(ADA)增高。

2. 心力衰竭

多见于左室功能衰竭,一般有心力衰竭的其他症状和体征,如进行性的劳力性呼吸困难、端坐呼吸、夜间阵发性呼吸困难、周围性水肿、颈静脉怒张、双肺啰音或奔马律,心力衰竭症状改善后,胸腔积液大多能自行消退。双下肺多可闻及湿啰音,胸部 X 射线片显示除胸腔积液外,可有心脏增大。胸腔积液常为双侧、漏出性。

3. 低蛋白血症

血清白蛋白较低,胸腔积液性质多为漏出液。

(三)胸腔积液有哪些早期症状?

(1)咳嗽、胸痛。咳嗽或深呼吸时胸痛加剧。咳嗽常为干咳,伴胸部刺痛。

(2)呼吸困难。少量胸腔积液时,症状不明显,或略感胸闷;大量胸腔积液时有明显呼吸困难。而此时胸痛可趋缓。

(3)全身症状取决于胸腔积液的病因。

(4)少量胸腔积液时，可有胸膜摩擦音，典型的胸腔积液体征患侧胸廓饱满，呼吸运动减弱，叩诊浊音，触觉语颤及呼吸音减弱或消失，中等量胸腔积液在叩诊浊音界的上缘有时可闻及支气管呼吸音，大量胸腔积液气管向健侧移位。

(四)怎样预防胸腔积液?

(1)积极防治原发病。胸腔积液为胸部或全身疾患的一部分，因此，积极防治原发病是预防本病的关键。

(2)增强体质，提高抗病能力。积极参加各种适宜的体育锻炼，如太极拳、太极剑、气功等，以增强体质，提高抗病能力。

(3)注意生活调节。居住地要保持干燥，避免湿邪侵袭。不宜恣食生冷，不暴饮暴食，保持脾胃功能的正常。发病后及时治疗，避风寒，慎起居，怡情志，以利早日康复。

(五)胸腔积液患者的饮食调整

(1)食物疗法。食用蛋、奶、鱼等高蛋白食物。胸腔积液时，采取的胸腔穿刺抽液或胸腔闭式引流会引起体内蛋白质的流失，所以食蛋、奶、鱼等高蛋白的食物有助于补充身体缺失的营养。此外，多食利尿食物，可以促进人体排水，从而达到减少胸腔积液的目的，如黄瓜、丝瓜、冬瓜、苦瓜、红豆、薏仁、番茄、韭菜、白萝卜等。

(2)少饮水，可以减少体内积水量，减轻内脏压力，从而缓解病痛。

(六)如何治疗胸腔积液?

中等量以上的胸腔积液需治疗性胸腔穿刺抽液，可减轻或解除肺、心血管的受压症状，减少纤维蛋白沉着及胸膜增厚，降低或避免影响肺功能。另外，胸腔穿刺抽液治疗具有减轻结核毒性症状的作用。抽液每次不宜超过1 000 mL，不宜过快、过多，以免造成胸腔压力骤降，出现复张后肺水肿。

(七)胸腔穿刺术的操作流程及注意事项

胸腔穿刺术是胸腔积液等疾病的治疗手段之一，主要是通过穿刺针刺入皮肤内、肋间组织、壁层胸膜进入胸膜腔，将胸膜腔内积液引流到体外，从而减轻患者胸闷、呼吸困难等临床症状。临床上常用于诊断疾病(检查胸腔积液的性质)和治疗疾病(抽液减压或通过穿刺胸膜腔内给药)。

1. 哪些患者需要做胸腔穿刺术？

(1)胸腔积液性质不明者，抽取胸腔积液检查，协助病因诊断。

(2)胸腔内大量积液或积气者，排出积液或积气，以缓解压迫症状，避免胸膜粘连增厚。

(3)脓胸抽脓灌洗治疗，或恶性胸腔积液需胸腔内注入药物者。

2. 操作过程

(1)被穿刺者要有一个良好的心理状态，配合穿刺。

(2)患者术前要练习穿刺体位，并且在操作过程中要保持穿刺体位，不要随意活动，避免咳嗽或深呼吸，以免损伤胸膜或肺组织。

(3)穿刺体位：患者坐在有靠背的椅子上并面向椅背，两前臂置于椅背上，前额伏于前臂上。如患者不能起床，可取半卧位，患侧前臂上举抱于枕部，完全暴露胸部或背部。

(4)穿刺部位：一般胸腔积液的穿刺点在肩胛线或腋后线第 7～8 肋间隙或腋前线第 5 肋间隙。气胸者取患侧锁骨中线第 2 肋间隙或腋前线第 4～5 肋间隙进针。

(5)穿刺方法：常规消毒皮肤，局部麻醉。将穿刺针在局部麻醉处沿下肋骨上缘缓慢刺入胸壁直达胸膜。连接注射器，抽取胸腔积液或气体。穿刺过程中应避免损伤脏层胸膜，并注意保持密闭，防止发生气胸。术毕拔出穿刺针，再次消毒穿刺点后，覆盖无菌纱布，稍用力压迫穿刺部位片刻，用胶布固定。

(6)在配合穿刺过程中若有任何不适，如突然感觉头晕、心悸、冷汗、胸部有压迫感或剧痛等，应立即告知医生，采取相应措施。

3. 做完胸腔穿刺应该注意哪些？

(1)防止引流管脱落、堵塞。妥善固定引流管，为防止在翻身时脱出胸腔，不要剧烈咳嗽，必要时遵医嘱口服止咳药，定时翻身拍背，以利于肺部扩张，保持引流管通畅。

(2)引流装置需低于引流管胸腔出口平面下，防止引流液倒流入胸腔引发二次感染。当患者下床活动时，应用钳夹夹闭引流管或使引流瓶的位置比膝盖低，保持密封性良好。更换引流袋过程中，严格执行无菌操作。

（3）引流管口周围皮肤覆盖无菌纱布，并保持局部的清洁干燥，如有渗液应及时更换，防止积液浸润皮肤而引起炎症反应和穿刺口的感染，密切观察引流液。

（4）和护士一起观察并记录引流液的量、性质、颜色。若引流量突然减少甚至无引出，提示引流管阻塞、受压、扭曲、折叠或脱出，及时通知医生查找原因并处理。

（5）饮食方面，多吃一些新鲜的水果蔬菜，还有蛋类、奶类，也可以吃一些利尿的食物，如黄瓜、丝瓜等。

（6）应静卧休息，坚持深呼吸，也可做吹气球运动，促进肺膨胀。

（张圣杰）

十、肋骨骨折

刚立冬的某一天，牛大伯在骑车去早市的路上，与一辆汽车发生了剐蹭，牛大伯被救护车送到医院后被诊断为肋骨骨折，随即办理了住院。牛大伯只觉大气不敢喘，也不敢躺下，只能坐着或者依靠止痛药缓解症状，很是痛苦。在医院陪床的牛大妈却很不解，真的有那么疼吗？很多人都不知道肋骨骨折到底有多疼，那我们今天就来剖析一下。

（一）肋骨骨折疼痛的最主要原因

人体肋骨 12 对，左右对称，后端与胸椎相关节，前端仅第 1～7 肋借肋软骨与胸骨相连接，称为真肋；第 8～10 肋称为假肋；第 11、12 肋前端游离，又称浮肋。肋骨是一种弧形小骨，肋骨的腹端和胸骨相连，共同构成胸廓。胸廓既可保护心脏、肺，又可加强呼吸的机能。而暴力直接作用于肋骨可使受力处肋骨向内弯曲折断，前后挤压暴力使肋骨体段向外弯曲折断，这也是肋骨骨折为什么这么疼的主要原因之一。

对于患者来说，外伤后引起肋骨骨折的情况是非常痛的，患者会因剧烈的疼痛，而不敢翻身、起坐、深呼吸、咳嗽，甚至转身、穿衣服、提裤子时就会出现剧烈的疼痛。这主要是由于肋骨骨折以后，骨折断端会刺激肋间神经，刺激肋骨表面的骨膜，所以就会出现剧烈的疼痛，并且骨折以后局部会有淤血、水肿的情况，而软组织的水肿也会引起疼痛的加重。

在深呼吸、咳嗽及卧床休息、翻身时，骨折部位如果有挤压、摩擦的情况就会引起疼痛的加重，对于多发性肋骨骨折的患者一般疼痛更加明显，可以说是难以忍受的。

（二）肋骨骨折疼痛的等级

肋骨骨折的疼痛非常剧烈，如果按疼痛的程度来划分，属于重度疼痛。拿一个直尺，用 1～10 来判断，1～3 为轻度疼痛，4～6 为中度疼痛，7～9 为重度疼痛，10 为剧烈疼痛，肋骨骨折的疼痛就在 7～10。临床中多发肋骨骨折，其疼痛是相当剧烈的，多数呈现比较剧烈的钝痛，而且患者自身很难忍受。

1. 与肋骨骨折的疼痛程度有关的因素

肋骨骨折的疼痛程度与肋骨骨折严重程度、患者自身耐受程度以及是否有并发症、诱发疼痛因素等有关。如果造成非常严重的并发症，如气胸、血胸、血气胸、反常呼吸，其疼痛程度会更加剧烈，多数呈现濒死感，往往会因轻微的呼吸，简单的活动便会引发疼痛。如果本身对疼痛耐受程度特别低，其疼痛感会更加强烈。若是单根肋骨骨折，疼痛感往往不会特别严重，因为轻微骨折相对稳定，只要骨折断端不大幅度活动，便不会引起剧烈疼痛，只是表现为轻微的刺痛。在临床中也会出现很多诱发疼痛的因素，如剧烈的咳嗽、睡觉时压迫到患侧等，也会加重疼痛感。所以说，肋骨骨折后一般会出现明显的胸壁疼痛，且在挤压胸壁时疼痛会有明显的加重，在深呼吸、咳嗽及卧床翻身时疼痛也会明显加重。

2. 肋骨骨折后为什么坐着比躺着舒服？

患者平躺后会压迫后侧肋骨，引起骨折断端的移动，产生剧烈疼痛，坐位的时候整个肋骨没有受到外力的挤压，所以不会产生疼痛。肋骨骨折在临床上很常见，单根肋骨骨折一般都能自行愈合，不需要特殊处理，多根多处肋骨骨折，一般需要手术治疗。

(三) 肋骨骨折后需要注意的事项

(1) 肋骨骨折的患者，一般需要用胸带加压固定。胸带固定之后疼痛会有所减轻，肋骨的断端活动度会明显减小。注意咳嗽的时候用手稍用力按住骨折的地方，可以减轻疼痛。

(2) 普通饮食即可，当然要以促进身体恢复正常或维持理想水平为主，忌烟酒，饮食宜清淡，多食用易消化食物。适当可以吃些鱼。注意卧床休息，急性期过后 (1 周) 可以量力而行，多出门走走，晒晒太阳。

(3) 可以酌情用一些促进骨折愈合的药物，如金天格胶囊，它有利于骨折愈合，促进骨生长，可以大大减轻骨折带来的痛苦，并缩短肋骨骨折的病程。

(4) 2~3 周后疼痛应当明显减轻，骨折完全愈合大约需要 4~6 周，最晚不超过 8 周。

(5) 早期可能发生创伤性湿肺，可指导患者有效咳嗽咳痰，患者尽可能采用坐位，先进行深而慢的腹式呼吸 5~6 次，然后深吸气至膈肌完全下降，屏气 3~5 s；

继而缩唇，缓慢经口将肺内气体呼出，再深吸一口气，屏气 3～5 s；身体前倾，进行 2～3 次短促有力的咳嗽，咳嗽的同时收缩腹肌，或用手按压上腹部，帮助痰液咳出。此方法可预防肺部感染、肺不张，且避免长期卧床。

（张圣杰）

十一、肺　癌

在我国，肺癌依然是发病率和死亡率排名第一的癌症。好消息是，最近几年关于肺癌的治疗方案进展突飞猛进，无论是晚期还是早中期患者都从中受益，更多人实现了和瘤共存，甚至临床治愈。我国人口众多，医患比远低于国际水平，这直接导致医患之间每次沟通时间很短。因此，我们需要做到的，就是提高医患交流的效率，在有限时间内交流最重要的问题，避免浪费时间。

1. 到底得的是何种肺癌？

首先需要依据病理确诊肺癌类型。例如，是小细胞肺癌还是非小细胞肺癌？腺癌还是鳞癌？还是别的肺癌类型？这是最重要的一个问题。肺癌种类很多，病理确诊是一切治疗方案的前提。没有病理确诊，再顶尖的医生也会无从下手。

2. 肿瘤分期如何？

了解了类型，下一个重要的信息就是分期。也就是说，从影像学检查上，如胸部 CT，显示癌症处于什么阶段，恶性程度如何，是否转移。分期低（早期）的肺癌可能只需要手术或放疗，而分期高（晚期）的肺癌通常需要系统性治疗，如化疗、靶向药物、免疫药物等。

3. 肿瘤的分子病理分型是什么？

除了传统病理，对于肺癌，还需要知道肿瘤的分子病理分型是什么，是否是特定的基因突变，如 *EGFR*、*ALK*、*RET*、*ROS*1 等，可以让患者使用靶向药物。随着更多新药出现，有时候还要做蛋白的检测，例如，最新的靶向药 DS-8201 在 HER-2 阳性的非小细胞肺癌中取得了不错的效果，等到类似新药上市后，蛋白表达检测也会越来越常见。

4. 治疗的目的是什么？

是根治性治疗方案，还是姑息性治疗方案？根治性治疗以治愈为目的，姑息性治疗是为了延长生命，提高生活质量为目的，这两种策略有根本区别。

5. 治疗的具体方案是什么？

是只需要手术、只需要放疗、还是需要手术＋放疗＋化疗同时使用？医生为何选择该方案？有什么优越性？对生存期有什么影响？

6. 治疗费用大概是多少？是否进了医保？

癌症治疗中，不同药物和治疗方案的费用差异很大。医生通常需要根据患者经济条件来权衡疗效和费用，争取选择一个最佳方案。最近，很多比较昂贵的抗癌药都进入了医保，包括多个肺癌 EGFR 和 ALK 的一代、二代甚至三代靶向药，免疫药物等，这对患者是很好的消息。

7. 治疗完成后的复查应如何安排？

复查对于患者来说非常重要，对于肺癌来说，即使是被治愈的患者，其一生中还有约 30% 的概率会再次出现肿瘤。对于没有治愈的患者，复查对提高生活质量也是很重要的。一般会推荐治疗后 3 个月复查 1 次，2～3 年后改为半年复查 1 次，5 年后改为每年复查 1 次，直至终身。

8. 预计患者 5 年生存率是多少？

根据癌症的类型和分期情况，预计 5 年生存率是多少？如果确定是 Ⅳ 期的晚期肺癌，那 1 年、2 年生存率是多少？了解情况后，患者和家属对生活和工作都能做好相应的安排。中国人比较忌讳谈死亡，但如果患者可以接受，家属可以接受，还是希望他们问这个问题。因为大家能更好地对未来有所准备。

9. 适合用免疫疗法么？

肺癌的免疫疗法目前有效的就是 PD1/PD-L1 为主的免疫抑制剂。这方面研究日新月异，进展很快，给晚期患者带来了新的希望。除了治疗晚期的癌症，最近研究发现，免疫疗法用于早中期肿瘤，如无法手术的 3 期肺癌患者时，也能显著控制肿瘤进展，提高生活质量，延长生存期。

10. 有参与临床试验的机会么？

大量新型抗癌药，无论是靶向药物、免疫药物还是新型化疗药物，都要在癌症患者中进行临床试验。临床试验有一个特别大的优势，就是免费用药，免费检查。[1]因此，如果晚期患者对标准疗法耐药，不妨多关注参与临床试验的机会，看看有没有适合的情况。

肺癌是我国发病率和死亡率最高的恶性肿瘤。肺癌按组织细胞类型可分为鳞癌、腺癌、腺鳞癌、大细胞癌，合称非小细胞肺癌，占肺癌患者的80%以上，另外还有小细胞肺癌。由于肺癌发生、发展的隐蔽性及患者的疏忽，以致发现者多为中晚期，疗效不佳。

事实上，肺癌不但早期有症状，即使在肺癌发生之前的癌前高危阶段也有症状和指标，除了平常普适性的预防措施外，发现、界定癌前病变期人群，进行针对性干预是预防肺癌比较好的策略之一。

(一)如何识别肺癌高危人群

为什么肺癌一查就是晚期？其实11个信号早给出了暗示，只是你没在意。

1. 吸烟史超过20年

Meta分析显示，无论主动吸烟还是被动吸烟都会促进肺癌发生，68.04%的男性肺癌是由吸烟引起，26.51%非吸烟者的肺癌是因为被动吸烟。若年龄≥50岁，香烟暴露量≥20支/d、吸烟年限>20年，其肺癌发生率较高；如果单从烟龄看，吸烟20年就进入肺癌高危期。[1]

2. 有较长时间职业粉尘接触史或家居污染史

各种职业粉尘是发生肺癌的重要危险因子，职业有毒有害物质暴露可增加患肺癌的危险性，工作环境中接触各类粉尘、砷、砷、锡、铅、铜、铁、铬、镍、镉、石棉、苯并芘等会增加肺癌发病率。因此，毫无疑问，较长时间职业粉尘暴露史是导致肺癌的危险因素之一。

一般人1/3时间是在家中度过的，家庭生活主要操持者居家时间更长，居家环境和空气污染同样会严重影响呼吸系统健康，研究已经证实，居住环境的装修污染及室内油烟等空气污染可增加肺癌的发病风险。因此，居家油烟等污染同样是肺癌危险因子之一。[2]

3. 长期肺部慢性炎症状态

这个阶段的主要表现是长期的慢性咳嗽、咳痰，典型者会有痰中带血、胸痛等症状。慢性炎症状态会增加肺癌发病率，譬如，研究已经证实，慢性阻塞性肺疾病(COPD)可以增加患肺癌的风险，是肺癌的重要的独立危险因素，其他慢性炎症状态也类似COPD。

即使是致癌物，也是通过慢性炎症环节诱发肺癌，如研究证实，环境致癌物如砷、镍及苯并芘等可通过刺激、维持肺部微环境慢性炎症状态最终导致肺癌。

4. 有可疑肺癌癌前肺外症状

肺癌肺外症状五花八门，包括头晕、头痛、头颈部或锁骨上窝淋巴结肿大、厌食、乏力、口干、多饮、多尿、高血钙、低氯、低钠、腰背痛、关节疼痛肿胀、杵状指等，最常见的是关节疼痛肿胀、杵状指。虽然肺癌的肺外症状与肺癌癌前病变期的肺外症状是两回事，但是有理由推测，以肺外症状为首发症状的肺癌患者或其他肺癌患者在肺癌发生之前的高危期同样会先期出现肺外症状，当然有可能其肺外症状也相应比较轻、比较隐蔽。因此，对于有吸烟、职业粉尘污染史或肿瘤家族史的人，一旦出现持续、其他病因无法解释的腰痛、关节肿胀或疼痛，甚至杵状指，要警惕是肺癌前期症状。

5. 咽部不适

长期感到咽干、咽部异物感，排除反流性胃食管炎。

6. 长期不明原因的体重异常或热感异常（能量代谢异常），或自汗、盗汗。

7. 长期神疲乏力，或者出现长期不明原因睡眠异常或噩梦、怪梦。

8. 胸部或后背局部的疼痛或麻木。

9. 发现性质不明的肺结节。

影像学检查（胸部 CT、核磁共振、X 射线等）发现肺部有性质不明小结节。

癌性结节的特点是有毛刺、分叶、质地不均匀或呈中间高密度核，可能出现晕轮征，临床发现有此特征，多表明肺癌已经形成了，要尽早确诊。肺癌结节前身多是非癌性的炎症结节，对于早期临床影像学并没有发现明显癌性特征的结节，多提示处于癌前病变阶段。积极、合理的防治有可能逆转其癌变进程。

10. 肺癌特异性标志物指标有一项或两项异常

即癌胚抗原（CEA）、胃泌素释放肽前体（ProGRP）、细胞角蛋白 19 的可溶性片段（CYFRA21 -1）、鳞状细胞癌抗原（SCC）、神经元特异性烯醇化酶（NSE）至少有一项异常。高滴度的肺癌特异性标志物是确诊肺癌的依据之一，但检测值轻微升高并无确切的确诊意义。一般来说，出现低数值的肿瘤标志物，是细胞开始异形化的表现，是慢性炎症及机体抗损伤能力下降的表现，是机体可能进入癌变程序的预警指标。

11. 有肺癌或其他恶性肿瘤家族史

恶性肿瘤本质是基因紊乱疾病，发病后天损伤因素虽然更重要，但确实具有遗传性，且遗传具有随机性，即上辈亲属罹患过某种恶性肿瘤，其下代被遗传的癌基因不一定就是该恶性肿瘤，可以是任何肿瘤的相关基因。肺癌患者下一代发生肺癌的概率增加，其他恶性肿瘤患者下一代发生肺癌的概率也同样增加。

11 项指标中，只要占据 6 项，其异常指征一定涵盖病因、症状、理化检测指标、遗传因素中至少两个方面，就是肺癌高危期了。如果出现了第 9、10 项，即使没有其他指征，也是肺癌癌前病变阶段。因此，必须要强调两点：第一，处于癌前病变阶段的人并不意味着就会 100%发展成肺癌，但是发展成肺癌的概率大大超过普通人；第二，癌前病变期是可以逆转的，此时进行防治，一切都来得及。

(二)这些肺癌标志物非常值得我们关注

肺癌相对特异性的标志物有 5 个。

(1)胃泌素释放肽前体(pro gastrin releasing peptide，Pro-GRP)：可作为小细胞肺癌的诊断和鉴别诊断的首选标志物。

(2)神经特异性烯醇化酶(neurone specific enolase，NSE)：用于小细胞肺癌的诊断和治疗反应监测。

(3)癌胚抗原(carcino-embryonic antigen，CEA)：血清中 CEA 的检查主要用于判断肺腺癌复发、预后以及肺癌治疗过程中的疗效观察。

(4)细胞角蛋白片段 19 (cytokeratin fragment，CYFRA21-1)：对肺鳞癌的诊断有一定参考意义。

(6)鳞状细胞癌抗原(squarmous cell carcinoma antigen，SCC)：对肺鳞癌疗效监测和预后判断有一定价值。CA125 有时也作为肺癌标志物检查。

(三)如何正确预防进入肺癌的高危期

1．纠正不良的生活方式

现在很多人烟不离手，酒不离口，作息也无规律，这些不良的生活方式都会增加肺癌癌前病变的发生概率，所以应戒烟、少酒、不要熬夜，养成规律的生活作息习惯有助于预防肺癌及其他恶性肿瘤。

2．纠正不良的饮食习惯

腌制品、霉变物含有直接致癌物质，尽量不吃这些食物，保持饮食卫生。尽量多吃水果、蔬菜，有助排毒。

3．在温暖、空气清洁处锻炼

增强体质是治未病的一个重要举措，但是也要选择合适的环境进行锻炼，在温暖、空气清洁的地方锻炼是对肺部很好的一种保护措施。

4．构建阳光心态

"怨毒"是癌症发生的一个重要因素，保持愉快乐观的心情，可以有效预防肺癌的发生。

(四)如何识别早期肺癌

肺是人体的呼吸器官，肺的好坏，直接决定人体的健康。但其实肺部很容易受损，不耐寒热，易被邪侵，生活中众多外在因素都会损伤肺脏健康，使其发生病变，甚至是癌变，所以中医上肺又被称为"娇脏"。

肺癌是我国发病率最高的癌症，也是死亡率最高的癌症，每年新发病例约 78.7 万，是对健康和生命威胁最大的恶性肿瘤之一。

男性发病率和死亡率均比女性高，高发年龄为 40～60 岁。

虽然位居群癌之首，但肺癌只要早期发现、规范治疗，80％左右能生存 5 年以上，甚至终身生存。[3]

肺癌的可怕之处在于，和绝大多数癌症一样，95％的早期肺癌没有症状，难以发现，一旦出现症状往往肿瘤已进展到中晚期，这也是肺癌死亡率高的重要原因之一。

1．肺癌的高危人群

(1)年龄超过 40 岁。

(2)吸烟包年数≥30，包括曾经吸烟包年数≥30，但戒烟不足 15 年。

(3)有职业暴露史(石棉、氡、镉、镍、煤烟等)至少 1 年。

(4)患有慢性阻塞性肺疾病(COPD)。

(5)直系家属患有肺癌。

2.早期肺癌的 5 个信号

(1)长期咳嗽

咳嗽一般是肺癌的首发症状,极易被忽视。如果持续咳嗽两周以上,治疗也没有好转,甚至咳嗽变成无痰干咳、痰液里面带有血丝,就要警惕肺癌的可能性。

吸烟或患慢性支气管炎的人群,如果咳嗽突然加重,而且出现尖锐的金属音时,最好去医院检查一下。

(2)痰中带血

当癌细胞侵袭身体组织,会导致毛细血管破裂受损。所以,若在短时间内,痰液持续性出现少量多次的血丝或者血块,就有可能是肺癌。

(3)胸闷胸痛

肺癌早期引起的胸部疼痛比较轻微,如胸口闷痛、隐痛、气急、呼吸不顺等,一般在深呼吸及咳嗽时加重。

如果只是痛几天,可能是劳累过度导致的,若是经过长时间的休息,还是胸痛、胸闷的话,就要提高警惕了。

(4)反复发热

这是肺癌的早期症状中比较常见的一种。肿瘤阻塞气道,导致阻塞性肺炎,出现发热。即使接受治疗之后,能够让发热的症状减退,但是不能根治,很快又会复热。

(5)呼吸困难

少数患者会出现胸闷气短、呼吸困难,这与肿瘤压迫了气管导致气流不畅有关。这一征兆较为危险,必须引起重视。

除此之外,肺癌还有一些其他症状,如声音嘶哑、不明原因的疲乏、体重减轻等,晚期转移至骨骼、脑时会产生骨痛及头痛。

3．导致肺癌的 5 个"凶手"

(1)吸烟

目前认为，吸烟是肺癌最重要的高危因素，烟雾中的尼古丁、亚硝胺、苯并芘和少量放射性元素钋等均有致癌作用。长期大量吸烟者，患肺癌的概率是不吸烟者的 10～20 倍，开始吸烟的年龄越小，患肺癌的概率越高。[4]

被动吸烟也是肺癌的病因之一，如果配偶吸烟，和配偶生活时间越长，患肺癌的可能性也会越大。

(2)职业和环境接触

肺癌是职业癌中最重要的一种，约 10％的肺癌患者有环境和职业接触史。有些职业可能长期接触一些致癌物质，如石棉、石油、沥青、放射性物质、电离辐射等。这些因素都会增加肺癌发病的危险性。

长期接触厨房油烟，患肺癌的风险也比其他人高。这是因为在油炸、煎炒食物时，高温烹调油形成的油烟常含有大量致癌物。

(3)既往肺部慢性感染

如肺结核、支气管扩张症等患者，支气管上皮在慢性感染过程中可能化生为鳞状上皮致使癌变，但较为少见。

(4)家族遗传

肺癌有明显的家族聚集性，若一级亲属患肺癌，其患肺癌的概率比普通人高 2～3 倍。因此，有肺癌家族史的人群应警惕肺癌，最好定期进行排查，以便尽早发现。

4．防病大于治病

(1)戒烟

戒烟是预防肺癌最有效的途径。越早戒烟，肺癌的发病率越低。

(2)职业防护

减少与致癌因子的接触，室内勤通风，工作时佩戴口罩或防护面具，减少有毒物质的吸入。

(3)保护环境

保护环境，减少大气污染，预防肺癌的发生。

(4)科学饮食，健康生活

多吃新鲜果蔬，减少腌制食物的摄入。改正不良生活习惯，保持良好的心态，劳逸结合，多运动，增加身体抗击癌症攻击的能力。

(5)定期体检筛查

高风险人群，建议每年做 1 次低剂量胸部 CT，做到早发现，早治疗。

非高危人群可以根据自身的情况进行评估，认为有必要进行筛查，也可以根据实际情况处理。

(五)这些肺 CT 表现，竟都和"电子烟"有关？

最近有很多十几岁的学生因咳嗽来门诊就诊，询问病史均有吸电子烟的经历，追问其原因，大多认为电子烟"很酷""健康""干净"。

那电子烟是不是真如商家及网络宣传的那样健康呢？其实并不是。电子烟是一种能够蒸发含尼古丁和其他物质混合溶液的装置，由电池、雾化器和控制单元等构成，雾化器中烟液受热后可产生气溶胶，从而使吸入者产生吸卷烟般的快感。

电子烟的烟液中含有乙醛、甲醛、亚硝胺等致癌物和使人成瘾的尼古丁，可对全身各个器官造成伤害；烟液产生的气溶胶较传统卷烟更容易被肺部吸收，其中含有的维生素 E 醋酸酯、甲醛、甘油醚、丙二醇等可使人出现气喘、咳嗽，气道组织损伤，可导致炎症甚至癌变；热线圈加热后可导致砷、铬、镍、铜等重金属中毒引起神经、消化、呼吸和循环系统的损伤；调味剂加热后可产生苯甲醛、双乙酰及对人体有害的自由基；芯吸材料含有二氧化硅吸入肺部可导致硅肺。

电子烟或蒸汽相关肺损伤(EVALI)，为在症状出现前 90 d 内使用电子烟设备和相关产品，且在影像学上表现为肺部浸润的疾病，包括：外源性类脂性肺炎、机化性肺炎、急性嗜酸粒细胞性肺炎、弥漫性肺泡损伤等。

EVALI 诊断标准：

(1)临床症状：如咳嗽、咳痰、呼吸困难及发热和消化道症状等；

(2)超过 90 d 的吸电子烟史；

(3)实验室检查：血常规白细胞、转氨酶、血沉、C-反应蛋白升高；

(4)特征性影像学改变；

(5)排除感染、肿瘤、心脏病、风湿性疾病等其他病因；

（6）支气管镜检查及肺活检病理学符合相关诊断。

因此，我们呼吁社会相关部门对电子烟加强管理，把电子烟纳入烟草管理范围，提高群众对其危害性的认识。

（六）吸烟和不吸烟人群的患肺癌风险比较，差别到底在哪里？

从世界范围来看，肺癌是恶性肿瘤中死亡率最高的疾病，近年来，我国肺癌发病率和死亡率也逐年升高。谈到患肺癌的原因，人们自然而然会想到吸烟。的确，吸烟是肺癌最重要的原因，约 90% 的肺癌与吸烟有关。

可是不少人会有疑问，尤其是一些吸烟的朋友则更会发现下面这些情形：既然说吸烟可能会得肺癌，可是我周围某某不吸烟为什么也得肺癌了呢？为什么某某吸了一辈子的烟最后也没有得肺癌呢？的确，近年来在临床上也观察到不吸烟肺癌患病率的大幅上升，这一点在女性患者中尤其多见，很多女性肺癌患者并没有吸烟史。

吸烟对健康有害，主要是因为吸烟会大大增加患肺癌的概率，这点毋庸置疑，这从国外早些年大规模的临床观察中早就得出了这样的结论，其中，最经典的是 1951 年英国医学协会对英国医生进行的吸烟习惯的研究，此研究对这些医生进行了 50 年的观察，发现吸烟明显增加了肺癌发病率，不仅仅是肺癌，吸烟还增加了心肺疾病、慢性阻塞性肺疾病和血管疾病的发生率。男性吸烟患肺癌的概率是不吸烟者的 23 倍，女性是 13 倍。

被动吸烟，也就是二手烟也会大大增加患肺癌概率，这一点已经得到国外疾控中心的证实。长期吸二手烟可引起肺癌、哮喘、心脏病、呼吸道疾病，以及婴儿猝死综合征等多种疾病。

除此之外，你是不是也会发现一个吸烟者即便是没有吸烟也觉得他身上会有烟味，一个经常有人吸烟的汽车内，即便很长时间没有人吸烟也总觉得有烟味，这就是这些年来比较重视的"三手烟"。有鉴于此，强烈支持公共场所禁烟。

可能部分人会认为吸烟是一种自由，但是对于儿童、孕妇等特殊人群，为保护家人健康，吸烟者需提高应有的责任感。

吸烟有害，吸烟就会得肺癌吗？

吸烟不一定得肺癌，不吸烟也可能会得肺癌。因为癌症是多个因素综合作用的结果，有内因，有外因，还有"运气"，吸烟只是其中的一个重要因素，但这是最重要的一个因素，是一个你可以控制的因素。吸烟、不吸烟都有可能得肺癌，那么接下来两个科学问题来了：

(1)吸烟与不吸烟，得的肺癌是一种吗？

(2)吸烟肺癌患者与不吸烟患者，治疗方式和治疗效果一样吗？

虽然都是肺癌，表面看起来相似，但吸烟肺癌患者和不吸烟肺癌患者所患癌症类型不同。首先，从病理类型上来说就不一样，肺癌一般来讲主要分为4种病理类型：腺癌、鳞癌、小细胞癌和大细胞癌，其中前两种最为多见。而之前谈到的近年不吸烟肺癌患者发病率增多，主要是腺癌患者。除此之外，更重要的是吸烟者的肺癌和不吸烟者的肺癌在基因突变水平有巨大差异。

1. 吸烟者所患肺癌存在更多的突变

现代肿瘤学认为，癌症是基因突变的产物，癌症发生是突变逐渐积累的过程。最新的研究结果第一次系统性地对比了吸烟和不吸烟肺癌的 DNA，发现了惊人的结论：虽然肺癌表面看起来很相似，但吸烟者肺癌中基因突变的数目是不吸烟者中的 10 倍还多。[3]

正常细胞基因组如果是整整齐齐排队的队伍的话，那么不吸烟肺癌细胞基因则像是拥挤的火车站的人流一样无序；而吸烟患者肺癌细胞可能变成了爆炸后的现场，一片狼藉。

这么多的突变来自哪里？

第一，烟雾中含有超过 50 种强致癌物质。它们是能诱导基因突变的化合物，不同化合物可能会造成不同的基因突变。

第二，烟雾对肺的损伤很大，会导致组织损伤，严重会使细胞坏死。修复的主要办法就是诱导有分化潜能的细胞生长分裂，产生新细胞来弥补受损组织。长期吸烟就是反复的"损伤—修复—损伤—修复"的过程。但不是所有的损伤都能够得到有效修复，也不是所有的修复都准确无误，任何一次生长分裂都有产生新突变的可能性，也会积累大量的基因突变。

第三，基因突变较多的细胞更容易获得生长上的优势。如果一个细胞存在的突变较多，那么这个细胞更容易增殖，也就是比别的细胞生长更快，繁殖更多，以至于形成优势细胞，所以这种存在多个突变的癌细胞易形成肿瘤。

突变说了这么多，这关系到什么？那就是肿瘤的难治性：癌症基因突变越多，对药物产生抗性的能力就越强。

举个例子，癌细胞的抗药性和细菌的抗药性作对比，都是细胞（细菌）在环境压力下进化出了新的功能，来规避药物对它的攻击。

正常细胞要进化出新的功能是非常困难的，而突变较多的肿瘤细胞好像一个人拥有了各种各样的能力，有的可能对生长有帮助，有的可能对抗药性有帮助，而这多种的能力本身就使抑制或消灭癌细胞变得困难，癌细胞总是能通过自身的各种突变来影响药物的疗效。

这就好比一个输水管出了漏口，如果是一个的话可能很好修，但是如果这条水管上密密麻麻都是漏口，修补可能就无从下手。含有多种突变的肿瘤细胞也是这样，多个改变使治疗失去针对性。因此，绝大多数肺癌靠药物极难根治，不论是化疗还是靶向治疗，复发率都非常高。

2. 吸烟和不吸烟者肺癌的基因突变种类不同

两种肺癌不仅是突变的数目不同，更重要的是突变的类型也不同。对于每个癌症，虽然都有十几到几千个突变，但是其中通常都有一个主要的突变，对癌症生长起到至关重要的作用，翻译为"驱动突变"或"司机突变"，因为这些主要突变控制了癌症的发展和走向。肺癌中发现了很多"驱动突变"，目前研究比较透彻，也是最重要的"驱动突变"基因有 3 个：*EGFR*、*KRAS* 和 *ALK*，吸烟者肺癌中主要是 *KRAS* 突变，而不吸烟者肺癌则主要是 *EGFR* 和 *ALK* 突变。[3]

我们刚才说的 3 种基因突变，临床研究发现，对于 *EGFR* 和 *ALK* 突变，近几年开发出了多个疗效非常不错的新型靶向药物治疗，而 *KRAS* 突变目前没有特效药。这类靶向药物在患者身上效果比化疗好，更重要的是没有普通化疗那种骨髓抑制等严重不良反应，因此，使用靶向药物的 *EGFR* 和 *ALK* 突变肺癌患者生活质量和存活率远超 *KRAS* 突变的肺癌患者。

靶向治疗以其不良反应小，对突变患者有效率高获得青睐，尤其是对于那些身体状态不佳的患者，可能如果没有靶向治疗药物就无法接受常规抗肿瘤治疗。当然，随着技术的进步，未来也可能会有针对 *KRAS* 突变的药物问世，但是目前患者这类治疗还存在困难。

不吸烟肺癌患者固然不幸，但有超过 50％ 都含有 *EGFR* 或 *ALK* 突变，有多种新型靶向药的帮助，加之这些患者癌症的基因突变数目比较少，产生抗药性可能会比较慢。综合这两点，目前，*EGFR* 和 *ALK* 突变的不吸烟肺癌患者是在肺癌中最有希望和癌症长期共存、把癌症变为慢性疾病的人群。

当然，基因突变多的肺癌在治疗上也并非完全没有希望。

最新研究的免疫治疗药物就对含有突变较多的鳞癌更有效。我们打个比方：正常细胞与肿瘤细胞之间如果差异越大，越容易被人体免疫系统识别，如果一两个基因的突变，那么肿瘤细胞的差异与正常细胞差异就会比较小，不容易被免疫系统识别，如果有成百上千个基因都突变了，那么这个细胞的样子可能就和正常细胞差太多了，免疫系统就会很容易识别，所以在这方面含有多量突变的肿瘤就对免疫调节药物反应更好。

从这里我们也可以看到，两种肺癌治疗方法不同，根本原因在于基因突变的不同，不吸烟肺癌治疗更容易，效果也更好。

总之，第一，不吸烟的肺癌患者疗效更好，预后更好；第二，为了不得肺癌，我们应该不吸烟；第三，为了自己周围的人，请大家不要吸烟。

从我开始，从今天开始，戒烟才是最好的选择。

JAMA Oncology 报道了一篇美国非小细胞肺癌（NSCLC）最新流行病学数据的报告。报告显示，2010—2017 年，美国 NSCLC 发病率从 46.4/10 万降至 40.9/10 万。与此相比，我国肺癌的发病情况却仍呈现上升趋势且不容乐观。[5]

据《2015 年中国恶性肿瘤流行情况分析》报道，2015 年，全国新发恶性肿瘤病例数约为 392.9 万例，其中，肺癌新确诊患者总数为 78.7 万例，死亡人数约为 63.1 万例，年发病率为 57.26/10 万，肺癌年死亡率为 45.87/10 万。不仅如此，全国多个地区的癌症登记报告均显示，肺癌是发病率最高的癌症，是我国毫无争议的第一大癌。[6]

而根据国际癌症研究机构（International Agency for Research on Cancer，IARC）发布的 2020 年《全球癌症统计报告》显示，2020 年，中国肺癌新发病例数达 82 万，死亡病例数达 71 万，是我国癌症防治所面临的重大挑战之一。

（七）手术治疗——简单、粗暴、有效

对于肿瘤的治疗，我们常常能听到一句话："手术治疗是唯一能治愈某种肿瘤的方法"。虽然近年来抗肿瘤治疗药物发展迅速，但对于绝大多数肿瘤患者而言，手术治疗这一看似"简单粗暴"的治疗方法，却是其得到根治的唯一方法，是恶性肿瘤治疗中最重要的方法。对分期为Ⅰ、Ⅱ期的早期患者及部分符合手术条件的局部晚期患者，以手术为主的综合治疗是临床首选的治疗模式，患者有望实现长期生存和治愈。

胸腔镜技术 20 世纪 90 年代就已进入我国，但早期发展缓慢，随着技术不断发展，当下绝大多数胸外手术都会用胸腔镜，伴随着我国肺癌筛查工作的不断完善，越来越多的早期患者通过手术得到了治愈。

以电视辅助胸腔镜（VATS）为例，其具有损伤小、恢复快等特点，目前已逐渐成为早期 NSCLC 手术治疗的主流治疗方法，而随着手术技术的不断发展，治疗药物的不断进步，越来越多的患者也争取到了手术治疗的机会，除Ⅰ、Ⅱ期等早期 NSCLC 外，部分中期及局部晚期患者也有了得到手术根治的可能。

（八）切掉 1 个肺叶，对肺功能究竟会有多大影响？

目前，针对肺癌的标准手术治疗，是肺叶切除术。那就意味着，只要 1 个肺叶中长了 1 个癌结节，那为了彻底的根治，就必须完整地把整个肺叶切除。而 1 个人，只有 5 个肺叶，左边 2 个，右边 3 个。

每次术前谈话，只要提起这个事，从患者到家属都很慌。一方面，为了治疗效果，不得不切；但另一方面，患者担心少了 1 个肺叶，出院以后的生活可怎么办。切了 1 叶肺，肺功能会丢多少？还能恢复吗？将来对日常生活影响有多大？

1. 丢 1 个肺叶，肺功能会丢多少？

肺叶是由不同的亚段组成的，不同的亚段所承担的肺功能相当。为通俗起见，下文将晦涩的亚段，改称为呼吸单位。因此，含呼吸单位数量越多的肺叶，它的肺功能占比就越多。

举个例子，橘子瓣大小接近，但是瓣数越多的橘子往往越大。这里面，不同肺叶的呼吸单位数目如下。

右侧：右上肺 6 个；右中肺 4 个；右下肺 12 个。

左侧：左上肺 10 个；左下肺 10 个。

左上肺，包括固有段 6 个亚段，舌段 4 个亚段。

算下来，一个人总共有 42 个呼吸单位。

那么，我们就可以算一下切掉 1 个肺叶会丢失多少肺功能了。

例如，切掉 1 个左上肺叶，丢掉的是 10 个肺单位，那么手术以后预测肺功能占术前的比例就是：$(42-10)/42=76.2\%$。其他肺叶也是这个算法。

2. 肺功能还能恢复吗？

要知道，身体在面对各种损伤的时候，会开展各种补救措施进行修补，这种补救机制，叫作代偿。何为代偿？一指代为偿还；二指由原器官的健全部分或其他器官代替补偿功能或结构发生病变的器官。例如，眼睛失明，双耳就会很敏锐；右手不行，左手就会变得很灵活。

在生理条件下，切掉的肺虽然不能再生，但身体会为这种损失开展代偿。在这个目的驱使下，身体剩下的肺组织会进一步膨胀，来填补切除肺叶以后的缺损空间。但是，这需要一个过程。

一般来说，手术急性创伤的恢复需要 2 周时间；身体的代偿活动，会在术后 2 周以后逐渐开始。

3. 不同肺叶切除，身体代偿有区别吗？

因为不同肺叶之间的呼吸单位数量之间悬殊很大，切的肺叶不一样，那具体的丢失和恢复情况应该也不一样。例如，右下肺 12 个肺单位，而右中肺只有 4 个肺单位。那到底如何呢？

在一项研究中，作者纳入 104 例接受微创肺叶切除的患者，在术后 3 个月、6 个月及 12 个月随访检查其肺功能水平。同时，基于切除的呼吸单位数目，计算每个患者的术后肺功能预测值。比较发现，肺功能的实测值均高于预测值。其中，术后 3 个月高 8%，术后 6 个月高 11%，术后 12 个月高 13%。那就意味着，1 年下来，每个患者因为代偿重获的肺功能将达到基础值的 13%。而进一步分析发现，不同肺叶之间的代偿水平是不一样的。[7]

左肺：左上肺切除后，身体代偿 10%；左下肺切除后，身体代偿 21%。

右肺：右上肺切除后，身体代偿水平 4%；右中肺切除后，身体代偿

3%；右下肺切除后，身体代偿 26%。

此处的代偿百分比，是以术后预测肺功能为参照，而不是术前肺功能。

4. 不同肺叶切除，术后 1 年肺功能有区别吗？

我知道，大家关心的不是身体的代偿情况。而是，如果我切了 1 个肺叶了，那么等我身体完全恢复后，我的肺功能还能剩多少？

计算方法也很简单，1 年后的肺功能＝切除肺叶丢失的肺功能＋1 年内身体代偿所补充的肺功能。

5. 总　结

肺部手术以后的恢复期，应该可以分为 3 个阶段。

(1)第一个阶段，是从手术直到术后 2 周

这段时间，身体处于修复手术的急性损伤期，并未开启代偿机制。因此，不建议进行恢复性体力训练，安心休养直至痊愈才是首要任务。

(2)第二个阶段，是从术后 2 周直到术后半年

这段时间，身体开始开启快速的代偿机制。这段时间的训练方法，很像健身过程，一方面以合理的锻炼告诉自己的身体，你的肺功能还需要进一步改善，另一方面则以充足的营养供应来确保肺功能能够改善。在体力活动方面，建议循序渐进，可以从散步开始，逐渐增加散步的区域和时间，甚至快步走。

(3)第三个阶段，是从术后半年及其以后

这段时间，肺功能基本稳定，可以逐步摸索自己的活动上限，在这个范围内开展积极的体力活动。因为此时肺功能已经基本达到术前 90% 的水平，因此，可以开始尝试那些相对剧烈的运动方式，包括跑步、游泳及球类运动。

所以，切掉一个肺叶不用担心，虽然长不回来，身体还是有办法代偿修复的。

所以，切掉一个肺叶不要心急，修复期很长，注意多吃、多动、多休息。

(九)胸外科围手术期如何进行肺功能锻炼？

手术是胸外科很多疾病的重要治疗手段，良好的肺功能是保障手术顺利开展的必要因素，而肺功能受损的患者会增加围手术期并发症的风险，并影响远期生活质量和预后。

因此，术前我们除了要对患者进行肺功能评估以外，也需要指导患者进行适当的肺功能锻炼以保证手术的安全进行，术后的患者也需要尽早开始肺功能锻炼以及气道管理，以减少并发症的发生，加快术后的肺复张、肺功能的恢复。

常用的肺功能锻炼方法有哪些呢？

1. 缩唇呼吸

第一步：从鼻孔吸入空气，嘴唇紧闭。第二步：撅起嘴唇，慢慢呼气，如同吹口哨。

方法：练习在嘴唇半闭（缩唇）时呼气，类似于吹口哨的嘴型。

原理：这个方法可在气管支气管内产生压力差，防止细支气管由于失去放射牵引和胸内高压引起的塌陷。

要点：吸气小，呼气长。可以避免气道塌陷而帮助控制呼气。

适用：基础肺功能较差的患者，也同样适用于术后，可以帮助患者肺复张和肺功能恢复。

2. 腹式呼吸

方法：吸气时，采取仰卧或舒适的坐姿，可以把一只手放在腹部肚脐处，放松全身，先自然呼吸，然后慢慢吸气，最大限度地向外扩张腹部，使腹部鼓起，胸部保持不动。呼气时，腹部自然凹进，向内朝脊柱方向收，胸部保持不动。最大限度地向内收缩腹部，把所有废气从肺部呼出去，循环往复，保持每一次呼吸的节奏一致。

原理：腹式呼吸是让横膈膜上下移动。由于吸气时横膈膜会下降，把脏器挤到下方，因此肚子会膨胀，而非胸部膨胀。呼气时横膈膜将会比平常上升，因而可以进行深度呼吸，吐出较多易停滞在肺底部的二氧化碳。

要点：由鼻慢慢吸气，鼓起腹部，每口气坚持 10～15 s，再徐徐呼出，每分钟呼吸 4 次。腹式深呼吸锻炼每天 5～30 min 为宜，也可与胸式呼吸相结合。

适用：基础肺功能较差的患者，也同样适用于术后，可以帮助患者肺复张和肺功能恢复。

3. 吹气球锻炼

方法：选择一个大小、厚度、弹性适中的气球。先深吸一口气，然后稍微屏住呼吸，对着气球口，缓慢地把气体吹入气球，一直到刚才深吸气的气体都被吹出，直到吹不动为止。

原理：能把肺部的多余空气完全排出体外，从而能够有效地增强肺活量。

要点：鼻子吸气，嘴巴吐气。吹气球时需要确认嘴巴包紧气球口，以免漏气，完成 1 次练习的时间控制在 3～4 s，强调缓慢吹气，不能贪快。每天重复练习 3～4 次。

适用：术前术后均适用。

4. 主动循环呼吸技术

方法：包括 3 个动作：平静呼吸、扩胸、用力哈气。可以三个动作灵活组合使用。可以是：扩胸→平静呼吸→哈气→平静呼吸，也可以是：扩胸→平静呼吸→扩胸→平静呼吸→哈气→平静呼吸→哈气→平静呼吸。

平静呼吸：常用半卧位或坐位，能让呼吸肌放松，减少呼吸困难，提高肺容积。正常呼吸 3～4 次后放松。

扩胸：缓慢深吸气，吸气末屏气 3～5 s，然后放松呼气。可以做 3～4 次。

用力哈气：保持嘴和声门（喉咙）开放，用力呼气，发出"哈"的声音。此动作可以加快呼气流速，促进痰液排出。

原理：这是一组特定的呼吸练习方法，属于呼吸训练中气道廓清技术的一种，旨在去除支气管中多余的分泌物。

要点：每次锻炼 10 min 左右。咳嗽剧烈、呼吸困难、气道痉挛的情况可以增加平静呼吸时间。

适用：术前术后气道分泌物多的患者，尤其适用于术后排痰困难的患者。

5. 心肺功能锻炼

适当爬楼训练、慢跑、打太极拳，能同时锻炼心肺功能。

要点：运动场合选择空气流通好的地点。运动量量力而行，以不累、不挑战身体极限为标准，循序渐进。爬楼时以向上爬楼为主，下楼时尽量坐电梯减少膝盖受损。如果出现明显的胸痛、难以忍受的呼吸困难、冒虚汗、面色苍白，就要停止测试；如果在近 1 个月内有过心绞痛、心肌梗死、心动过速、严重的高血压（舒张压＞100 mmHg，收缩压＞180 mmHg），或其他危险因素，如骨关节疾病、神经系统疾病导致行走困难等，也不推荐进行此类锻炼。

适用：一般情况好，无严重基础疾病的患者。同样适用于术后恢复期患者。

6. 气道管理

除了肺功能锻炼、气道分泌物排出等锻炼方法外，术前建议戒烟 1～2 周，避免接触有毒有害气体，以改善气道环境。如存在气流受限、肺通气功能下降的情况（$FEV_1/FVC＜70\%$），可以先吸入长效支气管扩张剂，如噻托溴铵、欧乐新等改善肺通气功能。如合并有肺部感染，需先使用药物控制感染，同时，有条件的患者还可以雾化吸入支气管扩张剂、化痰药等湿化、扩张气道。

做好这些呼吸功能锻炼，可以使手术患者呼吸更轻松，大大改善生活质量和远期预后，也可以让原本肺功能较差不能耐受手术的患者重新获得手术机会。

(十)肿瘤患者术后饮食指导

肿瘤手术之后，并不意味着一切万事大吉了。相反，手术的结束，才是许许多多磨难历程的开始。

良好的术后管理，需要有充足的氧气供应、充足的营养支持和充足的睡眠休息。

其中，充足的氧气供应，是通过有效的咳嗽实现的。而充足的营养支持，则与饮食管理密切相关。

正常成年人每日每千克体重约摄入 84 kJ 能量，以保证日常供应。而术后，为了保证伤口愈合，则需要积极摄入更多的热量，约 126～147 kJ/(kg·d)，术后一旦能量摄入不足，必定会影响伤口愈合速度，进而导致一系列并发症。

此时的饮食控制应该以"吃得好、吃得健康、吃得清淡"为原则。

吃得健康，即均衡饮食。其中重要的一点就是，在摄入足够的蛋白的同时，还要摄入足量的蔬菜。蔬菜中膳食纤维含量丰富，术后有一部分患者容易出现胃肠蠕动减慢，此时多摄入纤维素有助于大便成形，有助于早期排便，实现快速康复。

吃得好，并不等同于吃得贵。许多营养丰富的食物并不见得就非贵不可。

吃得好，应该包括两点要求，第一好吃、第二有营养。

之所以要求好吃，那是因为，只有好吃，患者才能多吃。而什么样的食物可以称为有营养呢？应该含有充足的蛋白质，包括鱼肉、羊肉、牛肉以及猪肉等。需要强调的是，仅仅摄入各种汤汤水水是远远不够的。

吃得清淡，应该包括两点，即避免辛辣和油腻饮食。

之所以避免辛辣，是因为全麻手术，术前往往需要禁食数小时，手术当日又往往不能进食，此时胃肠空虚，摄入辛辣食物可能会引起胃肠不适，对关键的围手术期康复造成不利影响。

之所以避免油腻饮食，是因为肿瘤手术往往会清扫淋巴结，这个过程中会对淋巴管造成损伤，术后早期，在淋巴管尚未完全闭合之前，摄入大量的油腻食物，可能导致乳糜池压力增高，淋巴管渗出增多，导致引流管拔除延迟，康复速度延缓。

因此，围手术期应该充分摄入各种肉类，但是应尽量选择精瘦肉，即便煲汤，也应该尽量撇去汤最表面那层浮油后再食用。

总而言之，在注意风味，多吃肉、多吃菜的基础上，尽量清淡饮食。

（十一）放射治疗——隐形的手术刀

放射治疗至今已有百余年的发展历史，随着学界对肿瘤生物学行为认知的深入及治疗理念的更新，放疗与手术、药物治疗一起构成肿瘤治疗的 3 大手段，被誉为"隐形的手术刀"。放疗是重要的局部治疗手段，约 $60\%\sim70\%$ 的肿瘤患者在疾病不同时期，因不同需求而选择接受放疗。

对于不可手术的早期 NSCLC，立体定向放射治疗（SBRT）是其目前优先级较高的治疗方案。

同时，同步放化疗也是Ⅲ期不可切除 NSCLC 治疗的基石，研究显示，同步放化疗可显著延长局部晚期患者生存期，ASCO 大会进一步报道了 PACIFIC 研究最新数据，不可切除Ⅲ期 NSCLC 接受同步放化疗后，进行 PD-L1 抑制剂度伐利尤单抗巩固治疗，患者中位 OS 达 47.5 个月，5 年 OS 率为 42.9%，中位 PFS 为 16.9 月，5 年 PFS 率 33.1%。[8]

(十二)系统性治疗——晚期患者的曙光

对于晚期 NSCLC 患者来说，全身系统性治疗目前是其主要治疗方式。随着人们对于肿瘤认识的不断提高，靶向治疗药物、免疫治疗药物应运而生，这也带动了肿瘤精准治疗的发展。

1. 靶向治疗

随着肿瘤分子生物学的快速发展，肿瘤分子靶向治疗已经应用于临床，并越来越受到认可。靶向治疗是一种以肿瘤细胞的标志性分子为靶点，通过干预细胞发生癌变的环节以治疗肿瘤的一种抗肿瘤治疗方法。

目前，已发现的肺癌的驱动基因已达数十种(*EGFR*、*ALK*、*ROS*1、*HER*-2、*MET*、*RET*、*KRAS*、*NTRK*、*BRAF* 等)。针对不同驱动基因已有相关药物上市或正在研发当中。本节就非小细胞肺癌常见的突变位点及分子靶向治疗现状进行梳理。

(1)*EGFR*

EGFR 突变在亚裔、女性、腺癌、既往少量或无吸烟史等临床患者中常见。肺腺癌患者中，约有 15% 的白种人和 30%～50% 的东亚人拥有 *EGFR* 基因突变。而对于那些无吸烟史的东亚人，比例高达 50%～60%。

目前，针对 *EGFR* 基因突变的靶向药相对较多。

一代靶向药：代表药物有吉非替尼、厄洛替尼、埃克替尼，这些药物与靶点的结合并不牢固，是可逆的。

二代靶向药：代表药物主要有阿法替尼和达克替尼，特点是与 *EGFR* 靶点的结合是不可逆的，可永久性地锁住靶点。对于某些靶点，二代 EGFR-TKI(酪氨酸激酶抑制剂)比一代更有效，如 G719X，L861Q 和 S768I；另外，二代比一代的作用靶点更为广泛，不仅可以抑制 HER-1(EGFR)，还可以抑制 HER-2。

三代靶向药：代表药物主要有奥希替尼和阿美替尼。一、二代 EGFR-TKI 应用一段时间后，往往会发生获得性耐药，其中最主要的原因是 *EGFR* 基因上发生 T790M 突变，而三代药物如奥希替尼可以克服 T790M 导致的耐药。另外，奥希替尼对一、二代 EGFR-TKI 的敏感位点也同样有效，并且对脑转移效果较好。

三代靶向药耐药的原因相对复杂，主要有 MET 扩增、HER-2 扩增、BRAF 突变、C797S 突变、小细胞肺癌转化等。其中，C797S 继发性突变是奥希替尼耐药的主要原因之一，可占 15%。另外，对于 EGFR 突变一线靶向治疗耐药的患者还可以尝试联合化疗、放疗、免疫治疗等手段。

（2）ALK

ALK 最早在间变性大细胞淋巴瘤（ALCL）的一个亚型中被发现，因此定名为间变性淋巴瘤激酶（anaplasticlymphoma kinase，ALK），属于受体型蛋白酪氨酸激酶。肺癌患者 ALK 基因重组并不多见，仅占 NSCLC 的 4%～7%；它更容易出现在既往少量或无吸烟史和年轻的患者身上。

目前已经上市的 ALK-TKI 包括一代的克唑替尼；二代的塞瑞替尼、阿来替尼、布加替尼、恩沙替尼；以及三代的劳拉替尼。

克唑替尼治疗 ALK 阳性的 NSCLC 客观缓解率达 60%，无进展生存期为 8～10 个月，显著改善并延长的总生存期。克唑替尼耐药后，后续还有二代、三代的 ALK 抑制剂。最近的发现三代 ALK 抑制剂劳拉替尼耐药后，患者如果是存在 L1198F 导致的耐药，可以重新用回克唑替尼。对于中枢神经系统存在转移风险的患者，推荐优先使用二代药物阿来替尼、布加替尼等。目前研究显示，一线应用阿来替尼，进展后应用劳拉替尼可能会获得更长的生存时间。

（3）ROS1

ROS1 是 1982 年在 UR2（曼彻斯特大学肿瘤病毒 2）鸟肉瘤病毒中发现的一种具有独特致癌作用的病毒原癌基因。2007 年首次在肺腺癌患者中分离出 ROS1 重排，ROS1 阳性占 NSCLC 患者比例约为 2%～3%。

ROS1 融合较多见于年轻（50 岁以下）、没有吸烟史、组织学类型属于肺腺癌的女性患者。另外，ROS1 突变具有较强的排他性，极少与 EGFR 突变同时出现（0.5%），很少与 KRAS 突变同时出现（1.8%），基本不会与 ALK 突变同时出现。

对于 ROS1 突变的转移性 NSCLC，克唑替尼、色瑞替尼都是标准一线疗法。克唑替尼的有效率高达 70%～80%，中位无进展生存期为 19.2 个月，但克唑替尼无法通过血脑屏障，对于脑转移患者疗效较差。色瑞替尼对于 $ROS1$ 突变的肺癌患者，有效率高达 62%，对于此前未接受过克唑替尼治疗的患者，中位无进展生存期为 19.3 个月，对于曾接受克唑替尼治疗、但疾病持续进展或耐药的患者，中位无进展生存期仍可达到 9.3 个月。

同时，色瑞替尼也可以通过血脑屏障，包括使用克唑替尼耐药的患者。除此之外，还有一种广谱抗肿瘤靶向药恩曲替尼，对 ROS1 阳性肺癌患者同样有效。研究显示，对于 $ROS1$ 基因突变的 NSCLC，恩曲替尼的有效率为 77%。并且，相比克唑替尼，恩曲替尼也能够通过血脑屏障，对于发生脑转移的患者治疗总缓解率为 55.0%。

如果患者对克唑替尼、色瑞替尼都产生了耐药，美国 NCCN 指南推荐用三代的 ALK 抑制剂劳拉替尼继续治疗。当劳拉替尼也耐药时，洛普替尼可作为三线保底药品，但购药便利性仍是难题。假如无法获取洛普替尼，那么卡博替尼也可以考虑，但是要注意药物不良反应。

(4) $BRAF$

$BRAF$ 基因是一种重要的原癌基因，位于第 7 号染色体的长臂上(7q34)，编码 B-RAF 蛋白。在 NSCLC 患者中，约有 1%~3% 的患者有 $BRAF$ 突变，但 V600E 突变类型约占整个 $BRAF$ 突变的 50%。这些患者急需适合的治疗，因为 $BRAF$ V600E 突变肿瘤恶性程度更高，更容易导致较差的预后结果。

$BRAF$ 突变有 3 个功能类别：1 类 $BRAF$ V600 突变不依赖 RAS，并以单体形式促进下游信号传导。$BRAF$ 非 V600 突变分为 2 类和 3 类突变：2 类突变不依赖 RAS，并以二聚体形式促进下游信号传导；3 类突变增强了与 RAS 的结合，并作为 RAS 依赖的二聚体促进下游信号转导。

目前，在 $BRAF$ 突变的研究中，维罗菲尼对于 V600E 突变的治疗可以达到 42% 的有效率，但对于 $BRAF$ 的非 V600E 突变治疗均无效。而达拉菲尼单药对于 V600E 突变的治疗只有 33% 的有效率，没有达到靶向药物的有效率期望值(≥50%)。

达拉菲尼联合曲美替尼疗法是一种针对有 $BRAF$ V600E 突变的癌症患者的治疗方法，二者分别靶向 RAS/RAF/MEK/ERK 通路中丝氨酸/苏氨酸激酶家族 BRAF 和 MEK1/2 中的不同激酶，适合治疗涉及这一通路的 NSCLC、黑色素瘤肿瘤，并且两药同时使用的效果比单独使用其中一种要好。2020 版 CSCO 诊疗指南也将双靶联合治疗列入 BRAF V600E 阳性的黑色素瘤、结直肠癌及肺癌的推荐用药。

（5）*HER*-2

NSCLC 中 *HER*-2 变异主要有两种形式。

一是 *HER*-2 基因扩增，可以通过 FISH 检测和免疫组化确定（3 个加号）（*HER*-2 在肺腺癌里的扩增频率是 2%～5%，*HER*-2 基因扩增更多地发生在吸烟的男性患者群体）。

二是 *HER*-2 基因激活突变（*HER*-2 基因突变在肺腺癌出现的频率是 2%～3%，而在 EGFR/ALK/ROS1 均阴性的 NSCLC 中，突变率高达 6.7%，*HER*-2 基因突变更多发生在不吸烟的女性患者群体）。常见的形式就是 20 号外显子突变，以 p. A775 _ G776insYVMA 多见。NSCLC 中几乎很少同时存在 *HER*-2 基因扩增和 *HER*-2 基因突变的情况。

继曲妥珠单抗在 *HER*-2 过表达（IHC 3＋）和（或）扩增乳腺癌中的成功历史之后，NSCLC 中 *HER*-2 靶向药物的开发主要集中在靶向 IHC 检测的蛋白表达或 FISH 检测的 *HER*-2 扩增上。对于 NSCLC 患者，如果是 *HER*-2 扩增，而且扩增倍数较高，可以使用曲妥珠单抗联合化疗方案。对于 *HER*-2 突变的 NSCLC 患者，赫赛汀治疗效果不佳。以往可使用药物多为阿法替尼、阿法替尼联合西妥昔单抗，近几年，T-DM1、DS-8201、吡咯替尼、波奇替尼也成为新秀之选。

特别提出：T-DM1（Kadcyla）是将曲妥珠单抗与一种干扰肿瘤细胞生长的药物 DM1 相结合组成的新药，一头是靶向 *HER*-2 的单抗——曲妥珠单抗，另外一头是一种传统的化疗药——美登素（这是一个抑制微管聚集的化疗药，类似于长春新碱或者紫杉醇）。

一项Ⅱ期临床试验入组了 18 例 *HER*-2 突变的晚期肺癌患者［全部 18 例患者具有均为肺腺癌、非吸烟者和女性为主（72%）的临床特点］，接受标准剂量的 T-DM1 治疗，有效率为 44%，中位无疾病进展生存时间为 5 个月，疗效维持时间较长的患者已经超过 1 年。

（6）*KRAS*

KRAS 是 *RAS* 基因家族的一员，*RAS* 基因家族有 3 种——*H-RAS*、*K-RAS* 和 *N-RAS*，其中，*K-RAS* 对人类癌症的影响最大。*KRAS* 基因常见的突变位点有 2 号外显子的 12 号密码子和 13 号密码子、3 号外显子的 61 号密码子，其中有 7 个突变热点：G12C、G12R、G12S、G12V、G12D、G12A、G13V/D，占 *KRAS* 基因总突变的 90% 以上。*KRAS* 突变在吸烟者中较为常见，其突变率在 NSCLC 中约为 15%～25%，在肺腺癌中约为 25%～30%，在腺鳞癌中突变率约为 3.8%，在肺鳞癌中罕见。*KRAS* 基因突变被认为是 NSCLC 患者的不良预后。

首个概念性的 KRAS G12C 抑制剂是 ARS-1620。但其后的 AMG510 才是具有里程碑意义、首个具有临床应用价值的 KRAS G12C 抑制剂。AMG510 是特异性、不可逆的小分子抑制剂。该药在前期临床试验中，在复发难治 NSCLC 中总有效率（ORR）达到 50%（NCT03600883），主要的不良反应为腹泻、恶心；扩展组未见剂量限制性毒性。2021 年 5 月 28 日，AMG510 获 FDA 批准，提前上市。

虽然靶向 KRAS G12C 抑制剂已经显示出良好的抗肿瘤活性，但大多数的 *KRAS* 突变（如 KRAS G12D、KRAS G12V 等）仍然缺乏有效的靶点抑制药物。因此，针对 KRAS 肿瘤的靶向治疗研究的探索还包括抑制 *KRAS* 下游效应分子、抑制 KRAS 膜相关亚细胞定位、识别联合致死伴侣等许多尝试。如靶向 RAF-MEK-ERK 通路（索拉非尼）、靶向 PI3K-AKT-mTOR 和 KRAS-RHOA-FAK 通路、HSP90 抑制剂等。

（7）*RET*

RET 基因融合通常出现在约 2% 的 NSCLC、10%～20% 的乳头状甲状腺癌（PTC）及 <1% 的其他癌症中。*RET* 融合在年轻患者中更为常见，特别是年轻的非吸烟肺腺癌患者，其发生率高达 7%～17%。*RET* 基因可以与 CCDC6、KIF5B、NCOA4 和 TRIM33 等易位融合，其中，KIF5B 是最主要的融合基因，有 7 种突变形式。这一突变导致的 NSCLC 患者出现脑转移的风险比较高，有研究认为这个比例在 50% 左右。

NCCN 指南建议凡德他尼和卡博替尼用于 RET 阳性的 NSCLC 患者。有

研究显示，仑伐替尼对 RET 融合的肺癌患者也有较好的疗效，具体结果：25
例 RET 融合肺腺癌患者，仑伐替尼 24 mg，每天 1 次，空腹或随餐口服，12
例（48%）肿瘤缩小，其中，4 例部分缓解（其中，1 例接受过其他 RET 抑制剂
治疗），客观有效率为 16%，疾病控制率为 76%，中位无进展生存期 7.3 个
月，总生存期数据不成熟。12 例肿瘤缩小患者的有效时间均超过 23 周。[9]另
外，一些新药如 RXDX-105、LOXO-292 和 BLU-667 等仍在研发或临床试验
当中。

(8)*MET*

MET 外显子 14 突变多发生于 NSCLC，其中，在肺腺癌中发生率约为
3%，在肺鳞癌中的发生率略高于 2%，在化疗耐药的肺肉瘤癌中则高达
32%。此外，*MET* 外显子 14 突变的 NSCLC 中有 15%～21%的患者同时具
有 *MET* 扩增。

依据 HGF/c-MET 信号通路中作用位点的不同，可将靶向治疗药物分为
抗 HGF 单克隆抗体、抗 c-MET 单克隆抗体和小分子抑制剂 3 类。抗 HGF 单
克隆抗体、抗 c-MET 单克隆抗体分别与 HGF 和 c-MET 结合，从而阻止
HGF 与 c-MET 的结合及受体磷酸化，阻止信号传导；小分子抑制剂主要指
c-MET 酪氨酸激酶抑制剂，作用于膜内激酶域，从而阻止蛋白磷酸化，阻断
信号传导。

近年来，特泊替尼、卡马替尼和塞沃替尼是针对 *MET* 突变的研究数据
相对较多的 3 个药物。特泊替尼是一种口服的高选择性 MET 抑制剂，可抑制
MET 突变引起的 MET 受体信号转导，包括 *MET* 外显子 14 跳跃突变、
MET 扩增或 Met 蛋白过度表达。卡马替尼（INC280）是一种口服的高选择性
小分子 MET 抑制剂。2020 年 2 月 11 日，美国 FDA 已接受卡马替尼的新药
申请（NDA），并授予其突破性疗法的优先审评资格，用于治疗携带 *MET* 外
显子 14 跳跃突变的晚期 NSCLC 患者。塞沃替尼是一种口服、强效和高选择
性的 MET 抑制剂。塞沃替尼的 Ⅱ 期注册临床研究（NCT02897479）显示，在
治疗化疗失败或不适合化疗的、*MET* 外显子 14 跳跃突变阳性、EGFR/
ALK/ROS-1 阴性且既往未接受过 MET 抑制剂治疗的肺肉瘤样癌或其他
NSCLC 患者中，总体 ORR 达 52.8%，DCR 高达 94.4%。

(9)NTRK

NTRK 突变作为肺癌新兴的突变类型，已被写入 NCCN 指南，推荐晚期非小细胞肺癌患者行 NTRK 突变检测。目前，针对 NTRK 基因融合的靶向药主要有恩曲替尼、拉罗替尼、卡博替尼、瑞戈非尼等。

针对 NTRK 耐药问题，目前，NTRK 的二代抑制剂如 Repotrectinib (TPX-0005)、Selitrectinib(LOXO-195)、ONO-5390556、DS-6051b 等已在研究中。国产 NTRK 抑制剂如 AB-106、TL118、BPI-28592、HG030、ICP-723 等亦在研发行列之中。

(10)总结

对于 NSCLC 患者来说，许多驱动基因突变反而变成了好事，因为有相应的靶向药可以使用，通过靶向治疗可以显著延长生存期，提高生活质量。靶向治疗的成功是振奋人心的，这让临床医生及患者在肺癌治疗领域取得阶段性的胜利。

未来，随着对重要驱动基因突变的深入研究，靶向治疗有可能涵盖大多数的驱动突变，越来越多的 NSCLC 患者也将从中获益。

2. 免疫治疗

免疫治疗通常所指的是免疫检查点治疗，通过免疫检查点抑制剂(ICI)抑制肿瘤免疫负调控机制从而增强免疫细胞对肿瘤细胞的杀伤能力。KEYNOTE-407、POSEIDON 等多项研究显示，免疫治疗药物联合化疗或双免联合可为驱动基因阴性的患者带来了更好的生存获益。[10,11]

免疫治疗为肺癌领域带来革命性突破，改变了肺癌的治疗格局，让更多的晚期肺癌患者得到了长期生存的机会，已经成为晚期 NSCLC 患者不可或缺的治疗手段。根据中华医学会、中国医师协会以及中国临床肿瘤学会(CSCO)等最新发布的肺癌诊疗指南显示，以 PD1/PD-L1 抑制剂为代表的免疫治疗药物，可谓是在晚期驱动基因阴性 NSCLC 的一线治疗中留下了浓重的一笔。[8]

(十三)早期肺癌手术以后，应该怎么做才能减少复发？

1. 什么样的人不会复发？

在早发现方面，只要肺癌细胞没有突破基底膜，这种情况下手术切除，通常可以达到治愈状态，一般不会复发。

此外，有部分肺癌细胞虽然突破基底膜，但它的生物学活性很低，侵袭性非常弱，在首次治疗后即实现了超长的肿瘤控制期。因为从目前的主流观念来看，肺癌复发风险主要还是集中于术后 5 年内。这就意味着，对一个肺癌患者而言，一旦控制时间超过 5 年，则复发风险会大大降低，基本不会复发了。但是，从诊断肺癌那天开始，肺癌的分期以及它的生物学行为，就都定下来了。我们都没得选。

对现实生活中的绝大多数患者而言，是无法从根本上杜绝复发可能的。

2. 那有没有办法可以降低复发概率呢？

（1）乐观心态

要想降低复发率，提高治疗效果，我们需要绝不轻言放弃的乐观态度。

心态有多重要？举一个例子。有一个县级医院的儿科主任，身体特别好，经常冬泳。突然有一天，检查发现肺里面长了肿瘤。那天，他是自己开车去的省城。在省城医院诊断的肺癌，当场心态就崩了，回来是家里人开车给拉回来的，已经开不了车了。然后，辗转上海治病，不到 1 个月就过世了。

想要战胜肺癌的第一前提，是相信自己可以战胜肺癌。治病如行军，军心惑乱，则战必败。

（2）调整生活方式

此外，我们需要重塑一种健康饮食、运动、规律睡眠的健康生活方式。

第一，戒烟。吸烟对术后复发有多大影响？一个美国学者纳入手术的 Ⅰ 期非小细胞肺癌患者共 7 489 例，分析发现，术后 1 年抽烟比例达到 43.0%。这部分患者复发更早，平均生存时间比不抽烟人群要少 10 个月。[4]

第二，限酒。2002 年发表在 Lung Cancer 上的一项研究指出，饮用伏特加这类烈酒将促进肺癌发生。[12]但是，在啤酒和葡萄酒方面，则没有明确的相关性。

因此，肺癌术后应该避免饮用高度的烈酒，少量饮用啤酒或葡萄酒则是可以接受的。

第三，健康饮食，充足睡眠，合理运动。

这三者的综合配合有助于打造良好的个人体魄，这对促进术后康复，延缓术后复发非常重要。癌症患者不宜久坐，应该积极参加锻炼，这已经得到权威数据认证。发表在 JAMA 上的数据发现：每日久坐 8 h 以上，将显著增加 81% 的死亡风险；每周锻炼 2.5 h 以上，则将显著降低 66% 的死亡风险；每日久坐 8 h 以上且每周锻炼不足 2.5 h 人群死亡风险，将比其他人群高 5.38 倍。[13]

（3）改善生活环境

肺部手术以后，很多患者会表现出持续的咳嗽。往往手术越大、淋巴结清扫越彻底的患者，咳嗽现象越明显。可以说，接受了手术打击以后，肺部会变得比以往更加敏感。原来对花粉过敏的，现在会更敏感；原来闻到烟味不适的，现在会更难受。据报道，肺部手术以后的复发病灶，会有近 1/3 依然出现在肺部。因此，一个良好的促进肺部康复的工作环境很重要。

患病前工作压力较大的，建议更换一个更加轻松的工作岗位。工作环境中有人吸烟的，建议进行劝诫，减少二手烟摄入。此外，空气中的小颗粒污染物，尤其那些直径 $<2.5\ \mu m$ 的颗粒物（$PM_{2.5}$），会有效深入人体远端气道，沉积在肺泡区域，从而最终对人体呼吸系统造成明显的损害，造成一系列疾病，包括肺癌。因此，为了减少这些污染物的负面影响，建议在长期工作生活的区域购置能够有效滤过 $PM_{2.5}$ 的空气净化器。

（4）定期复查

肺癌手术以后有两个里程碑的时间点，即术后 3 年和术后 5 年。术后 3 年内，是复发高风险区，有超 80% 的复发事件发生在这个时间段。术后 5 年后，是复发低风险区，不到 5% 的复发事件发生在这个时间段。

了解了这些，我们就知道何时复查了。3 年以内，不能掉以轻心，每隔 3 个月返院复查 1 次。5 年以后，可以每年返院复查 1 次。在 3~5 年这个过渡阶段，半年复查 1 次。除此之外，一旦身体出现异常情况，建议随时与专科医生联系。这就是我们常说的，定期复查，不适随诊。

（5）主动出击，积极预警

以上几点措施，如能很好贯彻，就构建了一条针对术后复发的很好防线。但这些都是一种被动防守行为。

3. 警惕肿瘤复发

能否设计出针对肿瘤复发的预警系统？以前不行，现在可以了。早在 20

世纪 90 年代，科学家就已经在肿瘤患者血液中发现一种特定的 DNA 碎片，即循环肿瘤 DNA(circulating tumor DNA，ctDNA)。这部分 ctDNA，来源于肿瘤细胞坏死、凋亡和分泌的小片段 DNA，其携带全面的肿瘤基因信息。而且，随着研究的深入，科学家发现，肿瘤在任何阶段都会向血液中释放 ctDNA，并且随着肿瘤越长越大，分泌的量会越来越多，是完美的肿瘤示踪剂。

所幸，基因检测技术在近年来飞速发展，已有几个头部基因检测公司具备了这样的技术，可以通过抽血检测 ctDNA 预测肿瘤复发。这里可以看到 ctDNA 检测和传统影像学检查的不同之处。传统检查，是发现临床可检测的病灶，就是说必须等病灶长到一定程度(基本都是肉眼可发现程度)才能发现。ctDNA 检查则完全越过视觉限制，单纯通过对肿瘤释放的 DNA 碎片的识别来有效评估肿瘤的控制状态。完全是升了一个维度。打个比方，如果传统检查是发现牛魔王，那么 ctDNA 检查针对的就是牛魔王身上的虱子。

所以，ctDNA 技术可以克服很多因为客观病灶不可视，而导致的病情评估困难。

例如，针对手术切除的肺癌患者，因为原发肿瘤已经切除，传统影像学检查无从评估，而如果此时以 ctDNA 技术进行检测，就可以很好地反映血液中的肿瘤残余现象，从而预测其复发状态。

最近，四川华西医院胸外科的刘伦旭教授在 *Clinical Cancer Research* 上发表了一项前瞻性临床研究[14]，纳入 330 例 Ⅰ～Ⅲ 期非小细胞肺癌，在手术前/术后 3 d 以及术后 1 个月抽取血液标本检测其 ctDNA 水平。研究发现，术后 ctDNA 阳性患者(不论是术后 3 d 还是术后 1 个月)的复发风险比阴性患者高 11 倍。更值得注意的是，ctDNA 检测发现复发的时间比传统影像学检查提前 273 d。

所以，对于那些担心术后复发的肺癌患者，在经济条件允许的情况下，建议在每次复查时加做 ctDNA 检测，即动态 ctDNA 监测：持续的 ctDNA 下降，MRD(微小残留病灶检测)水平下降，提示治疗有效；持续的 ctDNA 清零，MRD 水平清零，提示病灶彻底清除；持续的 ctDNA 上升，MRD 水平上升，提示肿瘤负荷增多，复发风险增高。而且，ctDNA 相比传统影像学检查可提供长达 9 个月的预警期。让我们可以在复发早期就进行合理干预，有效提高治疗效果。

4. 总 结

数据显示，2015 年，中国新发肺癌患者约 78.7 万人，其中，分期较早的患者将有希望接受手术治疗。但即便是接受完全性手术切除的肺癌患者，术后仍然有 30%～55% 的比例会出现复发/转移。[15] 针对如何降低肺癌术后复发率，可总结为：乐观的心态、健康的生活方式、良好的生活环境、科学的复查、提前的预警干预五部分。

（十四）中国老年人肺癌的发病率和死亡率有多高？

近日，国家癌症中心（China National Cancer Center，CNCC）赫捷院士和肿瘤登记办公室魏文强教授团队在 Science China Life Sciences 发表题为《2022 年中国老年人癌症统计数据：当前负担、时间趋势以及与美国、日本和韩国的比较》的研究，研究首次公布我国老年肿瘤负担现状，系统评估并比较中国、美国、日本及韩国 4 个国家 60 岁以上老年人群当前的癌症发病及死亡现况，以及 2000—2017 年发病和死亡率的变化趋势。[16]

老年人的肿瘤负担现状如何？发病率和死亡率和美、日、韩对比有何不同？

1. 整体：2022 年肺癌居老年人癌症发病和死亡首位

肺癌和消化系统肿瘤是中国老年人的主要癌症类型。

2000—2017 年，老年妇女的总体癌症发病率逐渐上升，而男女死亡率均有所下降。前列腺癌、乳腺癌、结直肠癌负担的增加，老年人食管癌、胃癌、肝癌减少，意味着我国的癌症谱正处于向发达国家的过渡阶段。

（1）患病。老年男性最常见的癌症为：肺癌、结直肠癌、胃癌、肝癌和食管癌；老年女性最常见的为：肺癌、结直肠癌、乳腺癌、胃癌和肝癌。老年人群中的比例最高的癌种为：食管癌、前列腺癌和喉癌。

（2）死亡。老年男性癌症死亡前五位为：肺癌、胃癌、肝癌、食道癌、结直肠癌；老年女性最常见的为：肺癌、结直肠癌、肝癌、胃癌和乳腺癌。老年人群癌症死亡比例最高的癌种为：食管癌、胃癌和肺癌。

2. 对比：肺癌是中、美、日、韩四国老年癌症死亡的主要原因

这项研究对中、日、美、韩的情况做了对比研究，结果显示中国老年人情况如下。

(1)发病率：中国老年男女癌症年龄标准化发病率(ASIRs，下简称发病率)：男性 1 211.84/10 万，女性 779.11/10 万。

与其他国家相比，中国老年人肺癌、食管癌、宫颈癌和肝癌的发病率较高，前列腺癌、乳腺癌和胰腺癌的发病率较低。相比之下，其他国家宫颈癌的发病率远低于中国。值得注意的是，前列腺癌预计将是日本和美国最常见的癌症，而中国老年人的前列腺癌发病率要低得多。此外，在三个亚洲国家观察到类似的癌症谱系，特别是消化道癌症的负担沉重。

(2)死亡率：中国所有癌症的年龄标准化死亡率(ASMRs，下简称死亡率)：老年男性为 889.43/10 万，老年女性为 436.75/10 万。

与美、日、韩相比，中国老年人癌症发病率偏低，但死亡率较高。肺癌是四个国家癌症死亡的主要原因。中国的前列腺癌、胰腺癌和膀胱癌的死亡率低于其他 3 个国家，乳腺癌的死亡率低于日本和美国。而在其他癌症类型，中国老年人的死亡率负担较高，尤其是肝癌、食管癌和宫颈癌。

3. 趋势：老年女性发病率上升，老年癌症总体死亡率下降

研究者对 2000—2017 年发病和死亡率的变化趋势进行了分析。

(1)发病率：研究显示，2000—2017 年，中国老年女性整体和 80 岁以上女性癌症发病率(年龄标准化发病率，下同)呈上升趋势(年均增加 1.1% 和 1.6%)，老年男性发病率没有明显上升。

(2)死亡率：中国老年人总体癌症死亡率呈下降趋势(老年男性每年下降 1.2%，老年女性每年下降 0.9%)，中国 80 岁以上老年男性死亡率趋于稳定，女性癌症死亡率上升(年增 1.5%)。

4. 借鉴：应优先满足老年癌症患者诊疗需求

根据研究结果显示，在美国，所有癌症的总体发病率和死亡率均保持了下降趋势。尽管三个亚洲国家的死亡率呈下降趋势，但在中国和韩国的老年妇女以及日本的男女中，老年人群癌症死亡率呈显著上升趋势。美国与其他国家在癌症负担趋势方面的这些差异在一定程度上反映了美国在控制与癌症

风险相关的行为和医疗实践的改善方面取得了重大进展，如戒烟和癌症筛查，这可以为其他国家的癌症预防和管理提供一些有效的借鉴。

研究者表示，老年人的癌症负担更值得关注，在此次数据统计中发现，1/10的癌症病例和1/5的癌症死亡来自老年人，占我国人口总数的将近3％，可以预见的是，这一死亡数字，将会随着预期寿命的延长，在未来十几年内迅速增加。为老年患者提供高质量和有效的护理以提高他们的生活质量并避免过早死亡至关重要。

研究者呼吁：满足老年人对癌症诊断、治疗和护理服务日益增长的需求应该是国家公共卫生事业的优先事项。

(十五)这种肺癌转移 30％～40％**的患者会遇到，但可防、可治**

30％～40％的肺癌患者会发生骨转移。常见的转移部位依次是脊柱、肋骨、骨盆等。《中国肺癌杂志》指出，发生于脊柱者占50％，股骨占25％，肋骨和胸骨占12％。[17]虽然骨转移也是转移，会疼，会危及生命，但是出现骨转移并不代表生存期一定会缩短，因为只要早发现就有方法"治疗"。

1. 这些骨转移信号一定要早发现

（1）疼痛

疼痛是恶性肿瘤骨转移最常见的并发症，常常会牵连到脊柱等部位，在我们休息、躺着时总是会感觉到疼痛，还一时无法得到缓解。

疼痛往往是骨转移癌患者最初的症状，当发生在腰椎等部位时，容易与腰椎间盘突出症等引发的腰痛相混淆，患者常常未予重视从而延误了病情。在此提醒大家提高警惕，尤其是那些有疼痛症状的老年人或有癌症病史的患者要及时到医院进一步检查。

（2）病理性骨折

病理性骨折常发生于常见的骨转移部位，包括椎体和长骨的近端等，大多数是自然发展的或因轻微损伤而导致的，引起骨折部位急性疼痛，严重者甚至造成瘫痪，给本已饱受痛苦的患者又添重创。

恶性肿瘤骨转移导致的病理性骨折不是简单的骨折治疗，必须根据骨折部位、病变范围的大小、患者的一般情况和预期寿命作出综合判断。

（3）脊髓压迫

脊髓压迫症是骨转移癌常见的神经系统并发症之一，常引起不同程度的功能障碍，严重者甚至出现截瘫，若患者出现下肢感觉、运动功能障碍，神经反射异常，大小便功能丧失时要尽快就医。

2. 摸清骨转移"软肋"，对症治疗

虽然骨转移治疗有难度，但是在《肺癌骨转移诊疗专家共识（2019版）》中为我们指明了方向[17]，虽说患者有个体差异，但我们可以提前做好功课，了解清楚情况的前提下和主治医师一起探讨，使得治疗事半功倍。

（1）骨改良药物

发表在《中国肺癌杂志》的"肺癌骨转移诊疗专家共识（2019版）"一文中推荐骨转移患者使用双膦酸盐和地诺单抗用于肺癌骨转移的治疗，无论是否有相应症状，在预防骨转移及骨相关事件（病理性骨折、脊髓压迫、高钙血症等）发生方面，患者都可以从治疗中受益。[17]

（2）全身性药物治疗

肺癌出现骨转移时应采取以全身治疗为主的综合治疗方式，如化疗、分子靶向治疗、免疫治疗三类，从源头上杀死癌细胞。

下面是综合治疗的优点。

①全身化疗可以杀死体内转移扩散的癌细胞，改善患者的症状，提高生活质量。

②分子靶向治疗是针对可能导致细胞癌变的驱动基因，阻断肿瘤信号的传导"路线"，从而抑制肿瘤细胞生长，诱导细胞凋亡，甚至使其完全消退。

③免疫治疗是通过重新激活机体的免疫系统，召集"帮手"免疫细胞来杀伤癌细胞。

（3）镇痛治疗

医生主要根据患者的病情、身体状况、疼痛部位及特点，应用恰当的止痛治疗手段，及早、持续、有效地消除或缓解疼痛，预防和控制药物的不良反应，提高患者生活质量。下面罗列常见的镇痛药物种类，以供大家了解。

①非甾体抗炎药物和对乙酰氨基酚：非甾体抗炎药物具有止痛和抗炎作用。常见的有阿司匹林、布洛芬。而对乙酰氨基酚具有镇痛和解热作用，但

不具有抗炎作用。

②阿片类药物：是中、重度癌痛治疗的首选药物。这里要注意一下阿片类药物的常见不良反应包括便秘、恶心、呕吐、嗜睡、瘙痒、头晕等。

（4）放射治疗

放射治疗是肺癌骨转移有效的治疗方法之一，能够减轻或消除症状、改善生活质量、延长生存，还能预防病理性骨折和脊髓压迫的发生及缓解脊髓压迫症状。

3. 骨头那么坚硬为什么还会骨转移？

不少人会好奇，骨骼不是还挺坚硬的吗？怎么会发生骨转移呢？其实，骨转移是血液转移的一种。简单地说，肺癌骨转移是肺癌细胞通过血液转移到相关的骨头部位上，而这一过程就好比乘客搭乘公交车到不同公交站点下车，骨头就是癌症细胞下车的站点之一。

骨髓环境中存在着两类细胞：一种是"成骨细胞"，而另一种则是"破骨细胞"，在正常情况下，这两种细胞相亲相爱，和谐共处。但当肺癌细胞转移到相关骨组织的时候，就会激活更多破骨细胞，导致成骨细胞和破骨细胞二者比例失调，而破骨细胞的增多就会使自然骨产生疼痛感。

患者若是发生骨转移，轻微的可能会发生骨痛，严重时有可能导致病理性截肢、病理性骨折以及高钙血症等情况的发生。

（张圣杰）

参考文献

[1] 王东梅，李为民，李静，等. 吸烟与肺癌关系的 Meta 分析[J]. 中国呼吸与危重监护，2009，8(3)：229-233.

[2] 李媛秋，么鸿雁. 肺癌主要危险因素的研究进展[J]. 中国肿瘤，2016，25(10)：782-786.

[3] ABERLE D R，BERG C D，BLACK W C，et al. The National Lung Screening Trial：overview and study design[J]. Radiology，2011，258(1)：243-253.

[4] 方姜玉，姜初明，赵亚珍，等. 无吸烟史肺癌与吸烟相关肺癌临床比较

[J]. 中国呼吸与重症监护，2010，9(2)：177-180.

[5] GAANTI A K，KLEIN A B，COTARLA I，et al. Update of incidence，prevalence，survival，and initial treatment in patients with non-small cell lung cancer in the US[J]. JAMA Oncol，2021，7(12)：1824-1832.

[6] 郑荣寿，孙可欣，张思维，等. 2015 年中国恶性肿瘤流行情况分析[J]. 中华肿瘤杂志，2013，20(2)：168-171.

[7] CHEN L，GU Z T，LIN B Y，et al. Pulmonary function changes after thoracoscopic lobectomy versus intentional thoracoscopic segmentectomy for early-stage non-small cell lung cancer[J]. Transl Lung Cancer Res，2021，10(11)：4141-4151.

[8] 中国临床肿瘤学会指南工作委员会. 中国临床肿瘤学会(CSCO)非小细胞肺癌诊疗指南 2022[M]. 北京：人民卫生出版社，2022.

[9] HELLMANN M D，MATTHEW D，GREGORY A，et al. Nivolumab plus ipilimumab in lung cancer with a high tumor mutational burden[J]. New England Journal of Medicine，2018. 378(22)：2093-2104.

[10] PAZ-ARES L，LUFT A，VICENTE D，et al. Pembrolizumab plus chemotherapy for squamous non-small-cell lung cancer[J]. N Engl J Med，2018，379(21)：2040-2051.

[11] CHENG Y，ZHANG L，HU J，et al. Keynote-407 China extension study：pembrolizumab plus chemotherapy in Chinese patients with metastatic squamous NSCLC[J]. Annals of Oncology，2019，30.

[12] VAN ZANDWIJK N. New methods for early diagnosis of lung cancer[J]. Lung Cancer，2002，38(1)：S9-S11.

[13] LI S D，LEAR S A，RANGARAJAN S，et al. Association of sitting time with mortality and cardiovascular events in high-income，middle-income，and low-income countries[J]. JAMA Cardiol，2022，7(8)：796-807.

[14] XIA L，MEI J D，KANG R，et al. Perioperative ctDNA-based molecular residual disease detection for non-small cell lung cancer：a prospective multicenter [J]. Clinical Cancer Research，2022，28（15）：

3308-3317.

[15] GAO S G, LI N, WANG S, et al. Lung cancer in people's republic of China [J]. Journal of Thoracic Oncology, 2020, 15 (10): 1567-1576.

[16] WEN J U, ZHENG R S, ZHANG S W, et al. Cancer statistics in Chinese older people, 2022: current burden, time trends, and comparisons with the US, Japan, and the republic of Korea [J]. Science China Life Sciences, 2023, 66(5): 1079-1091.

[17] 北京医学奖励基金会肺癌青年专家委员会，中国胸外科肺癌联盟. 肺癌骨转移诊疗专家共识（2019 版）[J]. 中国肺癌杂志，2019, 22（4）: 187-207.

十二、纵隔肿瘤

纵隔肿瘤是一种发病率很高的疾病，这也是一种会危及我们生命的疾病，所以当患有这种疾病时，如果治疗不及时，很可能会导致患者丢掉性命，虽然很多人在生活中听说过这种疾病，但是对于这种疾病并不了解，现在就带大家了解什么是纵隔肿瘤。

(一)什么是纵隔肿瘤?

纵隔这个名称对大多数人来说是比较陌生的，它不是器官，而是一个解剖区域。纵隔位于双侧胸腔之间，胸骨之后，脊柱侧面，上为颈部入口，下达膈肌。为了便于诊断和治疗，人为地将它分为上下前后四个区域。在这个区域里有心脏及出入心脏的大血管、食管、气管、胸腺、神经及淋巴组织等，所以它是重要生命器官的所在地。纵隔里的组织器官多，因而可发生多种多样的肿瘤，即使肿瘤很小也会引起循环、呼吸、消化和神经系统功能障碍。儿童纵隔肿瘤发病率较成人低，但癌变机会多。约有 2/3 的患儿早期有咳嗽、低热、呼吸困难等症状，这是和儿童胸腔容量小有关。

(二)纵隔肿瘤的临床表现

纵隔肿瘤的临床表现亦是多种多样，其主要取决于肿瘤的大小及其位置，大小、位置不同，症状不同，甚至可以没有症状。常见症状，如肿瘤压迫邻近气管会导致气促、干咳症状；肿瘤压迫食管会导致咽喉疼痛、吞咽困难症状；若肿瘤压迫神经发病时，会导致声音嘶哑、膈肌麻痹的症状。如肿瘤体积增大，压迫到上腔静脉，则引起的症状更为明显，会导致颜面部、胸部水肿，伴有静脉怒张等。[1]

(三)纵隔肿瘤的诊断方法

纵隔肿瘤来源、种类繁多，虽形态学特征各异，但也容易相互混淆。如纵隔内原发或继发的肿瘤、肿大的纵隔内淋巴结等有时难以通过单一检查手段加以区别。因此检查诊断方法众多而且复杂，有时通常有以下几种。

1. X 射线检查

胸部正侧位 X 射线照片，主要用于观察肿瘤的大小、部位、形状、密度、有无钙化或搏动，是否随呼吸而变形、随吞咽而移动。结合临床症状及以上影像学特征，即可作出初步诊断。

2. 胸部 CT 扫描（电子计算机体层摄影）

CT 检查，用于观察纵隔肿瘤形态特征、密度、浸润范围、与周围组织关系、周围有无淋巴结肿大等。目前，CT 检查是诊断纵隔肿瘤准确率最高的影像学手段之一。[2]

3. 纵隔镜检查

可明确纵隔内如气管旁、隆突下及其他位置有无肿大的淋巴结，若发现可疑肿大淋巴结，同时可钳取活组织送病检以明确病理类型，达到明确病因诊断目的。

4. 内镜检查

内镜检查包括纤维支气管镜或纤维食管镜检查、X 射线平片或 CT 等影像学检查，提示有气管、食管移位时，应做气管、食管镜检查，可观察肿瘤是否已侵入支气管或食管，有助于判断手术切除可行性。同时通过超声内镜检查，以明确气管、食管腔周围有无病变，如气管旁、隆突下有无肿大的淋巴结，有条件时可穿刺活检以明确诊断。

5. 经皮穿刺活检

部分周围性肿块，可在 CT 引导下，行穿刺活体组织病理标本检查，以明确病因及诊断。

（四）纵隔肿瘤的治疗

除恶性淋巴源性肿瘤适用放射治疗外，绝大多数原发性纵隔肿瘤只要无其他禁忌证，均应外科治疗。即使良性肿瘤或囊肿毫无症状，由于会逐渐长大，压迫毗邻器官，甚至出现恶变或继发感染，因而必要时均以采取手术为宜。手术方式根据肿瘤部位和大小可采用传统开胸手术或微创手术，部分病例可进行放疗或化疗。

（五）眼皮下垂竟然是"胸腺瘤"惹的祸

刘大妈最近总是感觉咳嗽、胸痛，起初误以为劳累所致，没太在意。然而症状逐渐加重，开始出现眼皮下垂，总是觉得"眼皮子很重"，睁不开眼。而且，每天下午都觉得双腿无力，没走多少路就觉得两腿沉重。刘大妈这才意识到问题的严重性，赶忙到医院检查，诊断为胸腺增生，合并胸腺瘤。

1. 什么是胸腺瘤？

胸腺位于前上纵隔，两侧胸腔中间，心脏上面的这一部分，这就是胸腺。胸腺瘤是来源于胸腺的肿瘤，是前纵隔最常见的肿瘤，以中年人发病率最高。

良性胸腺瘤有完整的包膜，侵袭性胸腺瘤可侵及周围组织。胸腺癌包膜不完整，肿瘤突破包膜向邻近组织侵犯。

传统上根据细胞成分，胸腺瘤分为上皮细胞型、淋巴细胞型和混合型。为更好地反映胸腺瘤的性质，目前世界卫生组织将胸腺瘤分为 A 型、AB 型、B 型(包括 B1、B2、B3)和 C 型，其中，C 型胸腺瘤细胞恶性行为明显，常被称为胸腺癌。

2. 胸腺瘤是如何分期的？

临床上把胸腺瘤分成Ⅰ、Ⅱ、Ⅲ、Ⅳ期，主要根据它外侵程度来分，越靠后恶性程度越高。

Ⅰ期是没有外侵，包膜很完整的胸腺瘤。

Ⅱ期的胸腺瘤是周围很有限的外侵，像侵到包膜，侵到周围的脂肪组织等等。但是它不会超过纵隔的范畴。

Ⅲ期是侵犯到周围的器官，甚至大血管。

Ⅳ期就是侵犯心包、胸膜，还有远处的转移，

3. 胸腺瘤有什么症状？

早期可无症状，多于体检时发现。随着肿瘤增大、压迫周围组织，或肿瘤的外侵，患者会表现出以下症状。

(1)胸壁受累时，患者会出现程度不等的胸部不适、钝痛。

(2)气管受压时，患者会出现咳嗽、气促、胸闷、心悸等呼吸困难症状。

(3)喉返神经受侵时，可出现声音嘶哑。

(4)膈神经受压时，可出现膈肌麻痹。

(5)上腔静脉梗阻时，表现为面部青紫、颈静脉怒张。

有时还伴有全身症状，如出现乏力、盗汗、低热、消瘦、贫血、严重的

197

胸痛以及心包积液、胸腔积液等体征，这些常提示为恶性病变或伴有局部转移。

4. 什么是重症肌无力？

重症肌无力是一种影响神经肌肉接头传递的自身免疫性疾病，常伴有胸腺增生或胸腺瘤。主要表现为部分或全身骨骼肌无力和易疲劳。

全身骨骼肌均可受累，以眼外肌受累最为常见，其次是面肌、咽喉肌以及四肢近端肌肉。呼吸肌受累往往会导致不良后果，出现严重的呼吸困难时称之为"危象"。

胸腺是引起重症肌无力病症的原因，在疾病发生发展的全过程中起重要的作用。手术切除胸腺是治疗重症肌无力的首选方法。

重症肌无力是胸腺瘤患者常伴随的疾病之一，约有 1/3 的胸腺瘤并发重症肌无力，患者会有眼皮下垂、全身无力、说话不清楚、饮水呛咳、吞咽困难、视物模糊等。很多胸腺瘤患者是以眼部眼睑无力而就诊。

首先，具有晨轻暮重的波动性，肌无力的症状在早晨或是休息好后会较轻，在下午或是傍晚劳累后会加重。

其次，肌无力的症状通常从眼部开始，再到面部、咽部，直至四肢，这与我们通常工作锻炼导致的疲劳无力不同。

5. 如何诊断胸腺瘤？

胸部影像学检查是最重要的检查。X 射线检查是发现及诊断胸腺肿瘤的重要方法。而胸部 CT 能准确地显示肿瘤的部位、大小、突向一侧还是双侧、肿瘤的边缘、有无周围浸润以及外科可切除性的判断。[2]

6. 胸腺瘤如何治疗？

胸腺瘤一经诊断即应外科手术切除，因为肿瘤继续生长增大，产生明显压迫症状，而且良性肿瘤也可恶性变。因此，无论良性或恶性胸腺瘤都应尽早切除。

随着胸腔镜技术的发展，微创下胸腺瘤切除手术已在临床中广泛开展，目前胸腺瘤手术方式常分为经侧胸部三孔、经剑突下单孔等途径，达到彻底切除的要求。

胸腺瘤合并重症肌无力的患者，必须彻底切除胸腺、胸腺瘤体组织和前纵隔脂肪组织；胸腺癌患者一般可先通过手术切除胸腺癌，然后再进行以放疗为主的综合治疗。

总之，及时发现，早期治疗，是胸腺瘤最佳的治疗途径。大部分胸腺瘤切除后预后都较好，所以一旦发现胸腺有占位病变，尽快就医即可，无须过于紧张。

（张圣杰）

参考文献

[1] ZHANG C，YANG Q，LIN F，et al. CT-based radiomics nomogram for differentiation of anterior mediastinal thymic cyst from thymic epithelial tumor[J]. Front Oncol，2021，11(744021).

[2] ARAUJO-FILHO J A B，MAYORAL M，ZHENG J，et al. CT radiomics features for predicting resectability and TNM staging in thymic epithelial tumors[J]. Ann Thorac Surg，2022，113(3)：957-965.

十三、食管癌

食管癌是指发生在食管黏膜上皮的恶性肿瘤，咽与食管交界部。

全世界每年约有 30 万人死于食管癌，世界各国和地区的发病率相差很大。其中我国为高发地区，排在恶性肿瘤的第 5 位，年新发病例 15 万以上。好发中老年男性，常有不良烟酒、饮食习惯等。[1]

食管癌是一种地域性分布很强的恶性肿瘤，我国食管癌患者占全球一半以上。好发地区（可能与当地饮食特色、习惯有关）如下。

（1）川西北地区：四川省内的西北城市。众所周知，四川人喜欢吃麻辣味，这是与四川的地理位置和气候有关。四川处于盆地，常年空气潮湿，所以他们选择吃花椒和辣椒来祛湿祛寒。四川人不光爱吃麻辣的火锅、烧烤，还爱吃自己腌制的泡菜、腊肉香肠。

（2）太行山区：中国河北平原和山西高原之间。当地常年寒冷，少雨，交通不便，新鲜青菜供应不足，导致人们靠吃腌酸菜度日，久而久之成了当地传统美食。

（3）大别山区：位于安徽省、湖北省、河南省三省交界处。当地降水少，本地人大多喜欢吃腌制食物，且部分地区水和土壤含亚硝酸盐。

（4）苏北地区：就是江苏北部。喜热饮、高盐饮食是该地区居民的饮食特点。

（5）广东潮汕地区：广东省东南沿海，受地理环境和气候影响，当地人喜食生腌海鲜，泡菜、咸菜、鱼、虾酱之类，还有嚼食槟榔的习惯。

（一）食管癌如此可怕，它有哪些高危因素？

1. 饮食刺激

食管癌常见风险因素大部分和饮食有关，是名副其实的病从口入。如果长期进食粗硬食物、咀嚼不细、进食速度太快、食物太烫这些不良饮食习惯长期反复，会损伤食管引起食管黏膜的创伤和慢性炎症，食管黏膜长期处于"炎症—损伤—修复"的状态，进而可能诱发食管癌的发生。

2. 腌制霉变食物

长期进食泡菜、腊肉、咸鱼等腌制食物，这些食物中所含的亚硝酸盐比较多，这些物质在胃内酸性条件下，如果摄入维生素 C 不足会合成致癌的亚硝胺，亚硝胺是强致癌物。此外霉变的食物也有很强的致癌作用，霉菌毒素与亚硝胺起协同致癌作用。

3. 口腔卫生

有研究表明，食管癌的发生与口腔卫生有密切关系，口腔细菌、龋齿会增加食管癌风险，在预防食管癌方面保持口腔健康，爱护牙齿也非常重要。[2]

4. 食管疾病

患有胃食管反流、Barrett(巴雷特食管)疾病的患者患食管癌的风险极高，胃内容物反流入食管，胃酸长期腐蚀损伤食管黏膜，最终诱发食管腺癌。

5. 遗传因素

食管癌具有家族聚集性，食管癌患者其子女患病率较一般人高。

(二)早期症状

1. 咽下哽噎感

主要是肿瘤生长、突出食管，导致食管相对狭窄，出现咽下哽咽感。吃第一口食物时会被噎住，之后这个症状会消失，个别早期患者此症状可自行消失和复发，不影响进食，同时也很容易被大家忽视。被误认为咽炎或食管炎。

2. 食物滞留感或异物感

咽下食物或饮水时，有食物下行缓慢并滞留的感觉，以及胸骨后紧缩感或食物黏附于食管壁等感觉，进食后症状可消失。咽之不下，吐之不出。异物感的部位多与食管病变的部位一致。

3. 胸骨后和剑突下疼痛

其性质可呈烧灼样、针刺样或牵拉样，以咽下粗糙、灼热或有刺激性食物为著。时常出现胸部不适，胸闷，胸骨后疼痛。呈间接性，在劳累以后出现，进食后胸骨疼痛感会加重。时有时无，进食热食时更易出现。初时呈间接性，当癌肿侵及附近组织或有穿透时，会有剧烈而持续的疼痛。

咽喉部干燥和紧缩感，此症状的发生也常与患者的情绪波动有关。

(三)中期症状

1. 吞咽困难

90%的患者都是出现吞咽困难症状后来医院就医，而且此症状随时间推移呈进行性加重。开始进食大块食物时出现，逐步发展为进食米饭大小食物时也需要水或稀饭冲下，随后发展为只能进食半流质或流质饮食，严重者最后滴水不进。这个过程一般仅需3~6个月。

2. 梗 阻

严重者进食时完全梗阻，并常伴有持续性口吐泡沫样黏液。这是由于食管癌的浸润和炎症反射性引起食管腺和唾液腺分泌增加所致。黏液积存在食管内可导致反流、呕吐，甚至引起呛咳，严重者出现吸入性肺炎。

3. 疼 痛

晚期患者多进食时会出现吞咽疼痛，且持续性胸骨后或背部疼痛，其性质为钝痛或隐痛，亦有烧灼痛或刺痛，并伴有沉重感。疼痛的部位同病变的部位可以不一致。疼痛常常提示肿瘤已经有外侵，引起食管周围炎、纵隔炎，但也可以是肿瘤引起食管深层溃疡所致。疼痛严重不能入睡或伴有发热者，不但手术切除的可能性小，而且应注意肿瘤穿孔的可能。

4. 出 血

少数食管癌患者也会因呕血或黑便而来医院就诊。肿瘤可浸润大血管特别是胸主动脉而造成致死性出血。对于有穿透性溃疡的病例特别是CT检查显示肿瘤侵犯胸主动脉者，应注意出血可能。

4. 声音嘶哑

常是肿瘤直接侵犯或气管食管沟淋巴结转移后压迫喉返神经引起。

5. 其他全身症状

(1)体重下降和发热

因梗阻而进食减少，营养情况日趋低下，消瘦、脱水常相继出现。肿瘤扩散时也会出现体重下降、发热等情况。肿瘤热多半发生在午后，38℃左右，体温在早晨和上午往往正常。

(2)全身广泛转移引起的相应症状

如肺转移时，出现咳嗽、胸闷、呼吸困难等；腹腔淋巴结转移时，出现腹痛、食欲下降等，肝转移时，出现右上腹痛、食欲下降、黄疸、腹水、大出血、昏迷等。

（3）恶病质、脱水、衰竭：表现为极度消瘦和衰竭，常伴有水电解质紊乱。

谨记：当患者出现上述症状或有胃食管癌家族史、经常饮酒抽烟时，应及时进行检查，查找病因，积极进行治疗。

（四）食管癌的个体化诊疗

食管癌的治疗应采取个体化综合治疗的原则，根据患者的身体状态、肿瘤的病理类型、侵犯范围（分期）有计划地应用多种治疗手段，包括手术、抗肿瘤药物、放疗等手段，并合理安排各治疗手段以及计划，以期最大限度地根治肿瘤，提高治愈率。

1. 早期患者

极早期食管癌患者在内镜治疗下就可以获得良好的治疗效果。主要的治疗方式有内镜黏膜切除术（EMR）、内镜黏膜下剥离术（ESD），以及内镜下非切除治疗，包括射频消融术、光动力疗法、氩离子凝固术、激光疗法等。早期食管癌患者接受外科手术治疗可以达到根治的目的。

2. 中晚期患者

中晚期患者手术难度高，预后相对较差，可根据患者的具体病情综合制订新辅助＋手术＋术后辅助的个体化方案，循序渐进，降低手术风险，提高患者生存率，大大改善患者生存质量。

（张圣杰）

参考文献

[1] 国家卫生健康委员会. 食管癌诊疗规范（2018年版）[J]. 中华消化病与影像杂志（电子版），2019，4(9)：158-192.

[2] 侯欣欣，陈书昌. 食管癌相关危险因素最新进展[J]. 食管疾病，2021，3(2)：140-146.

第六章　胃肠疾患

一、胃十二指肠溃疡

胃十二指肠溃疡是胃十二指肠壁内侧的糜烂，也称为消化性溃疡。当消化性溃疡在胃中时，称为胃溃疡。当消化性溃疡在十二指肠时，称为十二指肠溃疡。[1]它可以缓慢发展，患者可能一次有多处溃疡。消化性溃疡可引起疼痛、胃部不适、腹部绞痛、食欲下降、消化道出血、缺铁性贫血和营养不良等。

一般来说，可以通过药物和生活方式的改变来有效治疗这种情况，而不是通过手术干预。吸烟、饮酒和频繁使用非甾体抗炎药会导致胃溃疡，停止这些习惯可以帮助溃疡愈合。有时饮食调整，如避免辛辣食物，可以帮助控制症状。胃溃疡的治疗方法包括质子泵抑制剂（常用有奥美拉唑、兰索拉唑及雷贝拉唑等药物）和抗生素（种类较多），还可以配合胃黏膜保护剂等联合用药以根除幽门螺杆菌，幽门螺杆菌是一种通常与胃溃疡相关的细菌，是消化性溃疡的常见原因。药物治疗可在绝大多数病例中治愈消化性溃疡。因此，在世界许多地区，消化性溃疡病的择期手术几乎消失了。[2]

那么什么时候需要行胃十二指肠溃疡的外科手术治疗呢？消化性溃疡病的并发症或保守治疗后仍无改善的胃十二指肠溃疡可能需要手术治疗。消化性溃疡手术是一种修复由溃疡引起的胃十二指肠损伤的手术。

可能需要手术干预治疗消化性溃疡病的适应证包括：

（1）溃疡引起的穿孔。溃疡可以在胃壁上形成一个穿透性的孔洞。导致消化液、食物和细菌从胃或者十二指肠泄漏到腹腔，引起腹膜炎。溃疡穿孔会导致突然、严重的腹痛，并可能导致发热、出血，引起菌血症、感染性休克和意识丧失等。严重会危及生命。需要尽快行手术干预。[3]影像学上依靠立位腹部/胸部的 X 射线平片来确定游离腹膜内空气的诊断，计算机断层扫描（CT）有很大优势，现在被认为是术前检测小气腹的可靠方法，也是诊断穿孔的金标准。

（2）胃幽门梗阻，是胃溃疡的一种罕见并发症，可引起胃壁幽门处肿胀或瘢痕形成，使胃皱缩，幽门管变窄，使食物等无法通过，会引起呕吐和腹痛。行手术治疗溃疡问题将同时得到治疗。有时候幽门梗阻可以通过上消化道内窥镜检查缓解。幽门梗阻发病率比穿孔率低。

（3）出血性溃疡，可能表现为便血或呕血，颜色可能呈现鲜红色、咖啡色或黑色等。出血性溃疡采用消化内镜下修复治疗，如果出血大量且突然，可能需要紧急手术治疗。

（4）非手术治疗后仍未改善或恶化的胃溃疡可能需要手术干预。长期服药仍不愈合的溃疡可能是由消化道其他疾病或胃癌的胃壁侵蚀引起的，这种情况下均需要进一步手术治疗。

胃十二指肠溃疡手术中使用的方法有哪些呢？一般包括：剖腹探查术、微创腹腔镜手术和消化内窥镜（胃镜）。剖腹探查术是具有腹部切口的开放手术。微创腹腔镜手术涉及几个小的腹部切口（医生通常称呼为戳卡孔），使用配备摄像头的手术操作设备进行可视化的操作，检查腹腔内的器官，以检查异常。消化内窥镜（胃镜）是将一根柔性管插入喉咙，并向下推进到胃中，在摄像头和手术工具的帮助下修复溃疡。[4]

不同上消化道穿孔情况，有不同的手术处理方式，常见的有：单纯的消化道穿孔修补术，这种术式既可以在开腹情况下完成，也可以在腹腔镜下完成。当溃疡面积大，怀疑癌灶穿孔，或者其他无法通过单纯修补完成的时候，需要行胃部分切除术，随着胃溃疡的切除，胃的一部分也会被切掉。然后通过手术关闭溃疡切除后在胃中形成的孔，胃需要重新连接到小肠，即完成消化道重建[采用胃十二指肠吻合术（毕Ⅰ式）或胃空肠吻合术（毕Ⅱ式）进行重建，另外还有其他很多消化道重建方式]。这通常是开放剖腹手术，也可以通过腹腔镜进行。此外，还有迷走神经切断术，这种外科手术是迷走神经的一个或多个分支被切断或切除。这样做是为了减少胃酸，胃酸的释放受到迷走神经的刺激，并可能加剧溃疡。

对于病情不稳定的患者，首选开放手术。一些学术研究指出，开放手术和腹腔镜手术之间的结果相当，包括总体术后并发症发生率、死亡率和再手术率。与开放手术相比，腹腔镜手术在减少住院时间、降低手术部位感染率和减少术后疼痛方面可能具有优势。两种手术方式也是各有优劣。

手术前需进行一系列术前检查，包括：①影像学检查：心电图、胸部 X 射线等检查以帮助制订详细手术方案。②内窥镜检查。③实验室检查：血常规、凝血功能、肝肾功能、电解质等。另外，如果年龄较大且基础疾病较多，应尽可能完成肺功能检查。如贫血严重或电解质水平异常（如钙或钾异常），可能需要在进行手术之前进行纠正。以保证手术和麻醉的安全。

手术需要全麻。一般麻醉师会在患者喉咙中放置一根管子（即气管插管），以便在手术过程中在呼吸机机械辅助下进行呼吸。整个手术过程中，有监护仪对患者脉搏、血压、呼吸频率和血氧水平进行全程监护。当然，对于胃镜检查，有时不需要全麻，在患者清醒中就可以进行操作。

术后进行常规健康监测，包括是否有疼痛不适、引流管中的液体的量和颜色，以及是否排气等。如果患者出现呕血、呕吐和严重腹痛，则需要进一步检查，评估是否出现术后并发症。早期并发症通常发生在患者仍在医院期间，包括伤口感染、吻合口漏或出血复发等。晚期并发症包括腹泻、倾倒综合征、吸收不良及营养缺乏等。必要时可能需要再次手术探查。

如果恢复良好，排气后可以慢慢增加饮食，先从流质软食开始，逐渐过渡到正常饮食。正常饮食后不会感到任何疼痛或呕吐。通常，开腹手术比腹腔镜手术住院时间长一些。出院前，医生会指导患者如何改善饮食、控制疼痛以及如何护理伤口等。如果在饮食过程中出现问题，如剧烈腹部疼痛或呕吐等症状，需要进一步评估原因。在伤口完全愈合前，不要进行跑步或举起重物等剧烈运动。

（高永昌）

参考文献

[1] SAFFOURI B，WEIR G C，BITAR K N，et al. Gastrin and somatostatininsecretion by perfused rat stomach: functional linkage of antralpeptides[J]. Am J Physiol，1980，238：495-501.

[2] QUEIROZ D M，MENDES E N，ROCHA G A，et al. Effect of Helicobacterpylori eradication on antral gastrin- and somatostatin-immunoreactive cell density and gastrin and somatostatin concen-trations[J]. Scand J Gastroenterol，1993，28：858-864.

[3] MERCER D W，CROSS J M，SMITH G S，et al. Protective action ofgastrin-17 against alcohol-induced gastric injury in the rat: Rolein mucosal defense[J]. Am J Physiol，1997，273：365-373.

[4] ABRAHAMSSON H. Gastrointestinal motility disorders in patientswith diabetes mellitus[J]. J Intern Med，1995，237：403-409.

二、胃　癌

胃癌就是指发生在胃部的癌症。[1]通常发生在胃的内层组织中，即胃黏膜。胃癌可以在胃的任何部位发生，但大部分情况下发生在胃底和胃窦部位。胃癌是一种常见的恶性肿瘤，常常没有明显的早期症状，所以很难及早发现。如果不及时治疗，胃癌会不断扩散并对身体造成严重危害，甚至威胁生命。因此，预防、早期检测和治疗是非常重要的。

（一）胃癌的发病率和原因

胃癌是一种常见的癌症类型，全球每年约有 100 万人死于胃癌。[2]胃癌的发病率和原因受到多种因素的影响，以下是一些可能导致胃癌的主要因素。

（1）年龄：随着年龄的增长，胃癌的风险也会增加，尤其是 60 岁以上的人。

（2）饮食：高盐、高脂、高热量和不规律的饮食习惯可能增加胃癌的风险。同时，长期饮用烈性酒或者饮酒过量也会增加胃癌的发病率。

（3）烟草：吸烟是导致胃癌的主要因素之一。

（4）感染：幽门螺杆菌（Hp）是导致胃病和胃癌的常见细菌，感染 Hp 可能导致慢性胃炎和胃溃疡等疾病，从而增加胃癌的风险。

（5）遗传因素：某些基因突变或家族遗传倾向可能增加患胃癌的风险。

（6）工作环境：接触某些化学物质或粉尘等职业环境可能增加胃癌的发病率。

综上所述，胃癌的发病率和原因是多方面的。为了降低胃癌的风险，人们可以通过改变饮食习惯，戒烟限酒，及时治疗 Hp 感染等方法来预防。同时，定期进行体检和筛查也是及早发现胃癌的关键。

（二）胃癌的症状和诊断

早期胃癌通常没有症状，因此很难被发现。[3]但当肿瘤逐渐增大或者扩散到周围组织时，可能会出现以下症状：消化不良，如腹胀、腹泻、便秘等；恶心、呕吐和食欲减退；腹痛或胃部不适；消瘦和乏力感；黑便或呕血等。

如果出现上述症状，应及时就医，进行相关检查和诊断，以便早期发现和治疗胃癌。

一般来说，诊断胃癌通常包括以下步骤。

(1)临床检查：医生会询问病史、身体状况和症状等，同时进行身体检查。

(2)胃镜检查：通过内窥镜等检查手段来观察胃部，确定肿瘤的位置、大小和形状等。

(3)组织活检：内窥镜下取出肿瘤组织进行组织病理学检查，以明确是否为胃癌。

(4)影像学检查：包括胃部 X 射线、CT、MRI 等检查，可以确定肿瘤的大小和是否扩散。

(5)血液检查：通过检查血液中特定指标的变化，可以帮助确定是否患有胃癌。

综上所述，通过多种检查手段，医生可以明确诊断胃癌的存在和程度，从而制订最佳的治疗方案。

(三)胃癌的预防

预防胃癌需要从以下几个方面入手。

(1)饮食：保持饮食健康、多样化，摄入新鲜的蔬菜、水果和全谷物。同时，尽量少吃腌制、熏制和烧烤等高盐、高脂和高热量的食物。

(2)戒烟限酒：吸烟和饮酒是导致胃癌的主要因素之一，戒烟和限制饮酒可以有效预防胃癌的发生。

(3)防止感染：感染 Hp 是导致胃癌的一个主要风险因素。要保持饮食卫生，避免口腔卫生不良，尽量减少与 Hp 感染者的接触。

(4)定期筛查：定期进行胃镜和胃部影像学检查，可以帮助早期发现和治疗胃癌，从而提高治愈率和生存率。

(5)管理身体健康：保持身体健康和良好的免疫系统状态，避免长期接触有害物质和化学物质，同时，避免过度疲劳和精神压力。

总之，预防胃癌需要综合考虑多方面因素，包括饮食、生活习惯、环境和身体健康等方面，保持良好的生活习惯和定期体检是预防胃癌的关键。

(四)胃癌的临床分期

胃癌的临床分期是根据肿瘤的大小、深度、转移情况等指标来评估肿瘤的严重程度，进而指导医生制订合适的治疗方案和预测患者的预后情况。

根据国际通用的 TNM 分期系统，胃癌的临床分期分为以下几个阶段。

0 期：肿瘤仅限于胃黏膜内，没有侵犯胃壁的深层组织。

Ⅰ期：肿瘤已经穿透胃壁并侵犯到胃黏膜下层组织，但未扩散到淋巴结或其他器官。

Ⅱ期：肿瘤穿透胃壁并侵犯到了胃肌层或浆膜层，但未扩散到淋巴结或其他器官。

Ⅲ期：肿瘤侵犯到了胃周围的淋巴结，或已经扩散到了胃旁组织和器官。

Ⅳ期：肿瘤已经扩散到远处的器官，如肝脏、肺部等。

临床分期是对肿瘤的初步评估，需要进一步的检查和诊断确认。根据不同阶段的胃癌，医生会选择不同的治疗方式，如手术、化疗、放疗等，以达到最佳的治疗效果。

(五)胃癌的治疗

胃癌的治疗通常包括手术、放疗和化疗等多种方式，治疗方案需要根据肿瘤的大小、位置、分期和患者的身体状况等因素进行综合考虑和制订。以下是常见的胃癌治疗方法。

(1)手术：手术是治疗早期胃癌的主要方法，主要通过切除肿瘤和周围组织来达到治疗目的。常见的手术方式包括全胃切除、部分胃切除和淋巴结清扫等。

(2)放疗：放疗是通过高能射线照射肿瘤组织，杀死癌细胞并缩小肿瘤，通常用于治疗晚期胃癌、术后复发以及不能手术的患者。

(3)化疗：化疗是通过给予化学药物，杀死癌细胞来达到治疗的目的，常用于治疗晚期胃癌、术后复发以及不能手术的患者。

(4)靶向治疗：靶向治疗是通过针对肿瘤特定靶点，给予特定药物来治疗胃癌，相较于传统化疗更为精准和有效。

(5)免疫治疗：免疫治疗是通过激活人体免疫系统，帮助免疫系统杀死癌细胞，是近年来新兴的治疗方式。

综合治疗是治疗胃癌的主要方式，患者的具体治疗方案需要根据病情和身体状况等因素综合考虑。除了正规治疗外，患者还需要保持积极乐观的心态，加强营养和运动，提高免疫力，以及定期复查等，以提高治愈率和生存率。

针对胃癌不同阶段的临床分期，医生会选择不同的治疗方式，下面是一般的治疗方案。

(1)0 期胃癌：一般选择内镜下黏膜剥离术(ESD)或内镜下黏膜切除术(EMR)等保留胃部组织的手术方法。

(2)Ⅰ期胃癌：手术是主要的治疗方式，可以选择胃切除术或胃部保留手术。对于不能手术的患者，可以考虑放疗或者化疗。

(3)Ⅱ期胃癌：手术仍然是主要的治疗方式，可以选择胃切除术或胃部保留手术。放疗或化疗可以用于术后辅助治疗。

(4)Ⅲ期胃癌：手术通常是结合化疗和放疗进行的。放疗和化疗可以用于缩小肿瘤、控制病情和减轻症状，从而使手术更加安全和有效。

(5)Ⅳ期胃癌：治疗目的是缓解症状、控制病情和提高生存质量。主要采用化疗和放疗进行系统性治疗和对症支持治疗。

此外，对于老年人和体弱多病者，可以根据患者的身体情况和术后生活质量等因素综合考虑选择适合的治疗方式。[4] 因为治疗胃癌是一项综合治疗过程，所以需要与专业医生合作，根据病情选择最合适的治疗方案。

(六)胃癌的预后

胃癌的预后受到多种因素的影响，包括患者年龄、性别、癌肿大小、分化程度、淋巴结转移、肿瘤浸润深度、手术切除范围、治疗方式等。一般来说，早期发现、早期诊断、早期治疗的胃癌预后较好。

胃癌的预后可以通过许多指标进行评估，其中，最常用的指标是 5 年生存率。5 年生存率是指患者在接受治疗后 5 年内仍然存活的比例。胃癌的 5 年生存率通常是根据肿瘤的 TNM 分期来确定的，TNM 分期是根据肿瘤的大小(T)、淋巴结受累情况(N)和是否存在远处转移(M)来确定肿瘤的严重程度。

根据 TNM 分期的不同，胃癌的预后有很大的差异。一般来说，早期的胃癌(Ⅰ期或Ⅱ期)的 5 年生存率较高，可以达到 60%～90%以上。但是，晚期的胃癌（Ⅲ期或Ⅳ期）的 5 年生存率较低，只有 10%～30%左右。此外，肿瘤的分化程度也与预后有关。分化程度高的肿瘤预后较好，分化程度低的肿瘤预后较差。

除了 TNM 分期和分化程度外，还有其他一些预后指标，例如，肿瘤浸润深度、肿瘤标志物水平、手术切除范围等。肿瘤浸润深度越深，预后越差；肿瘤标志物水平越高，预后越差；手术切除范围越广，预后越好。

(七)胃癌患者的生活方式

胃癌患者在治疗期间，需要注意自己的生活方式，以帮助身体更好地恢复和抵抗病情。以下是一些建议。

(1)均衡饮食：胃癌患者需要注意饮食，避免过于油腻、刺激性和难以消化的食物，可以选择清淡易消化的食物，如米粥、蒸蔬菜等。同时要注意摄取足够的蛋白质、维生素和矿物质等营养物质。

(2)合理运动：适当的运动可以帮助胃癌患者保持身体健康和免疫力，但需要注意运动强度和方式，避免过于剧烈和高风险的运动项目。

(3)放松心情：胃癌患者在治疗期间可能会面临较大的心理压力和焦虑，需要注意保持良好的心态和心理状态，可以通过听音乐、读书、冥想等方式缓解心理压力。[5]

(4)定期复查：胃癌患者在治疗后需要定期复查，以及时发现和处理任何复发或转移的情况。[6]

(5)戒烟戒酒：胃癌患者需要注意避免吸烟和饮酒等有害生活习惯，以降低胃癌复发和发生的风险。

总之，胃癌患者需要综合考虑自己的身体状况和治疗方案，调整自己的生活方式，以达到更好的治疗效果和生活质量。同时，需要积极配合医生的治疗和指导，保持良好的心态和生活习惯，提高自身免疫力和身体抵抗力。

（张腾）

参考文献

[1] SASLOW S B, THUMSHIRN M, CAMILLERI M, et al. Influence of H. pylori infection on gastric motor and sensory function in asymp-tomatic volunteers[J]. Dig Dis Sci , 1998, 43: 258-264.

[2] ARO P, STORSKRUBB T, RONKAINEN J, et al. Peptic ulcer disease in ageneral adult population: the kalixanda study: a randompopulation-based study [J]. Am J Epidemiol, 2006, 163: 1025-1034.

[3] WANG Y R, RICHTER J E, DEMPSEY D T. Trends and outcomes ofhospitalizations for peptic ulcer disease in the United States, 1993 to 2006 [J]. Ann Surg, 2010, 251: 51-58.

[4] SOLL A H. Pathogenesis of peptic ulcer and implications for therapy [J]. N Engl J Med, 1990, 322: 909-916.

[5] PETERSON W L, BARNETT C C, EVANS DJ, J R, et al. Acid secretion andserum gastrin in normal subjects and patients with duodenal ulcer: The role of Helicobacter pylori[J]. Am J Gastroenterol, 1993, 88: 2038-2043.

[6] FORD A C, DELANEY B C, FORMAN D, et al. Eradication therapy forpeptic ulcer disease in Helicobacter pylori positive patients[J]. Cochrane Database Syst Rev, 2006, (2): CD003840.

三、胃恶性淋巴瘤

胃恶性淋巴瘤是指源于胃黏膜下层或浆膜下层的恶性淋巴细胞克隆增生，临床上以上腹部不适、疼痛、消化不良和贫血为主要症状，是胃部最常见的恶性肿瘤之一。根据淋巴瘤的病理类型，可分为弥漫大 B 细胞淋巴瘤（DLBCL）、外周 T 细胞淋巴瘤（PTCL）等。胃淋巴瘤的发病率逐年上升，尤其是亚洲地区。

（一）胃恶性淋巴瘤的发病率和原因

胃恶性淋巴瘤是指恶性淋巴细胞在胃部生长并扩散的一种疾病，是胃肠道最常见的淋巴瘤类型之一。根据流行病学调查显示，胃恶性淋巴瘤的年发病率为每 10 万人口 0.4～1.2 例。[1]

目前，尚不清楚胃恶性淋巴瘤的具体病因，但是与幽门螺杆菌感染、免疫功能异常、遗传等因素有关。此外，自身免疫疾病、长期胃炎、溃疡、胃息肉等也可能增加患胃恶性淋巴瘤的风险。

（二）胃恶性淋巴瘤的症状和诊断标准

胃恶性淋巴瘤的症状和体征包括：上腹部不适感、疼痛、饱胀等消化不良症状；恶心、呕吐、食欲下降、体重减轻等；贫血、乏力、发热、盗汗等全身症状；上腹部可触及肿块；高度怀疑有淋巴瘤的患者还可以出现淋巴结肿大、皮肤黄染等症状。

胃恶性淋巴瘤的诊断需要通过胃肠镜检查、组织病理学检查和免疫组织化学检查来确定。根据病理学的不同，胃恶性淋巴瘤可分为弥漫大 B 细胞淋巴瘤、外周 T 细胞淋巴瘤等亚型。

根据 NCCN（National Comprehensive Cancer Network）胃恶性肿瘤诊疗指南[2]，胃恶性淋巴瘤的诊断标准如下。

胃镜或胃肠钡餐检查：显示胃黏膜增厚、浅表溃疡、结节状突起、均质性粗糙等特征。

组织病理学检查：组织形态学和免疫组织化学等检查结果均为恶性淋

巴瘤。

必要时进行其他辅助检查，如 PET-CT 等。

需要注意的是，对于初次就诊的恶性淋巴瘤患者，需要明确病变的部位和严重程度，以制订适当的治疗方案。

(三)胃恶性淋巴瘤的预防

目前，没有明确的预防胃恶性淋巴瘤的方法。然而，保持健康的饮食习惯，减少摄入过多的红肉和加工肉制品，增加蔬菜、水果和全谷类的摄入，可能有助于减少患胃癌的风险，而恶性淋巴瘤也可能受益于这种健康饮食。此外，戒烟、限制酒精摄入和保持健康的体重也被认为是预防恶性淋巴瘤的有效措施之一。

(四)胃恶性淋巴瘤的分类和分期

胃恶性淋巴瘤的分类和分期根据肿瘤细胞的来源和生物学行为分为不同类型，不同类型的淋巴瘤具有不同的分期方法。

根据肿瘤细胞来源的分类方法，胃恶性淋巴瘤可分为以下几类。

(1)B 细胞淋巴瘤：占所有恶性淋巴瘤的 85% 以上，包括弥漫性大 B 细胞淋巴瘤(DLBCL)、边缘区淋巴瘤(MALT 淋巴瘤)等。[1]

(2)T 细胞淋巴瘤：占所有恶性淋巴瘤的 15% 左右，包括外周 T 细胞淋巴瘤、肠道 T 细胞淋巴瘤等。[1]

根据生物学行为的分类方法，胃恶性淋巴瘤可分为以下几类。

(1)低度恶性淋巴瘤：生长缓慢，预后较好。

(2)高度恶性淋巴瘤：生长迅速，预后较差。

胃恶性淋巴瘤的分期是根据肿瘤的大小、侵犯深度、淋巴结转移情况等进行的。常用的分期方法有 Ann Arbor 分期和 Bulky 病变分期。其中，Ann Arbor 分期是最为常用的淋巴瘤分期方法，将淋巴瘤分为 4 期。

(五)胃恶性淋巴瘤的治疗

胃恶性淋巴瘤的治疗方案主要包括化疗、放疗、手术以及免疫治疗等多种方式，具体治疗方案的选择取决于患者的年龄、病情分期、病变范围和病理类型等因素。

化疗是胃恶性淋巴瘤的首选治疗方法之一，主要是通过药物抑制癌细胞的增殖和分裂，控制病情进展。化疗方案一般包括多种药物的联合应用，如 CHOP 方案(环磷酰胺、多柔比星、长春新碱、泼尼松)、R-CHOP 方案(加入了利妥昔单抗)、DHAP 方案(顺铂、阿糖胞苷、多柔比星)等。

放疗可以单独使用或与化疗联合应用，主要是利用高能射线破坏癌细胞的 DNA 分子，使其无法正常生长和分裂。放疗一般适用于早期病变或治疗后残留病变的局部控制。

手术是胃恶性淋巴瘤的治疗方式之一，适用于肿瘤较小、局限性明显且不伴随转移的患者。手术可采用内镜下黏膜切除术、胃大部切除术等方法。

免疫治疗是近年来发展起来的新型治疗方式，通过调节机体免疫系统，提高机体抗癌能力，达到治疗作用。常用的免疫治疗药物包括 PD-1 抑制剂、CTLA-4 抑制剂、CAR-T 细胞治疗等。

需要注意的是，不同的治疗方式具有不同的优缺点，治疗效果也因人而异。患者在治疗前应与医生充分沟通，共同选择最适合自己的治疗方案。

(六)胃恶性淋巴瘤的预后

胃恶性淋巴瘤的预后取决于多种因素，包括患者的年龄、病理类型、瘤体大小、肿瘤位置和分期、临床表现和治疗反应等。对于早期诊断的胃恶性淋巴瘤，治愈率相对较高，5 年生存率可达 70%～90% 以上。但对于晚期诊断或有广泛转移的患者，治愈率较低，生存期也相对较短。

(七)胃恶性淋巴瘤患者的生活方式

作为一种恶性疾病，胃恶性淋巴瘤的患者在治疗过程中需要特别关注自己的生活方式，以维持身体健康和提高治疗效果。以下是一些建议。

(1)饮食：饮食应以易消化、高营养、低脂肪、低盐、低热量为原则，多食用蔬菜、水果、粗粮、豆类等食物，同时避免过多摄入糖分和油脂。

(2)运动：适量的运动有助于提高身体免疫力和抗癌能力，建议患者进行一些适量的有氧运动，如散步、慢跑、游泳等，避免剧烈运动和长时间的静坐。

(3)心理调节：癌症治疗过程中会带来身体和心理上的负担，患者应积极调整心态，保持乐观心态，同时寻求家人、朋友或心理医生的支持和帮助。

(4)禁烟限酒：吸烟和饮酒是诱发癌症的重要因素之一，患者应尽量避免吸烟和饮酒。

(5)定期复查：胃恶性淋巴瘤的治疗是一个漫长的过程，患者应定期复查，以便及时发现和处理可能的并发症和复发。

以上建议仅供参考，具体的生活方式调整应根据患者的具体情况和医生的建议而定。

(张腾)

参考文献

[1] ZUCCA E，COPIE-BERGMAN C，RICARDI U，et al. ESMO Guidelines Working Group. Gastric marginal zone lymphoma of MALT type：ESMO Clinical Practice Guidelines for diagnosis，treatment and follow-up[J]. Ann Oncol，2013，24(6)：144-148.

[2]AJANI J A，D'AMICO T A，BENTREM D J，et al. Gastric Cancer，Version 2. 2022，NCCN Clinical Practice Guidelines in Oncology[J]. Journal of the National Comprehensive Cancer Network：JNCCN，2022，20（2）：167-192.

四、胃肠间质瘤

胃肠间质瘤(GIST)是一种起源于肠道或胃部的罕见恶性肿瘤，它起源于肠道或胃部的间质细胞，这些细胞在肠道壁或胃壁中起支持和调节作用。GIST 通常在肠道或胃的内层形成肿瘤，随着病情的恶化，肿瘤可能会扩散到身体其他部位。虽然 GIST 是一种罕见的恶性肿瘤，但是近年来由于诊断技术的进步，越来越多的患者被诊断出来。

(一)胃肠间质瘤的发病率和原因

胃肠间质瘤的发病率较低，据统计，它在所有恶性肿瘤中的比例仅占约 1%~3%，但在消化道肿瘤中属于常见的一种。[1]GIST 多发生于中老年人，男性发病率略高于女性。除了年龄和性别等因素外，GIST 的具体发病原因尚未完全明确，但与肠道或胃壁的间质细胞突变有关，大多数 GIST 的基因突变与 *KIT* 或 *PDGFRA* 基因有关。

KIT 基因编码一种叫作酪氨酸激酶的蛋白质，这种蛋白质参与了间质细胞的正常发育和成熟过程，但突变后可能引发细胞增殖和癌变。*PDGFRA* 基因则编码一种叫作血小板来源生长因子受体 α 的蛋白质，该蛋白质同样参与间质细胞的正常发育和成熟过程，但也可能引发肿瘤的发生和恶化。[2]

此外，某些遗传病如神经纤维瘤病Ⅰ型(neurofibromatosis type 1，NF1)和 Carney 三联征等也与 GIST 的发生有一定的关联性，但这种情况比较罕见。[3]

(二)胃肠间质瘤的症状和诊断

早期胃肠间质瘤可能没有任何症状，或者仅有轻微的不适感。随着病情的进展，症状也会逐渐加重，包括：上腹部不适或疼痛感，可能伴随消化不良、反酸等症状；体重下降、食欲不振、乏力等全身症状；恶心、呕吐、腹泻、便秘等消化系统症状；大量出血或侵犯周围器官时出现胀痛、压迫感等症状。

诊断胃肠间质瘤通常需要通过以下检查。

（1）胃肠道内窥镜检查：通过胃肠镜观察肿瘤的位置、大小和形态等特征，同时，可以取组织活检以确定肿瘤的性质。

（2）影像学检查：如 CT、MRI 等，可以帮助确定肿瘤的位置、大小和与周围组织的关系等。

（3）血液检查：检查血中肝酶和肿瘤标志物等指标，有助于判断肿瘤的性质和病情严重程度。

综合上述检查结果，可以确定肿瘤的性质、大小、位置、恶性程度等信息，从而确定最合适的治疗方案。

（三）预防胃肠间质瘤

目前，尚没有明确的预防胃肠间质瘤的方法[4]，但以下几点建议可以降低患病的风险。

（1）饮食健康：避免食用过多的腌制、熏制、油炸等高脂、高盐、高热量的食物，增加蔬菜、水果、谷类等富含膳食纤维、维生素和矿物质的食物摄入，保持饮食均衡。

（2）戒烟限酒：吸烟和饮酒是许多肿瘤的诱因之一，戒烟限酒可以有效降低胃肠间质瘤的发病风险。

（3）避免慢性胃肠炎：长期慢性胃肠炎可能增加胃肠间质瘤的发生风险，因此，需要定期进行胃肠道检查，及时发现和治疗慢性胃肠炎。

（4）增加运动：适当的运动可以提高身体的免疫力和代谢水平，有助于降低胃肠间质瘤的发病风险。

需要注意的是，以上建议只是降低胃肠间质瘤发病风险的辅助措施，对于已经患有胃肠间质瘤的患者，还需遵循医生的治疗方案和定期随访。

（四）胃肠间质瘤的分期

胃肠间质瘤的分期主要采用美国国立癌症研究所（National Cancer Institute，NCI）制定的分期系统——TNM 分期系统[5]，该系统将肿瘤分为 T、N、M 3 个部分，分别代表原发肿瘤的大小、淋巴结转移情况和远处转移情况。具体分期如下。

T 分期：

T_1：肿瘤大小≤2 cm，局限于黏膜层或黏膜下层；

T_2：肿瘤大小 $2\sim5$ cm，侵犯肌层；

T_3：肿瘤大小 >5 cm，侵犯浆膜层或局限于肌层；

T_4：肿瘤穿透浆膜层，侵犯邻近器官或形成固定性溃疡。

N 分期：

N_0：无淋巴结转移；

N_1：转移至 $1\sim2$ 个局部淋巴结；

N_2：转移至 $3\sim6$ 个局部淋巴结；

N_3：转移至 7 个或以上局部淋巴结。

M 分期：

M_0：无远处转移；

M_1：有远处转移。

根据以上 T、N、M 分期结果的组合，可以得到相应的胃肠间质瘤分期。一般情况下，胃肠间质瘤的分期越早，治疗效果越好，预后也越好。

(五)胃肠间质瘤的治疗

胃肠间质瘤的治疗方式应该个体化，根据肿瘤的大小、位置、分期、患者的年龄、身体状况等因素综合考虑，选择最适合患者的治疗方式。

1. 手术治疗

手术切除是胃肠间质瘤的主要治疗方式，适用于肿瘤较小、没有转移的患者。对于肿瘤位于胃肠道壁内的患者，可以采用内窥镜下黏膜下剥离术（endoscopic submucosal dissection，ESD）或者开腹手术切除。对于肿瘤较大或有转移的患者，需要进行根治性手术切除，包括局部切除或全胃切除等。

2. 放疗治疗

放疗常常作为胃肠间质瘤的辅助治疗方式，可以减轻症状和控制肿瘤生长。放疗可以采用外部放疗或内部放射治疗。对于不适合手术切除的患者，可以采用放疗进行治疗。

3. 靶向药物治疗

靶向药物治疗是目前治疗胃肠间质瘤的一种有效手段，通过针对肿瘤细胞表面的分子靶点来阻断肿瘤的生长和扩散。常用的靶向药物包括 Imatinib（吉非替尼）、Sunitinib（舒尼替尼）等。对于无法手术切除或有转移的胃肠间质瘤患者，靶向药物治疗可以显著改善预后。[6]

4. 观察治疗

对于一些较小的、没有症状的胃肠间质瘤，可以采取观察治疗。定期进行影像学检查，观察肿瘤的生长情况，如果肿瘤没有增大或有恶性变化的迹象，可以继续观察。但是这种治疗方式需要患者定期复查。

总之，选择胃肠间质瘤的治疗方式应该综合考虑患者的身体状况，肿瘤的特征、分期等因素，以最大限度地减少治疗对患者的伤害。

（六）胃肠间质瘤患者的生活方式

胃肠间质瘤患者的生活方式与其他癌症患者相似，主要包括以下方面。

（1）饮食：胃肠间质瘤患者应当注意饮食均衡，摄入足够的营养物质，如蛋白质、维生素和矿物质等，同时避免食用刺激性食物，如烧烤、油炸和腌制食品等。

（2）运动：适当的运动可以增强身体的免疫力和体质，提高身体对治疗的耐受性和康复能力。但患者应该避免过度运动和剧烈运动，以免引起身体不适。

（3）心理护理：胃肠间质瘤患者常常面临着巨大的心理压力和情绪波动，如焦虑、恐惧和抑郁等。因此，患者应该积极参加心理疏导和支持治疗，保持积极乐观的心态，对疾病保持正确的认识和态度。

（4）定期复查：胃肠间质瘤治疗后，患者需要定期复查，以便及时发现复发和转移等情况，并采取相应的治疗措施。

总之，胃肠间质瘤患者应该积极参与治疗，保持良好的生活方式和心态，以提高治疗效果和生存质量。

（七）胃肠间质瘤的预后

胃肠间质瘤的预后取决于多种因素，包括瘤体大小、瘤体位置、组织学类型、分级和临床分期等。一般来说，小的肿瘤预后较好，而大的肿瘤和高级别的肿瘤预后较差。手术是胃肠间质瘤的主要治疗方法，对于早期诊断的肿瘤，完整切除后预后良好，5年生存率可达90%以上。但对于晚期或转移性的病例，预后相对较差。化疗、放疗和靶向治疗等新型治疗手段也可以提高治疗效果和生存率。总之，胃肠间质瘤的预后取决于多种因素，患者应该积极接受治疗，并定期进行随访和检查，以便及时发现和处理可能的复发和转移等情况。

（张腾）

参考文献

［1］BARKUN A，BARDOU M，MARSHALL J K. Consensus recommendations for managing patients with nonvariceal upper gastrointestinal bleeding［J］. Ann Intern Med，2003，139：843-857.

［2］VERGARA M，CALVET X，GISBERT J P. Epinephrine injection versus epi-nephrine injection and a second endoscopic method in high riskbleeding ulcers［J］. Cochrane Database Syst Rev，2007，（2）：CD005584.

［3］DORWARD S，SREEDHARAN A，LEONTIADIS G I，et al. Proton pumpinhibitor treatment initiated prior to endoscopic diagnosis inupper gastrointestinal bleeding ［J］. Cochrane Database Syst Rev，2006，（4）：CD005415.

［4］LUNEVICIUS R，MORKEVICIUS M. Systematic review comparing lapa-roscopic and open repair for perforated peptic ulcer［J］. Br J Surg，2005，92：1195-1207.

［5］CHERIAN P T，CHERIAN S，SINGH P. Long-term follow-up of patientswith gastric outlet obstruction related to peptic ulcer diseasetreated with endoscopic balloon dilatation and drug therapy［J］. Gas-trointest Endosc，2007，66：491-497.

［6］JEMAL A，SIEGEL R，WARD E，et al. Cancer statistics，2009［J］. CA：A Cancer J Clin，2009，59：225-249.

五、溃疡性结肠炎

溃疡性结肠炎(ulcerative colitis，UC)是一种慢性肠道炎症性疾病，主要累及结肠和直肠，以黏膜和黏膜下层受损为特点。该疾病的临床表现包括腹痛、腹泻、排便不规律、黏液和血液便、贫血等。UC 的发病机制尚不清楚，可能与遗传、免疫、环境因素等多种因素有关。目前尚无治愈 UC 的方法，但可通过药物治疗、手术治疗等方式缓解症状和控制疾病进展。

(一)溃疡性结肠炎的发病率与原因

溃疡性结肠炎是一种慢性炎症性肠病，它的发病率因地域和种族而异。目前的研究显示，欧洲和北美洲的发病率较高，而亚洲地区的发病率相对较低。一般来说，溃疡性结肠炎多发生于 20～40 岁的年轻人，女性和男性的患病率相当。[1]其发病原因目前尚不清楚，但认为是环境因素、遗传因素、免疫因素、肠道菌群紊乱等因素的综合作用。

(二)溃疡性结肠炎的症状和诊断标准

溃疡性结肠炎的症状包括腹泻、腹痛、里急后重、肛门不适、黏液便等，重症患者还可能出现发热、贫血等全身症状。诊断标准包括以下几个方面。

(1)临床症状：腹泻、腹痛、黏液便等.

(2)结肠镜检查：溃疡、炎症、黏膜充血等病变。

(3)病理学检查：病变部位的活检检查可以确定炎症类型、程度和范围。

(4)影像学检查：CT、MRI、X 射线钡灌肠等检查可以确定病变的范围和程度。

以上指标需要综合评估才能作出诊断。同时，溃疡性结肠炎还需要与其他肠道疾病如克罗恩病、肠结核等进行鉴别诊断。

(三)溃疡性结肠炎的预防

目前，尚无特别有效的预防溃疡性结肠炎的方法，但保持健康的生活方式和饮食习惯有助于减少发病风险。以下是一些常见的建议。

(1)健康的饮食：富含水果、蔬菜、全谷物、低脂肪乳制品和瘦肉的饮食有助于预防炎症性肠病，避免过多饮酒和进食高脂肪、高纤维素和高糖分的食物。

(2)戒烟：吸烟与溃疡性结肠炎有关系，戒烟有助于预防溃疡性结肠炎。

(3)控制精神压力：情绪紧张和精神压力可能对溃疡性结肠炎的发病和症状有负面影响，控制精神压力和学习放松技巧可以减少炎症性肠病的发病率和症状。

(4)保持适度运动：适度运动有助于维持肠道健康，增强免疫系统功能，有助于预防溃疡性结肠炎。

(5)定期体检：如果有家族史或症状，应该定期进行结肠镜检查或其他体检。

需要注意的是，以上措施并不能完全预防溃疡性结肠炎的发生，只是有助于降低患病风险。如果出现症状，应及时就医治疗。

(四)溃疡性结肠炎的分级

溃疡性结肠炎的可根据炎症波及的范围和严重程度进行分级。[2]目前常用的分级方法是 Mayo 分级法和 Montreal 分级法。

Mayo 分级法是以结肠镜检查为依据。将结肠分为 5 个区域，分别是直肠、乙状结肠、降结肠、横结肠和升结肠。根据炎症波及的范围和严重程度，将溃疡性结肠炎分为轻度、中度和重度 3 个级别。

Montreal 分级法是在 Mayo 分级法的基础上，考虑到年龄、病程、病变区域和特殊类型等因素。将溃疡性结肠炎分为 4 个类型：A1 型，局限于直肠；A2 型，波及乙状结肠；A3 型，波及降结肠；A4 型，波及横结肠和升结肠。同时，还考虑到年龄和病程，分别用数字 0~3 表示年龄和病程的程度。特殊类型包括原发性硬化性胆管炎伴溃疡性结肠炎、手术后溃疡性结肠炎和小儿溃疡性结肠炎等。

(五)溃疡性结肠炎的治疗

溃疡性结肠炎的治疗主要包括药物治疗和手术治疗两种方法。

1. 药物治疗

(1)消炎镇痛药物：如硫酸美沙酮、泼尼松等，用于控制炎症反应和疼痛。

（2）免疫调节剂：如 5-氨基水杨酸、硫唑嘌呤、甲基泼尼松龙等，用于抑制免疫系统异常反应。

（3）生物制剂：如抗肿瘤坏死因子（TNF）α 单克隆抗体（英夫司汀）、抗白细胞介素（IL）-12/23 单克隆抗体（乌班特）、抗白细胞介素（IL）-17A 单克隆抗体（塞博利玛）等，通过靶向特定免疫细胞或因子治疗溃疡性结肠炎。[2]

（4）抗生素：如甲硝唑、氯霉素等，主要用于感染的治疗。

（5）直肠治疗：如 4-氨基水杨酸、糖皮质激素等直接通过肛门给药，用于轻度、局限于直肠的病例。

2．手术治疗

对于药物治疗无效的重症溃疡性结肠炎患者，需要考虑手术治疗。手术治疗主要有结肠切除术、结直肠切除术等，根据病情严重程度、部位和范围等情况选择不同的手术方式。

此外，对于溃疡性结肠炎患者还需要注意饮食调节、减轻压力、定期复查等，以维持身体健康和疾病稳定。

（六）溃疡性结肠炎的预后

溃疡性结肠炎的预后因病情严重程度、治疗及生活方式等多方面因素影响而有所不同。轻度的溃疡性结肠炎预后良好，但病情较重或持续时间较长者预后较差。

大多数溃疡性结肠炎患者可以通过药物治疗控制病情，减少症状，防止并发症的发生，预后良好。然而，对于难以控制病情或出现并发症的患者，可能需要手术治疗，手术后的预后也取决于多种因素。

此外，饮食、生活方式等也对溃疡性结肠炎患者的预后产生影响。保持健康的生活方式，如不吸烟、限制饮酒、避免过度劳累、保持心理健康等，可以减轻症状、减少并发症的发生，并有助于延长患者的生存时间。

（七）溃疡性结肠炎的生活方式

溃疡性结肠炎的患者在生活方式上需要注意以下几点。

（1）饮食：尽量少食用辛辣、油腻、刺激性食物，如辣椒、生姜、大葱、大蒜等，同时避免吃生冷食物，如生鱼片、螃蟹等。饮食以清淡易消化为宜，如米粥、面条、瘦肉、蔬菜等，注意多吃富含蛋白质、维生素、矿物质的食物。

（2）精神调节：注意保持心情愉快，避免过度劳累和紧张，避免长时间的工作和生活压力。

（3）合理运动：适量运动有益健康，可以增强体质，提高免疫力，但运动强度不宜过大，避免出现身体疲劳和过度运动。

（4）定期复查：患者应定期到医院进行复查，包括肠镜检查、血常规、肝功能等检查，及时了解病情变化。

总之，患有溃疡性结肠炎的患者需要注意饮食、精神调节、合理运动等方面的保健和生活方式调整。同时，积极接受治疗和定期随访也是很重要的。

（张腾）

参考文献

［1］KOZUCH P L，HANAUER S B. Treatment of inflammatory bowel disease：a review of medical therapy［J］. World Journal of Gastroenterology，2008(3)：354-377.

［2］MAGRO F, GIONCHETTI P, ELIAKIM R，et al. Third european evidence-based consensus on diagnosis and management of ulcerative colitis. Part 1：definitions，diagnosis，extra-intestinal manifestations，pregnancy，cancer surveillance，surgery，and ileo-anal pouch disorders［J］. Journal of Crohn's & Colitis，2017，11(6)：649-670.

六、结肠癌

结肠癌是起源于结肠(大肠)内壁的一种恶性肿瘤，通常起源于腺体上皮细胞，也可以起源于其他类型的细胞。结肠是消化系统的一部分，负责将未消化的食物转化为粪便并排出体外。结肠癌在早期通常没有症状，但随着肿瘤的增长，可能会导致肠道梗阻、腹痛、腹泻、便血等症状。

(一)结肠癌的发病率和病因

结肠癌是全球最常见的恶性肿瘤之一，每年的发病率和死亡率都很高。发病率随着年龄的增长而增加，通常在 50 岁以上的人群中最为常见。[1]此外，结肠癌在男性中稍微比女性更常见。

结肠癌的病因复杂，可能与遗传、环境和生活方式等多种因素有关。一些基因突变或遗传疾病如家族性腺瘤病、Lynch 综合征等都可以增加结肠癌的发病风险。环境因素如高脂肪饮食、缺乏运动、肥胖、吸烟、饮酒等都与结肠癌的发病风险有关。此外，慢性结肠炎、肠息肉等也被认为是结肠癌的危险因素。

(二)结肠癌的症状和诊断

早期的结肠癌通常没有症状，但随着肿瘤的增长，可以出现以下症状。

(1)腹痛或腹部不适。

(2)排便习惯改变，如便秘或腹泻。

(3)便血或黑便。

(4)肠道梗阻导致呕吐或肠鸣音。

(5)身体消瘦或贫血。

(6)非特异性症状，如疲劳、食欲减退、恶心等。

诊断结肠癌通常需要进行以下检查。

(1)大便隐血试验：检测粪便中是否含有潜在的血液。

(2)结肠镜检查：通过放置一根长管子(结肠镜)进入结肠来观察肠壁，取得组织样本进行活检。

(3)CT 扫描、MRI 或 PET-CT 等影像学检查：评估肿瘤的大小和位置，以及是否扩散到其他器官。

(4)血液检查：如 CEA(癌胚抗原)等指标的检测，可辅助判断是否存在肿瘤。

如果上述检查出现异常，医生可能需要进行进一步的诊断，如结肠切除术来获取组织样本进行病理学检查，以确诊结肠癌。

(三)结肠癌的预防

以下是预防结肠癌的一些建议。

(1)饮食健康：摄取富含膳食纤维的食物，如蔬菜、水果、全麦面包和谷类，同时限制高脂、高热量、高糖和加工食品的摄入。

(2)控制体重：肥胖是结肠癌的一个危险因素，保持健康的体重可以降低患癌风险。

(3)锻炼：进行适当的有氧运动，如散步、跑步、游泳等，可以降低结肠癌的风险。

(4)戒烟和限制饮酒：吸烟和过量饮酒都与结肠癌的发生率增加有关。

(5)定期筛查：结肠癌的早期发现可以提高治疗成功的机会，建议 50 岁及以上人群进行定期的结肠镜检查、FIT(粪便潜血检测)等筛查。[2]

(6)高危人群筛查：对于具有家族史、患有肠息肉或炎症性肠病等高危人群，建议根据个人情况定期进行结肠镜检查或其他相关筛查。

(四)结肠癌的临床分期

结肠癌通常根据肿瘤的大小、深度、淋巴结转移和远处转移等因素进行分期。国际上常用的结肠癌临床分期系统是 TNM 分期系统，其中，T 代表原发肿瘤的大小和侵犯深度，N 代表淋巴结转移的情况，M 代表是否有远处转移。[3]根据 TNM 系统的不同组合，结肠癌可被分为以下几个阶段。

0 期：肿瘤仅局限于肠壁内，未侵犯肠壁下层，无淋巴结转移和远处转移。

Ⅰ期：肿瘤侵犯肠壁下层，未侵犯邻近组织和器官，无淋巴结转移和远处转移。

Ⅱ期：肿瘤侵犯肠壁外层和邻近组织，未侵犯邻近器官，无淋巴结转移和远处转移。

Ⅲ期：肿瘤侵犯肠壁外层和邻近组织，可有淋巴结转移但无远处转移。

Ⅳ期：肿瘤已扩散到远处器官或组织，包括肝脏、肺部等。

结肠癌的分期是指医生根据临床表现和病理分析所得到的信息，用来确定患者的治疗方案和预后。

(五)结肠癌的治疗

结肠癌的治疗方案主要包括手术、放疗和化疗，具体治疗方案会根据患者的病情、分期以及身体状况等因素进行选择和个体化调整。

1. 手术治疗

手术治疗是治疗结肠癌的主要方法。手术的目的是彻底切除癌肿，包括原发病灶和可能的转移灶，并保留足够的结肠长度，使排便功能得以恢复。手术方式一般分为开放手术和腹腔镜手术，后者具有创伤小、恢复快等优点。

2 放疗

常常在手术前或手术后联合化疗使用，有助于控制肿瘤的生长和扩散，减少复发和转移的风险。放疗有多种方式，包括外科放射、内腔放射和协同放疗等。

3. 化疗

化疗是利用化学药物杀死癌细胞的方法，也可以在手术前或手术后联合放疗使用，以防止病情恶化。化疗不良反应较大，包括恶心、呕吐、脱发等，需要在治疗期间密切监测患者的身体状况。常用化疗方案如下。

(1)FOLFOX 方案：由氟尿嘧啶、奥沙利铂和亚叶酸钙组成，是结肠癌的一线化疗方案。

(2)CapeOX 方案：由卡培他滨和奥沙利铂组成，也是结肠癌的一线化疗方案之一。

(3)FOLFIRI 方案：由氟尿嘧啶、伊立替康和亚叶酸钙组成，适用于在FOLFOX 方案治疗后出现疾病进展或无法耐受 FOLFOX 方案的患者。

(4)CAPOX 方案：由卡培他滨和奥沙利铂组成，与 CapeOX 方案相似，也是结肠癌的一线化疗方案之一。

此外，针对 EGFR 阳性的结肠癌患者，还可以使用靶向药物治疗，如西妥昔单抗和帕尼单抗等。

需要注意的是，具体采用哪种化疗方案应该综合考虑患者的年龄、身体状况、病情严重程度以及化疗方案的不良反应等因素，并由医生根据患者的具体情况进行个体化治疗方案的制订。

总体而言，手术切除是治疗结肠癌的首选方法。如果癌细胞扩散到周围淋巴结或有远处转移，则需要联合化疗和（或）放疗。对于晚期结肠癌患者，以及手术后复发的患者，治疗更加复杂，需要综合考虑多种治疗手段。

（六）结肠癌分期对治疗的影响

结肠癌的分期对治疗的选择和预后判断非常重要。一般来说，早期结肠癌（分期为Ⅰ或Ⅱ期）可以通过手术切除治愈。对于晚期结肠癌（分期为Ⅲ或Ⅳ期），则需要综合考虑手术、化疗、放疗等多种治疗方式进行综合治疗。[4]

具体而言，对于分期为Ⅲ期的结肠癌患者，手术切除加辅助化疗是常规的治疗方案。而对于分期为Ⅳ期的患者，则主要采用化疗、靶向治疗等方式进行综合治疗，以控制癌症的发展，缓解症状，提高患者的生存质量。

结肠癌的分期对于治疗方案的选择和治疗效果的预测非常重要，因此，在确诊后应尽快进行分期评估。

（七）结肠癌的预后

结肠癌的预后取决于多种因素，包括患者的年龄、肿瘤的分期、肿瘤的位置和大小、肿瘤的生物学特征等。

早期诊断和治疗可以显著提高结肠癌的预后。在早期诊断的情况下，结肠癌的 5 年生存率通常高于 90%。[4]而如果癌症已经扩散到周围组织或其他部位，5 年生存率通常较低。

（八）结肠癌患者的生活方式

结肠癌患者在治疗期间需要注意饮食和生活方式，以促进康复和减轻症状。以下是一些建议。

（1）饮食方面：结肠癌患者应该遵循健康的饮食习惯，包括增加膳食纤维、减少脂肪和红肉的摄入，多吃水果、蔬菜、全谷类和瘦肉等。此外，患者需要避免吃辛辣、油腻和难以消化的食物，以及少量多餐，避免过饱。

（2）运动方面：适当的运动可以帮助患者保持身体健康和减轻疲劳。建议每天至少进行 30 min 的中等强度有氧运动，如散步、骑车或游泳。

（3）心理方面：癌症治疗可能会对患者造成很大的心理压力，建议患者与家人、朋友和专业人士交流，寻求支持和帮助。一些患者也可以受益于冥想、瑜伽和其他放松技术。

（4）定期复查：患者需要定期进行医学检查，以便及时发现和治疗可能的并发症和复发。医生可能会建议进行结肠镜检查、血液检查、肝功能检查、CT 扫描等。

总之，结肠癌患者需要积极采取健康的生活方式，保持身体健康和精神状态良好，以更好地应对治疗和康复。

（张腾）

参考文献

［1］PAI R，KANG G. Microbes in the gut：a digestable account ofhost-symbiont interactions［J］. Indian J Med Res，2008，128：587-594.

［2］PARKES G C，SANDERSON J D，WHELAN K. The mechanisms and effi-cacy of probiotics in the prevention of clostridium difficile-associated diarrhoea［J］. Lancet Infect Dis，2009，9：237-244.

［3］ MCFARLAND L V. Evidence-based review of probiotics for antibiotic-associated diarrhea and clostridium difficile infections［J］. Anaerobe，2009，15：274-280.

［4］WONG J M，DE SOUZA R，KENDALL C W，et al. Colonic health：fermentation and short-chain fatty acids［J］. J Clin Gastroentero，2006，140：235-243.

七、直肠癌

直肠癌是指起源于直肠黏膜或黏膜下层的恶性肿瘤。它是一种比较常见的癌症，属于消化系统肿瘤中的一种。直肠癌发病率在全球范围内有增加的趋势，但是早期筛查和治疗的进步已经使得直肠癌的治愈率不断提高。

(一)直肠癌的发病率和原因

直肠癌是消化系统常见的恶性肿瘤之一，全球直肠癌的发病率逐年递增。其中，高发国家包括北美、欧洲和亚洲地区的一些国家。据统计，在中国，直肠癌发病率约为每年每10万人口有25例左右。[1]

直肠癌的发病原因目前尚不完全清楚，但已知有以下一些因素会增加患直肠癌的风险。

(1)年龄：随着年龄的增长，直肠癌的发病率也会逐渐上升。

(2)饮食：高脂、高蛋白、低纤维的饮食习惯可能会增加直肠癌的风险。

(3)饮酒和吸烟：长期饮酒和吸烟会增加直肠癌的风险。[2]

(4)遗传因素：直肠癌的发病也与遗传基因有关，有些遗传性疾病如家族性腺瘤性息肉病等，可能会增加直肠癌的风险。

(5)炎症：慢性直肠炎等肠道炎症也可能增加直肠癌的风险。[3]

(二)直肠癌的症状和诊断

直肠癌的症状取决于肿瘤的位置和大小，一般来说包括以下症状。

(1)肛门直肠区不适或疼痛：包括肛门周围疼痛、坠胀感、局部灼热感等。

(2)便秘或腹泻：肿瘤的位置导致粪便通过直肠困难或肠腔狭窄。

(3)大便中带血或便血：肿瘤破坏了直肠或肛门附近的血管。

(4)便后感觉未排空或排便频繁。

(5)腹部胀气。

直肠癌的诊断需要结合症状、体格检查、影像学检查以及病理检查等综合进行。其中，结肠镜检查是直肠癌最重要的诊断手段，可以明确肿瘤的位置、大小、形态以及组织学类型等。此外，还可以通过 CT、MRI、PET-CT 等影像学检查以及肿瘤标记物检测等协助诊断。最终确诊需要病理学检查。

（三）直肠癌的预防

预防直肠癌的方法包括以下几个方面。

（1）饮食健康：饮食应多样化，摄入足够的膳食纤维、维生素和矿物质等营养素。同时，应限制摄入过多的脂肪和红肉，减少烧烤食品的食用。

（2）戒烟限酒：戒烟和限制饮酒可以减少直肠癌的发生风险。

（3）保持体重：控制体重在正常范围内，避免肥胖也是预防直肠癌的重要措施。

（4）进行体育锻炼：适当的体育锻炼可以提高身体免疫力，降低患直肠癌的风险。

（5）定期筛查：对于有患癌症家族史或其他高危人群，应定期进行直肠癌的筛查，早期发现并进行治疗，可以提高治愈率和生存率。常用的筛查方法包括肠镜检查、粪便潜血检查、DNA 检测等。

（四）直肠癌的临床分期

直肠癌的临床分期通常根据 TNM 分期系统进行，其中，T 表示原发肿瘤的大小和侵犯深度，N 表示淋巴结的受累情况，M 表示是否有远处转移。[4] 根据 T、N、M 分期结果的组合，将直肠癌分为 0～Ⅳ 期。

0 期：肿瘤仅局限于直肠内膜或黏膜下层，未侵犯肌层。

Ⅰ期：肿瘤侵犯直肠壁肌层，但未侵犯直肠系膜及淋巴结。

Ⅱ期：肿瘤侵犯直肠系膜及（或）近侧淋巴结，但未侵犯远侧淋巴结及远处器官。

Ⅲ期：肿瘤侵犯远侧淋巴结及（或）远处器官，但未超出盆腔或小肠系膜的范围。

Ⅳ期：肿瘤已超出盆腔或小肠系膜的范围，并累及远处器官，如肝脏、肺部、骨骼等。

分期越早，预后越好，治疗方案也会有所不同。因此，在诊断直肠癌后，必须进行全面的临床分期，以制订最佳治疗方案。

(五)直肠癌的治疗

直肠癌的治疗主要包括手术切除、放疗和化疗等多种方法，具体治疗方案会因患者的病情、年龄、身体状况等因素而异。

(1)手术：是直肠癌的主要治疗方法，旨在通过手术切除肿瘤并保留足够的肠道，以确保排便功能的恢复。对于早期直肠癌，手术通常可以彻底治愈。对于晚期直肠癌，手术可能无法切除所有的肿瘤，此时需要结合放疗和化疗。

(2)放疗：是一种利用高能量 X 射线或其他放射线治疗癌症的方法，可以通过杀死癌细胞来减小肿瘤。放疗常常与手术结合使用，可以在手术前或手术后用来减小肿瘤，降低手术难度。

(3)化疗：使用药物来杀死癌细胞的治疗方法。对于直肠癌患者，化疗通常与手术或放疗结合使用，旨在杀死肿瘤细胞，缩小肿瘤，减轻症状，提高治疗效果。

此外，还有一些新型治疗方法，如靶向治疗和免疫治疗，可以针对癌细胞的特定蛋白质或免疫系统进行治疗。这些新型治疗方法的出现为直肠癌的治疗带来了新的希望。

(六)直肠癌分期对治疗方案的影响

直肠癌的分期是制订治疗方案的重要参考依据之一。根据直肠癌的分期，医生可以确定是否需要手术切除病灶、是否需要行放疗或化疗等治疗措施。

对于早期直肠癌，通常采用局部切除手术(如内镜下切除术、直肠黏膜切除术等)进行治疗。对于晚期直肠癌，根据分期情况和患者身体情况可以考虑手术切除、放疗、化疗、靶向治疗等综合治疗方案。

总之，直肠癌分期对治疗方案的选择和治疗效果的预测非常重要，患者应及时到正规医院进行治疗。

(七)直肠癌的预后

直肠癌的预后因许多因素而异，包括患者的年龄、健康状况、肿瘤分期、治疗方案等。早期发现和治疗直肠癌可以大大提高患者的生存率和预后。

对于早期的直肠癌(分期为 Ⅰ 和 Ⅱ 期)，手术切除是主要的治疗方式，治愈率较高，5 年生存率可达 90% 以上。[5]而对于晚期的直肠癌(分期为 Ⅲ 和 Ⅳ 期)，虽然治疗效果较差，但是经过规范化的综合治疗(包括手术、放疗、化疗等)也有可能延长患者的生存时间。

此外,患者的生活方式和饮食习惯也会影响直肠癌的预后,如合理饮食、戒烟限酒、加强体育锻炼等可以改善预后。同时,患者需要定期接受随访和检查,及时发现和处理复发或转移。

(八)直肠癌患者的生活方式

直肠癌患者在治疗期间需要注意以下生活方式。

(1)饮食:应当遵循医生的指导,避免进食辛辣、刺激性食品以及高脂肪、高纤维食品,以免影响消化道的恢复和肠道功能的正常化。

(2)运动:适当的运动可以增强身体的免疫力,促进身体康复。建议患者根据医生的建议进行适当的运动。

(3)心理状态:直肠癌治疗期间,患者可能会面临身体和心理上的压力,建议患者积极面对,寻求家人、朋友、医生或专业心理咨询师的帮助,以缓解压力。

(4)规律作息:保持良好的作息习惯有助于身体的康复,建议患者遵循医生的建议,保持规律的作息习惯。

(5)定期复查:在治疗完成后,患者需要定期复查以监测疾病的复发情况,及时发现问题并进行处理,以保证身体健康。

(九)直肠癌患者什么情况下会造瘘?

直肠癌患者在接受手术治疗时,如果肿瘤位于直肠较低部分,需要行全直肠切除手术,可能会造成肛门与结肠或乙状结肠间的连通,形成肛瘘或结肠瘘。[6]另外,如果直肠癌扩散到脏器如膀胱、子宫或前列腺等,也可能形成相应的器官间瘘。这些瘘通常需要进行手术治疗。

(张腾)

参考文献

[1] SHETH A A, LONGO W, FLOCH M H. Diverticular disease and diver-ticulitis[J]. Am J Gastroenterol, 2008, 103: 1550-1556.

[2] JANES S E, MEAGHER A, FRIZELLE F A. Management of

diverticulitis[J]. BMJ，2006，332：271-275.

[3] RAFFERTY J，SHELLITO P，HYMAN N H，et al. Practice parameters forsigmoid diverticulitis [J]. Dis Colon Rectum，2006，49：939-944.

[4] ROCCO A，COMPARE D，CARUSO F，et al. Treatment options foruncomplicated diverticular disease of the colon[J]. J Clin Gastroen-terol，2009，43：803-808.

[5] ANAYA D A，FLUM D R. Risk of emergency colectomy and colos-tomy in patients with diverticular disease[J]. Arch Surg，2005，140：681-685.

[6] BASSOTTI G，DE ROBERTO G，CASTELLANI D，et al. Normal aspects of colorectal motility and abnormalities in slow transit constipation[J]. World J Gastroenterol，2005，11：2691-2696.

八、痔　疮

痔疮是指位于肛门周围直肠下段黏膜-皮肤结合处的静脉丛曲张、扩张、膨出形成的疾病，属于常见的肛肠疾病。痔疮是由于直肠下端静脉压升高，长期充血扩张所致，也有遗传、饮食习惯、久坐等因素的影响。痔疮包括内痔和外痔两种类型。内痔是指位于肛管黏膜下的静脉丛扩张，外痔是指在肛门周围皮肤下的静脉丛扩张，常常与内痔同时存在。痔疮的症状包括肛门周围疼痛、肿胀、瘙痒、排便困难、出血等。

（一）痔疮的发病率和病因

痔疮是指直肠和肛门周围血管丛病变所引起的一种疾病。全球范围内，痔疮的患病率大约在 $4\%\sim5\%$ 之间，男性患病率略高于女性。[1]痔疮的主要病因是直肠和肛门周围血管丛长期受压所导致的血流障碍和血管扩张，这种压力可能来自便秘、长时间的久坐或站立、过重的举重、妊娠等。其他可能的病因包括肝硬化、肠道肿瘤等。

（二）痔疮的症状和诊断

痔疮的主要症状包括肛门瘙痒、疼痛、流血和肿胀。一般来说，痔疮出血是最常见的症状，患者在大便后可以发现明显的鲜红色血液。肛门瘙痒和疼痛是由于痔疮周围组织的炎症和肿胀引起的。痔疮的诊断可以通过肛门检查和直肠镜检查来确定。肛门检查可以发现肛门和直肠内的肿胀和出血，而直肠镜检查可以更清楚地观察到痔疮的位置、大小和数量。

（三）痔疮的预防

以下是预防痔疮的一些建议。

（1）保持良好的排便习惯：尽量避免便秘和腹泻，保持大便通畅，减轻排便时的压力，防止痔疮的产生和恶化。

（2）注意饮食卫生：饮食应注意清淡，避免过度进食刺激性食物，如辣椒、生姜、蒜、烟酒等。

（3）注意个人卫生：保持局部清洁，避免使用过度刺激的卫生巾或纸，避免过度擦洗，以免损伤肛门黏膜。

（4）适当运动：多进行适当的体育锻炼，增强身体的免疫力，减轻身体负担，有助于预防痔疮的产生。

（5）避免长时间坐着：长时间坐着，尤其是硬座位，易加重肛门及周围组织的压力，增加痔疮的发生率，因此要避免长时间坐着。

总之，保持健康的生活习惯和饮食习惯，定期检查肛门和直肠的健康状况，以及保持积极乐观的心态，都有助于预防痔疮的发生。

（四）痔疮的临床分期

痔疮通常根据其内外出血痔的程度和痔核的大小进行分期。[2]

1. 内痔的分期

一度内痔：在肛门内，不会突出到肛门口。

二度内痔：在肛门内，但会突出到肛门口，并在排便后自行回缩。

三度内痔：在肛门内，但会突出到肛门口，需要手动推回去。

四度内痔：常常已经突出到肛门口或肛外。

2. 外痔的分期

一度外痔：在肛门外，不会下垂。

二度外痔：在肛门外，会下垂，但在用手指推回去后，可以回到原位。

三度外痔：在肛门外，会下垂，但需要手动推回去。

四度外痔：在肛门外，不能被手动推回去。

（五）痔疮的治疗

痔疮的治疗取决于痔疮的严重程度和症状。轻度痔疮通常可以通过改变生活方式、饮食习惯和药物治疗来缓解症状。例如，增加膳食纤维的摄入、增加饮水量、避免久坐、避免用力排便等措施可以缓解轻度痔疮的症状。

如果痔疮严重，症状无法缓解，则需要进行手术治疗。手术治疗的方法包括痔疮结扎、痔疮切除术、痔核栓塞术等。对于外痔和血栓形成的痔疮，可以进行局部切开引流手术。

对于患有严重痔疮的患者，治疗过程中应该注意保持大便通畅，避免便秘，避免久坐，尽可能多地走动，避免用力排便等。

(六)痔疮患者的预后

一般来说,痔疮的预后比较良好,多数患者经过治疗后可以痊愈。但是,如果不及时治疗,病情可能会加重,甚至可能会出现一些并发症,如痔出血、痔突然坏死、痔周脓肿等,这些都会严重影响患者的生活质量。因此,一旦发现痔疮的症状,应及时就医,并严格按照医生的建议进行治疗和护理,同时,也需要注意平时的饮食和生活习惯,避免久坐,不吃辛辣刺激性食物等,以减少痔疮的发生和复发率。

(七)痔疮患者的生活方式

以下是痔疮患者的生活方式建议。

(1)饮食健康:保持充足的水分和纤维素的摄入有助于软化大便,降低肠道内压力,预防痔疮的发生。建议多食用蔬菜、水果、全麦面包等富含纤维素的食物,并且避免过度饮酒和摄入辛辣刺激食物。

(2)运动锻炼:适度的运动可以促进肠道蠕动,减少便秘,预防痔疮的发生。建议每天坚持 30 min 以上的有氧运动,如散步、跑步、游泳等。

(3)保持肛门卫生:洗澡后用柔软的纸巾轻轻擦干肛门,避免过度擦拭。可以使用肥皂和温水清洗肛门区域,但要避免使用含有刺激性化学物质的清洁剂。

(4)立即解决便意:长时间憋便会增加肛门静脉曲张的风险,因此建议及时排便,避免过度用力。

(5)不要久坐不动:久坐不动容易导致肛门静脉曲张,应该适当地站起来活动一下。

(6)避免长时间站立:长时间站立会增加肛门部的压力,加剧痔疮的症状。如果需要长时间站立,可以适当穿宽松的衣服和鞋子,避免穿着过紧的衣服和高跟鞋。

总之,痔疮患者需要注意保持饮食健康、适度运动、保持肛门卫生、立即解决便意、避免久坐不动和长时间站立等生活方式,有助于缓解痔疮的症状,预防痔疮的复发。

(张腾)

参考文献

[1] SALEM L，VEENSTRA D L，SULLIVAN S D，et al. The timing of electivecolectomy in diverticulitis：a decision analysis[J]. J Am Coll Surg，2004，199：904-912.

[2] OUAISSI M，MAGGIORI L，ALVES A，et al. Colorectal cancer compli-cating inflammatory bowel disease：a comparative study of crohn's disease vs ulcerative colitis in 34 patients[J]. Colorectal Dis，2011，13：684-688.

九、便　秘

　　功能性便秘(functional constipation)是指排便困难或不适、排便时间间隔延长，但无明确的肠道病理学异常或器质性病因，持续时间至少为 3 个月的症状。这种便秘通常是由肠道的运动功能障碍、水分吸收减少或神经调节失常等因素引起的。它是一种常见的消化系统疾病，主要发生在女性、老年人及处于压力状态的人群中。

（一）便秘的发病率和原因

　　便秘是一种常见的消化系统问题，影响着全球大量的人群。根据统计，全球成人便秘的患病率约为 10％～30％不等，女性患病率较高。[1]

　　便秘的原因较为复杂，可能与以下因素有关。

　　(1)饮食不合理：食物中缺乏膳食纤维、水分不足、饮食过于精细等都可能导致便秘。

　　(2)运动不足：缺乏运动会导致肠道蠕动减缓，从而使得粪便滞留在肠道内，增加便秘的风险。

　　(3)药物不良反应：如某些镇痛药、抗抑郁药、抗组胺药等可能会导致便秘。

　　(4)疾病因素：如甲状腺功能减退、糖尿病、神经系统疾病等可能导致便秘。

　　(5)心理因素：如抑郁、焦虑等不良情绪可能影响肠道蠕动，增加便秘的风险。[2]

（二）便秘的症状和诊断

　　便秘的主要症状是大便排出困难、排便次数减少以及粪便干硬等，其次，还可能出现腹胀、腹痛等不适感。如果症状持续时间较长或者存在严重的腹痛、呕吐、便血等并发症，则需要及时就诊。诊断便秘主要是根据病史询问、体格检查和相关检查来确定。

　　病史询问主要是了解排便情况、大便性状、排便时间、排便次数等方面的情况。体格检查包括腹部触诊、肛门指检等。此外，还可以通过结肠镜检查、X射线钡餐检查、肠道传递时间检查等进一步明确诊断。需要注意的是，排除一些器质性病变是诊断功能性便秘的必要条件。

(三)便秘的临床分类和分级

便秘可以根据临床表现和病因分为以下几类。

(1)原发性便秘：指无器质性疾病存在而引起的便秘。

(2)继发性便秘：由于一些疾病引起的便秘，如痔疮、直肠脱垂、结肠癌、甲状腺功能减退等。

便秘的分级可以根据大便的次数和质量、腹胀等症状来进行。

(1)按照排便次数和大便质量分为轻度、中度和重度便秘。

(2)按照伴随症状分为简单便秘和复杂便秘。简单便秘指便秘是唯一的症状，而复杂便秘指伴随有腹胀、肠鸣音亢进等其他症状。

(四)便秘的预防

以下是预防便秘的建议。

(1)饮食均衡：饮食中应摄取足够的纤维素，如全麦面包、燕麦、豆类、水果和蔬菜等，以帮助肠道蠕动和排便。

(2)增加运动：适当的体育运动可以刺激肠道蠕动，帮助排便。养成规律的排便习惯：每天固定的时间去厕所排便，可以帮助身体形成按时排便的习惯。

(3)饮水充足：每天饮用足够的水，有助于保持肠道内的水分，减少大便干硬的情况。

(4)避免过度使用泻药：过度使用泻药可能导致依赖性便秘，应在医生指导下使用。

(5)减少压力：长期处于压力之下可能会导致便秘，要学会减少压力，放松心情。

(6)不要忽略便意：避免长时间憋便，尽可能在感觉到便意时及时去厕所排便。

(五)便秘的治疗

便秘的治疗可以从以下几个方面入手。

（1）改善饮食习惯：增加膳食中的膳食纤维和水分摄入，适当饮用含有益生菌的饮品，避免过度食用油腻、刺激性食物等。

（2）增加运动量：适当进行有氧运动、体育锻炼等，增加肠道蠕动，促进排便。形成规律的排便习惯：如每天定时去厕所，避免长时间憋便。

（3）药物治疗：如通便剂、润滑剂、刺激性泻药、益生菌等，但应在医生指导下使用。

（4）心理治疗：针对便秘与情绪的关系进行心理干预和行为治疗。对于病因性便秘，需针对病因进行治疗，如消除肠道梗阻、治疗神经源性便秘、对抗药物性便秘等。

(六)便秘的预后

一般来说，便秘是一种比较常见的症状，多数情况下不会导致严重的健康问题。便秘的预后取决于其病因、病情严重程度以及治疗措施的有效性。对于病因可逆的便秘，及时治疗和改变生活方式通常可以缓解症状，预后良好。对于慢性便秘或病因不明的便秘，预后则相对较差，需要长期的治疗和生活方式调整。同时，不适当地使用泻药等药物也会影响预后。对于老年人、孕妇等易患便秘的人群，应采取预防措施，避免便秘反复发作。

（张腾）

参考文献

[1] STRATE L L，LIU Y L，SYNGAL S，et al. Nut，corn，and popcornconsumption and the incidence of diverticular disease[J]. JAMA，2008，300：907-914.

[2] CHAPMAN J R，DOZOIS E J，WOLFF B G，et al. Diverticulitis：a progres-sive disease? Do multiple recurrences predict less favorable out-comes[J]. Ann Surg，2006，243：876-883.

十、肛　裂

肛裂是指肛管黏膜和皮肤的破裂或撕裂，是一种常见的肛肠疾病。它通常是由于肛门区域的皮肤和黏膜长期受到拉伸和压力，导致肛管壁发生撕裂所引起的。肛裂的发生机制比较复杂，可能与便秘、腹泻、肛门周围炎症、肛门括约肌痉挛、肛门创伤等多种因素有关。

（一）肛裂的发病率和原因

肛裂是一种常见的肛门疾病，其发病率较高。主要的原因是肛门周围的肌肉和皮肤受到损伤，尤其是排便时肛门周围肌肉猛烈收缩所致。其他原因还包括长期便秘、腹泻、过度用力排便、肛门疾病、肛门周围感染等。此外，孕妇、哺乳期妇女、老年人以及有肛门周围皮肤病史的人群更容易患肛裂。[1]

（二）肛裂的症状和诊断

肛裂的主要症状是排便时疼痛和流血。疼痛通常是肛门或直肠内和肛周区域的灼热感和尖锐的疼痛。排便后的疼痛可能会持续数分钟至数小时，并且通常会得到缓解。排便时流血通常很少，但可以持续几天或几周。肛裂可能还会导致便秘和排便困难。

肛裂的诊断通常可以通过直肠检查和肛门检查来确定。医生可能会使用肛镜或直肠镜来查看肛门和直肠内部，并排除其他可能的病因，如痔疮、肛门湿疹或直肠肿瘤。

（三）肛裂的分类和分级

肛裂按照病程长短可分为急性肛裂和慢性肛裂，按照部位可分为后肛裂和前肛裂。此外，还有基于肛裂大小和括约肌收缩情况的分级方法，一般分为 4 级。

Ⅰ度：肛裂＜1 cm，括约肌收缩较好；

Ⅱ度：肛裂 1～2 cm，括约肌收缩较好；

Ⅲ度：肛裂 2～3 cm，括约肌收缩不好；

Ⅳ度：肛裂＞3 cm，括约肌完全松弛。

(四)肛裂的预防

一些措施可以帮助减少肛裂的风险。

(1)饮食:增加纤维素的摄入,如蔬菜、水果、全麦食品等,有助于保持肠道正常运作,减少便秘和腹泻的发生。饮食中避免过多辛辣、油腻和刺激性食物的摄入,这些食物可能刺激肛门周围的皮肤和黏膜,导致疼痛和创口的发生。

(2)适量运动:有助于促进肠道蠕动,减少便秘的发生。

(3)避免久坐:因为这可能会增加肛门周围的压力,增加肛裂的发生率。

(4)避免过度用力排便:因为这可能会对肛门周围的组织造成损伤。

(5)饮食中保持足够的水分摄入:有助于软化大便,减少排便时的压力和疼痛。

(五)肛裂的治疗

肛裂的治疗主要包括保守治疗和手术治疗两种。

(1)保守治疗:包括改善排便习惯、增加膳食纤维摄入、饮水量充足、避免久坐、使用保湿剂等措施。这些措施可以促进肛门括约肌的放松和休息,缓解肛裂症状,同时减少排便时肛门括约肌的痉挛和撕裂。

(2)手术治疗:对于保守治疗无效的肛裂患者,需要考虑手术治疗。常用的手术方法包括括约肌切开术、括约肌扩张术、括约肌松解术等。其中,括约肌切开术是目前最常用的手术方法,手术成功率高,创伤小,恢复较快。

总之,对于肛裂患者而言,首先应采取保守治疗措施。如果保守治疗无效,或者肛裂复发,就需要考虑手术治疗。同时,建议患者积极调整生活方式,注意饮食健康,避免过度用力排便,避免久坐等不良习惯的养成。

(六)肛裂的预后

大多数肛裂能够得到有效治疗,预后良好。治愈率通常很高,但有时可能会复发。在接受手术治疗的患者中,复发率较低,但仍可能发生。

如果未能及时治疗,肛裂可能会变得更严重并导致并发症。这些并发症可能包括肛门污染、瘘管形成以及括约肌功能障碍等。因此,如果怀疑自己患有肛裂,请尽快就医以获得治疗。

(七)肛裂患者的生活方式

肛裂是一种常见的肛门疾病,患者在日常生活中需要注意以下几个方面。

(1)饮食调理:增加膳食纤维的摄入,如蔬菜、水果、谷类食品等,保持大便通畅,避免过于油腻和刺激性的食物,如辣椒、酒、咖啡等。

(2)足量饮水:保持每日充足的水分摄入量,每天饮水量应在 1 500 mL以上。

(3)合理用药:肛裂患者应避免使用会引起便秘的药物,如阿片类药物、铁剂等,必要时可咨询医生选择通便的药物。

(4)保持肛门卫生:保持肛门清洁卫生,每天坐浴两次以上,每次不少于10 min,可缓解疼痛和瘙痒症状。[2]

(5)避免过度用力:肛裂患者在排便时应避免过度用力,可以轻轻按摩肛门或者轻轻拍打臀部以促进排便。

(6)保持良好心态:避免情绪波动、焦虑、紧张等情绪的影响,保持乐观开朗的心态,有助于促进身体康复。

(张腾)

参考文献

[1] NELSON R. Anal fissure [J]. BMJ Clinical Evidence, 2015, 2015:905.

[2] MADOFF R D, FLESHMAN J W. American Gastroenterological Association technical review on the diagnosis and treatment of hemorrhoids [J]. Gastroenterology, 2004, 126(5):1463-1473.

十一、肛　瘘

肛瘘(anal fistula)是指肛门直肠周围的感染性病变所致的异常瘘管，通常起因于肛门周围感染，包括肛门腺炎、直肠炎、肛瘘等。肛瘘通常表现为排便时排出脓液或血液，严重时还可能出现肛门周围疼痛、肛门渗液、皮肤瘙痒和肛门周围肿胀等症状。

（一）肛瘘的发病率和原因

肛瘘是指肛门和肛周组织发生病变，形成一条瘘管，与肛门和肛周皮肤相通，常常伴随有脓液、血液等渗出。肛瘘的发病率较低，每 1 万人中约有 1～2 人患病。[1]肛瘘的主要原因是肛门周围腺的感染或堵塞。肛门周围腺分泌物无法排出体外，导致局部细菌感染，形成脓肿。当脓肿穿破肛门直肠壁，形成肛瘘。其他原因还包括外伤、手术、炎症等。

（二）肛瘘的症状和诊断

肛瘘是一种以肛门外侧皮肤与肛门直肠黏膜之间异常连接为特征的疾病，通常是由于肛门周围腺体的感染导致肛门周围脓肿穿破肛门括约肌所形成。肛瘘的主要症状包括：

（1）肛门疼痛：肛瘘周围组织炎症刺激神经末梢，导致肛门疼痛。

（2）肛门排脓：肛瘘引流管道常常排放大量脓液，常常伴有恶臭味道。

（3）便秘或排便不畅：肛瘘位于肛门括约肌附近，可能对排便造成影响。

（4）肛门周围皮肤瘙痒：由于脓液的刺激，肛门周围皮肤可能出现瘙痒或炎症。

（5）其他症状：部分患者可能会出现便血、发热、乏力等全身症状。

肛瘘的诊断主要基于患者的症状和体征，包括肛门周围皮肤瘘口，检查肛门内部、直肠、盆腔及肛门周围组织，确诊需要进行肛门镜或者直肠镜检查。

（三）肛瘘的预防

由于肛瘘的主要病因是肛门周围腺体感染、炎症等，因此，预防肛瘘的关键在于预防这些病因的发生。以下是一些预防肛瘘的方法。

(1)保持肛门卫生：定期清洗肛门，使用温和的清洁剂和柔软的纸巾，避免使用过于刺激的卫生产品。

(2)避免便秘：多吃富含纤维素的食物，多喝水，适量运动，避免久坐或久站。

(3)避免直肠炎症：及时治疗肛门周围腺体的炎症，避免直肠炎症。

(4)合理用药：长期使用泻药或缓泻药等易引起肛门周围腺体感染，应避免滥用。

(5)避免损伤：保持规律的生活习惯，避免因体育锻炼、意外损伤等引起肛门周围组织损伤。

(6)戒烟：吸烟会影响人体免疫力，使感染的风险增加。

(四)肛瘘的分类和分级

肛瘘按照瘘管与肛门括约肌的关系可分为高位肛瘘和低位肛瘘。

(1)高位肛瘘：瘘口在肛管上缘以上，瘘管向上或向前进入盆腔或骶骨。

(2)低位肛瘘：瘘口在肛管上缘以下，瘘管向下或向后穿过肛门括约肌。

按照瘘管的走向和所在位置还可以分为前、后、左、右、斜等类型。

(五)肛瘘的治疗

肛瘘的治疗取决于病变部位、类型、严重程度和患者的整体情况。通常包括手术和非手术治疗两种方法。

1. 手术治疗

肛瘘的手术治疗包括以下几种方法。

(1)括约肌切开术：在局部麻醉或全身麻醉下，通过手术将括约肌切开，使瘘管与肛门直肠周围组织相通。

(2)括约肌切除术：将括约肌局部切除，使瘘管与肛门直肠周围组织相通，同时修复肛门括约肌功能，可以避免括约肌松弛造成的肛门控制失禁。

(3)肛门周围切除术：对于复杂或长期存在的肛瘘，需要切除肛门周围的组织，清除瘘管，并修复肛门括约肌和瘢痕组织，恢复肛门功能。

2. 非手术治疗

(1)内窥镜下贴合术：在内窥镜下，将生物胶质或合成物质贴合于瘘道口，促进愈合。

（2）瘘管切开术：通过局部麻醉或全身麻醉，将瘘管切开，清除瘘管内的异物或感染物质，促进愈合。

（3）药物治疗：通过药物促进伤口愈合或缓解疼痛，如口服或局部应用抗生素、镇痛药等。

在选择治疗方法时，需要综合考虑病变特点、患者情况和手术风险等因素。同时，需要遵循个体化治疗原则，制订适合患者的治疗方案。

（六）肛瘘的预后

肛瘘的预后取决于其类型、位置、复杂性和治疗方法等因素。较简单的肛瘘治愈率可高达90％以上，而复杂的肛瘘则治疗难度大，治疗时间长，治愈率较低。

常规治疗包括手术治疗和非手术治疗。手术治疗的治愈率较高，但手术风险较大。非手术治疗主要是放置肛门导管、渗出包或人工肛门等辅助措施，相对而言治愈率较低。在手术治疗方面，随着手术技术和器械的不断改进，如括约肌切开成形术、内肛括约肌切开术、细胞外基质移植术等，治疗肛瘘的效果不断提高，但患者需要注意手术后的护理和饮食等方面。[2]

总之，肛瘘的预后与其治疗方法、治疗时机、患者个体差异等因素密切相关。及时诊断、合理治疗、术后注意事项等都是影响预后的重要因素。

（七）肛瘘患者的生活方式

肛瘘的治疗通常需要手术，手术后需要遵守医生的建议和指示，以促进伤口愈合和预防感染。以下是肛瘘患者的一些生活方式建议。

（1）饮食：建议多吃富含纤维素的食物，如蔬菜、水果和全麦面包，以促进肠道蠕动，防止便秘和痔疮。另外，应避免食用辛辣、油腻、难以消化的食物，以免刺激肠道和伤口。

（2）清洁：应注意保持肛门周围的清洁，每次大便后用温水冲洗肛门，并用柔软的毛巾轻轻擦干，避免刺激肛门和伤口。

（3）运动：适度的运动可以促进肠道蠕动和排便，建议患者多做一些有氧运动，如快走、游泳等。

（4）避免久坐：久坐会加重肛门的负担，容易诱发或加重肛瘘症状，建议患者多站立、散步，减少久坐的时间。

（5）避免便秘：肛瘘患者应避免便秘，以免因大便硬化而刺激伤口。可以采取适当的饮食措施，多喝水，定时排便，以预防便秘。

（5）注意药物：避免使用刺激性泻药，同时注意抗生素的使用，以免干扰肛瘘伤口的愈合。在使用药物时应咨询医生的意见。

（6）定期复查：手术治疗后应定期复查，及时了解肛瘘伤口的愈合情况，如果有异常应及时就医治疗。

（张腾）

参考文献

［1］ GARCIA-AGUILAR J，DAVEY C S，LE C T，et al. Patient satisfaction after anal fistula repair surgery：a qualitative analysis［J］. Dis Colon Rectum，2003，46(10)：1401-1408.

［2］ ABBAS M A，LEMUS-RANGEL R，HAMADANI A. Long-term outcome of endorectal advancement flap for complex anorectal fistulae［J］. Am Surg，2008，74(9)：921-925.

第七章　胰腺疾患

一、胰腺炎

胰腺炎是指胰腺组织发生炎症反应，可由多种因素引起。常见的包括饮食不当、饮酒过量、胆石症、高脂血症、药物等。胰腺炎可分为急性和慢性两种类型，急性胰腺炎是指短时间内胰腺突然发生炎症反应，病情严重，而慢性胰腺炎则是指长时间内胰腺反复发生炎症，病情较为缓慢。胰腺炎是一种严重的疾病，可导致胰腺坏死、多器官功能衰竭、休克等严重后果。

(一)胰腺炎的发病率和原因

全球范围内，胰腺炎的发病率逐年上升，已成为临床常见疾病之一。据统计，胰腺炎的发病率在发达国家约为每 10 万人口中 30～40 例，而在发展中国家中则约为每 10 万人口中 5～10 例。[1]

饮食和饮酒是引起急性胰腺炎的两个主要因素。高脂肪饮食、过量饮酒、肥胖、高血脂和胆石症等因素可引起急性胰腺炎。慢性胰腺炎则常常与饮酒、吸烟、高血压、胆囊疾病、高血脂以及一些遗传因素有关。

(二)胰腺炎的预防

胰腺炎的发生和复发可以通过以下措施进行预防。

(1)限制饮酒：过量饮酒是导致急性胰腺炎的主要原因之一，因此，减少或避免饮酒是预防急性胰腺炎的重要措施之一。

(2)饮食控制：减少高脂肪、高胆固醇、高糖分和高蛋白质食物的摄入，多吃水果、蔬菜和高纤维食物，有助于预防慢性胰腺炎的发生和复发。

(3)避免胰腺损伤：保持健康的体重、避免过度运动和剧烈运动、避免高空作业和激烈的体育运动等，可以避免胰腺受到损伤，从而预防胰腺炎的发生。

(4)治疗相关疾病：痛风、高血压、高脂血症等疾病的控制，可以预防这些疾病引起的慢性胰腺炎。

(5)药物预防：在一些高风险人群中，如患有胆石症或者家族性胰腺炎的人群中，使用药物(如酶制剂)进行预防是可行的。

需要注意的是，对于已经患有急性或慢性胰腺炎的患者，应遵循医生的建议进行治疗和生活方式改变。

(三)胰腺炎的分级

胰腺炎可以根据临床表现和影像学表现进行分级，常用的有以下几种。

重症急性胰腺炎分级：根据 Ranson 标准和 APACHE Ⅱ 评分，将急性胰腺炎分为轻度、中度和重度。

Balthazar CT 分级：根据胰腺炎的 CT 表现分为 5 个级别，即 A～E 级。A 级表示正常，B 级为胰腺轻微水肿，C 级为胰腺实质受损，D 级为胰腺坏死，E 级为胰腺坏死同时伴有周围组织坏死。

MCT 分级：根据 MRI 影像学表现进行分级，将急性胰腺炎分为 A、B、C 3 级。A 级表示无水肿，B 级为胰腺周围有水肿，C 级为胰腺实质受损。

北京大学肝胆胰外科学组标准：根据 CT 和 MRI 影像学表现，将急性胰腺炎分为轻型、中型和重型 3 类。其中，轻型为仅有胰腺区水肿、轻度炎性浸润和(或)可逆性胰腺功能障碍；中型为胰腺实质破坏程度轻至中度、肠道功能障碍轻至中度，但预后较好；重型为胰腺实质破坏明显、伴有严重全身炎症反应综合征和(或)器官功能衰竭，预后差。

(四)胰腺炎的治疗

胰腺炎的治疗主要包括保守治疗和手术治疗两种方式。

1. 保守治疗

(1)控制炎症：给予适量的止痛药、抗生素、胰酶替代等药物，以缓解炎症反应和减轻胰腺负担。

（2）营养支持：胰腺炎患者应当采用低脂、高蛋白、高碳水化合物的饮食，避免食用辛辣、油腻、难消化的食物，以降低胰腺的负担。

（3）对症支持治疗：如电解质紊乱、肺部感染、腹水等，需要及时诊治。

2. 手术治疗

（1）腹腔镜下胆道探查：对于胆道炎症引起的急性胰腺炎，可以通过腹腔镜下胆道探查清除胆道结石、炎症和恢复胆汁排泄，从而治疗急性胰腺炎。

（2）腹腔镜下胰腺手术：对于胰腺炎后合并胆管结石或狭窄、囊性纤维化等并发症的患者，需要行腹腔镜下胰腺手术。

（3）开腹手术：对于胰腺坏死、假性囊肿、脓肿等病变，以及严重的胰腺炎伴随多器官功能衰竭或休克的患者，需要行开腹手术。

（五）胰腺炎的预后

胰腺炎的预后取决于许多因素，包括炎症的严重程度、病因、患者的年龄和总体健康状况以及是否遵守治疗计划等。轻度急性胰腺炎通常可在数天到数周内缓解，而重症急性胰腺炎则可能需要住院治疗数周甚至数月。慢性胰腺炎通常是一种进行性疾病，患者可能需要长期管理和治疗。[2]

在治疗方面，早期干预和积极治疗是改善预后的关键。治疗的目标是缓解疼痛、减轻炎症、预防并发症和促进胰腺功能的恢复。对于急性胰腺炎，早期的肠内营养和液体管理可以帮助控制炎症和减轻症状。在慢性胰腺炎的治疗中，饮食、药物治疗和手术可能是必要的，具体取决于患者的情况和症状的严重程度。

如果胰腺炎导致胰腺坏死或脓肿等严重并发症，患者可能需要手术干预。在某些情况下，可能需要切除胰腺的一部分或全部。这样的手术可能会对患者的消化和营养产生重大影响，因此，需要患者进行饮食和生活方式上的调整。在治疗和康复期间，患者需要密切监测并按照医生的建议进行管理，以帮助控制症状、恢复胰腺功能和改善预后。

（六）胰腺炎患者的生活方式

胰腺炎患者需要调整生活方式来缓解症状、预防疾病进一步加重和促进康复。

（1）饮食调整：胰腺炎患者应该少吃高脂肪、高蛋白、高纤维、辛辣等食物，多吃易消化的低脂、低蛋白、低纤维、清淡的食物，如米粥、面条、蒸蛋、煮蔬菜等。饮食中还应该多摄入富含维生素和矿物质的食物，如水果、蔬菜等。避免过度饮酒和吸烟。

（2）控制体重：过度肥胖和超重是胰腺炎的一个重要危险因素。控制体重可以帮助预防和控制疾病。

（3）健康生活方式：建立健康的生活习惯，包括规律的作息时间、适当的运动、良好的心理状态等。避免过度劳累和情绪波动。

（4）遵医嘱用药：胰腺炎患者需要遵医嘱服用药物，如消炎药、止痛药、酶制剂等。

（5）定期复查：胰腺炎患者需要定期到医院进行检查和治疗，以便及早发现和处理疾病的复发或并发症。

（七）胰腺炎的并发症及相应处理

（1）胰腺假性囊肿：由于胰腺组织坏死或炎症引起的囊性扩张，一般在胰腺炎发病后数周至数月内出现，可自行吸收，较大的假性囊肿需要引流治疗。

（2）脓肿：在胰腺炎严重程度较高的患者中可出现脓肿，需要在抗生素治疗的同时行脓肿引流手术。

（3）胰腺脂肪坏死：胰腺坏死的一种形式，炎性反应引起脂肪组织坏死。较小的脂肪坏死可自行吸收，大的脂肪坏死可引起感染和腹腔出血，需进行手术治疗。

（4）胰腺瘘：胰管和周围组织形成的异常连接，可能在胰腺炎恢复期出现。较小的瘘可自行愈合，较大的瘘需手术治疗。

（5）肠梗阻：胰腺炎后肠道粘连引起的梗阻，通常需要抗生素治疗和手术治疗，同时，注意禁食并给予营养支持治疗。

（6）肺部感染：因胰腺炎导致的肺部感染，通常需要抗生素治疗。

（7）腹腔感染：胰腺炎可能引起腹腔感染，需要抗生素治疗和手术治疗。

治疗措施取决于并发症的类型和严重程度，可能需要手术干预或药物治疗。此外，密切监测患者的病情，防止并发症的发生，也是非常重要的。

（张腾）

参考文献

［1］CHARBONNEY E，NATHENS A B. Severe acute pancreatitis：a review［J］. Surg Infect(Larchmt)，2008，9：573-578.

［2］WITT H，APTE M V，KEIM V，et al. Chronic pancreatitis：challengesand advances in pathogenesis，genetics，diagnosis，and therapy［J］. Gastroenterology，2007，132：1557-1573.

二、胰腺癌

胰腺癌是一种恶性肿瘤，起源于胰腺导管上皮及腺泡细胞。胰腺是一个重要的消化腺体，位于腹腔深处。胰腺癌的病因并不完全清楚，但许多因素可以增加患病风险，如吸烟、肥胖、高脂饮食、家族遗传等。由于胰腺癌初期没有特异性症状，因此常常被忽视。当出现症状时，多数已进入晚期，包括上腹部疼痛、恶心、呕吐、黄疸、体重下降等。胰腺癌的治疗取决于患者的病情和分期，包括手术切除、放疗、化疗等。由于胰腺癌的侵袭性和容易转移，预后一般较差。

(一)胰腺癌的发病率和原因

胰腺癌是一种常见的消化系统恶性肿瘤，其发病率在全球范围内排名前10位。据统计，每年有超过50万人被确诊患有胰腺癌，而其中超过40万人死于该疾病。[1]胰腺癌的发病原因尚不清楚，但一些因素可能会增加患病风险，如吸烟、肥胖、高脂饮食、胰腺疾病史、家族病史、遗传突变等。

(二)胰腺癌的症状和诊断

胰腺癌的症状和体征并不明显，早期胰腺癌往往没有特异性症状，因此容易被忽略，大多数患者在确诊时已经处于晚期。常见的症状包括：上腹部或中腹部持续性疼痛，可能会向背部放射；消瘦、乏力、厌食、恶心、呕吐、黄疸、腹泻等消化系统症状；由于癌肿压迫，胰腺外分泌功能受损，导致胰岛素分泌减少，可以出现高血糖；胰腺癌常常伴随贫血、血糖异常、肝肾功能受损等多种症状。[2]

对于怀疑胰腺癌的患者，通常需要进行以下检查来确诊。

(1)影像学检查：如CT、MRI、超声等。

(2)内窥镜检查：如胃镜、结肠镜、十二指肠镜、ERCP等。

(3)细胞学检查：如胰液细胞学检查、穿刺活检等。

(4)实验室检查：如肝功能、胰酶、肿瘤标志物等。

在确定了胰腺癌的诊断后，还需要进行进一步分期，以便制订合适的治疗方案。常用的分期方法有 TNM 分期和临床分期。

(三)胰腺癌的预防

目前，尚未发现能够有效预防胰腺癌的方法[3]，但一些生活方式和饮食习惯的调整可能有助于降低患病风险。以下是一些可能有助于预防胰腺癌的建议。

(1)戒烟：吸烟是导致胰腺癌的主要危险因素之一，戒烟能够显著降低胰腺癌的风险。

(2)保持健康的体重：肥胖和超重是导致多种癌症的危险因素之一，包括胰腺癌。保持健康的体重可以降低患胰腺癌的风险。

(3)健康的饮食习惯：多摄入水果、蔬菜和全谷类食品，少食用加工肉制品、烤肉和油炸食品，可以帮助预防胰腺癌。

(4)控制糖尿病：糖尿病和胰腺癌的风险密切相关，控制糖尿病可以降低患胰腺癌的风险。

(5)减少饮酒：长期饮酒会增加患胰腺癌的风险，减少饮酒可以有助于预防胰腺癌的发生。

需要注意的是，这些方法并不能百分之百地预防胰腺癌的发生，但通过改变不健康的生活方式，可以降低患胰腺癌的风险。

(四)胰腺癌的分类和分期

胰腺癌的分类和分期可以根据病理学和影像学表现来确定。根据病理学，胰腺癌可分为：

(1)导管腺癌：起源于胰腺内分泌和外分泌管道的癌症，约占胰腺癌的 90%。

(2)囊性腺瘤癌：起源于囊性肿瘤，少见。

(3)神经内分泌肿瘤(NET)：起源于神经内分泌细胞，罕见。

胰腺癌通常按照 TNM 分期系统进行分期。[3]该系统基于肿瘤的大小(T)、淋巴结的参与(N)和转移(M)情况。TNM 分期如下。

T 分期：

T_X：原发肿瘤无法评估；

T_0：没有原发肿瘤；

T_{is}：原位癌；

T_1：肿瘤直径＜2 cm，仅在胰腺内部生长；

T_2：肿瘤直径＞2 cm，仅在胰腺内部生长；

T_3：肿瘤侵犯到胰腺周围器官或结构；

T_4：肿瘤侵犯到腹腔动脉或下腔静脉。

N 分期：

N_x：区域淋巴结无法评估；

N_0：区域淋巴结未受累；

N_1：区域淋巴结受累。

M 分期：

M_x：远处转移无法评估；

M_0：无远处转移；

M_1：有远处转移。

根据 TNM 分期系统，胰腺癌可以分为 I～IV期，其中，I～III期称为早期胰腺癌，IV期称为晚期胰腺癌。早期胰腺癌通常指肿瘤局限于胰腺内部，未侵犯到周围组织或结构，而晚期胰腺癌则指肿瘤已经扩散到远处器官或组织。

(五)胰腺癌的治疗方案选择

胰腺癌的治疗方案选择需要根据患者的病情，肿瘤的大小、位置、分期以及患者的身体状况等因素进行综合评估。

手术是胰腺癌的主要治疗手段[4]，对于早期胰腺癌或局限于胰腺的肿瘤，手术切除是治疗的首选。手术方法包括胰头切除、胰体尾切除、全胰切除和联合脾切除等，具体手术方式的选择应根据病变的位置和大小等因素决定。

对于晚期或晚期转移的胰腺癌，放疗和化疗等综合治疗方案可以控制病情，缓解症状，提高生存率。其中，化疗常与手术联合使用，既能减轻术后复发的风险，又可以控制疾病的进展。放疗也可以与手术治疗联合使用，减少肿瘤复发的可能性。对于晚期胰腺癌患者，化疗、放疗等综合治疗措施可以缓解病情，提高生存率和生活质量。

总之，治疗胰腺癌需要根据具体情况制订个性化的治疗方案，采用多学科的综合治疗手段，如手术切除、放疗、化疗等联合使用，以期达到最佳治疗效果。

(六)胰腺癌的预后

胰腺癌的预后取决于许多因素，包括肿瘤的大小和位置、是否扩散到其他器官、肿瘤细胞的类型以及患者的整体健康状况。一般而言，胰腺癌的预后较差，因为它通常在早期没有明显的症状，而且即使发现时也可能已经扩散到其他部位。根据美国癌症协会的数据，胰腺癌的 5 年生存率为约 10%，这意味着在接受治疗的人中，只有约 10%的人可以活 5 年以上。[4]然而，对于早期诊断的患者，治疗效果要好得多，因此，及早检测和诊断胰腺癌至关重要。

(七)胰腺癌患者如何调整生活方式

胰腺癌患者在治疗期间需要综合考虑生理、心理、社会等多方面因素，保持积极的生活态度，合理安排生活和饮食，有助于提高治疗效果和生活质量。以下是一些具体的建议。

(1)饮食：胰腺癌患者需要注意饮食的调整，建议少食多餐，饮食应以高蛋白、高热量、易消化、低脂肪、低纤维为主，适当补充维生素和矿物质，如维生素 B 族、维生素 C、钙等。避免食用过多的辛辣、烟熏、油炸等刺激性食物，限制饮酒和咖啡因的摄入。

(2)运动：适当的运动可以提高身体的免疫力和代谢能力，缓解身体疲劳感。建议根据个人的身体状况，选择适宜的运动方式，如散步、慢跑、瑜伽、太极等。

(3)心理调节：胰腺癌患者需要积极应对治疗带来的生理和心理上的不适感受，保持乐观心态，减轻焦虑和抑郁情绪。可以通过与家人和朋友交流，参加患者团体等方式进行心理疏导。

(4)睡眠：保持足够的睡眠对于身体恢复和治疗效果都有很大的帮助。建议保持良好的睡眠习惯，如固定的睡眠时间、舒适的睡眠环境等。

(5)戒烟：吸烟是导致胰腺癌的主要危险因素之一，患者需戒烟。

除此之外，胰腺癌患者需要按时复诊，接受医生的治疗和指导，遵守医嘱，如遵守规律用药，定期检查，避免并发症等。

(张腾)

参考文献

[1] ELFAR M，GABER L W，SABEK O，et al. The inflammatory cascade inacute pancreatitis：relevance to clinical disease[J]. Surg Clin North Am，2007，87：1325-1340.

[2] LARSON S D，NEALON W H，EVERS B M. Management of gallstonepancreatitis[J]. Adv Surg，2006，40：265-284.

[3] FROSSARD J L，STEER M L，PASTOR C M. Acute pancreatitis [J]. Lancet，2008，371：143-152.

[4] CAPPELL M S. Acute pancreatitis：cause，clinical presentation，diagnosis，and therapy[J]. Med Clin North Am，2008，92：889-923.

三、胰岛素瘤

胰岛素瘤是一种胰腺神经内分泌肿瘤，通常是因胰岛 B 细胞瘤或 B 细胞增生导致胰岛素分泌过多，从而引起低血糖症状。胰岛素瘤在所有胰腺内分泌肿瘤中最常见，但仍然属于罕见病，发生率约为每 100 万人口中每年 1～5 例。胰岛素瘤多发生在 40～60 岁之间，男女性别比例基本相同。[1]大多数胰岛素瘤为良性肿瘤，但也有一部分为恶性肿瘤。

（一）胰岛素瘤的发病率和原因

胰岛素瘤的发病机制尚不完全清楚，可能与遗传、生活方式、环境等因素有关。家族性胰岛素瘤的患病率相对较高，其他可能的危险因素包括慢性胰腺炎、高血压、高胆固醇、糖尿病、肥胖症等。

（二）胰岛素瘤的症状和诊断

胰岛素瘤的症状可以分为两类，一类是由于胰岛素分泌过多引起低血糖症状，另一类是肿瘤本身的症状。常见的低血糖症状包括头晕、眩晕、出汗、心慌、饥饿感和乏力等。这些症状通常在饭后或运动后发生，可以通过进食或注射葡萄糖迅速缓解。[2]

胰岛素瘤需要通过多种方法进行综合诊断，包括临床症状、生化指标、影像学检查和病理学检查等。

首先需要评估患者的低血糖症状，包括出现的时间、持续时间和发生频率等。

其次，需要进行生化检查，如血糖、胰岛素、C 肽等指标的测定。

影像学检查包括腹部 B 超、CT、MRI 等，可以确定肿瘤的大小、位置和侵犯范围。

病理学检查是最终确诊的手段，需要通过肿瘤组织的活检或手术切除标本的病理学检查来明确诊断。

（三）胰岛素瘤的治疗

胰岛素瘤的治疗方法因瘤大小、患者的一般健康状况和是否出现低血糖症状等因素而异。以下是常用的治疗方法。

(1)手术治疗：手术是胰岛素瘤的主要治疗方法。根据胰岛素瘤的位置、大小、有无转移等因素选择手术方式，如开腹手术、腹腔镜手术等。手术的目的是完全切除瘤体，并尽量保存正常胰腺组织和胆道等器官的功能。

(2)化学治疗：针对晚期或转移性胰岛素瘤，可进行化学治疗，如口服或静脉注射药物，如多柔比星、阿霉素等，以控制瘤体生长和减轻症状。[3]

(3)放射治疗：适用于手术难以切除或复发转移的病例，放射治疗可缓解症状和控制瘤体生长。

(4)靶向治疗：靶向治疗是利用药物干扰癌细胞生长和繁殖。胰岛素瘤细胞表面常常会有一些受体分子，可以使用一些靶向药物干扰这些受体分子，从而达到治疗的效果。

总之，胰岛素瘤的治疗需要根据患者的具体情况制订个性化的治疗方案，并进行综合治疗。

(四)胰岛素瘤的预后

大多数胰岛素瘤是良性的，手术切除后患者通常可以完全康复。[4]但是，如果肿瘤已经转移到其他部位，预后较差。根据病理类型和分级，胰岛素瘤的预后也有所不同。一般来说，低分化的肿瘤、高分泌激素水平、局部浸润和远处转移都是不良预后的预示因素。

(五)胰岛素瘤患者的生活方式

胰岛素瘤患者需要注意以下生活方式.

(1)饮食：胰岛素瘤患者需要注意饮食习惯，以控制血糖水平。建议遵循营养均衡、低脂、低糖、高纤维的饮食原则，避免过多食用高糖、高脂食物，如甜食、糖果、油炸食品等。

(2)运动：适量的运动有助于促进血液循环和新陈代谢，增强免疫力。胰岛素瘤患者可以选择适量的运动方式，如散步、慢跑、瑜伽等。

(3)定期检查：胰岛素瘤患者需要定期进行身体检查，如血糖、胰岛素、胰腺酶等指标检测，以及影像学检查等，以监测病情变化和治疗效果。

(4)注意心理健康：胰岛素瘤患者需要注意心理健康，保持心情舒畅，避免长时间的精神紧张和焦虑等不良情绪，以减少身体对疾病的负面影响。

总之，胰岛素瘤患者需要积极治疗，调整生活方式，保持健康的生活习惯，以提高生活质量和预后。

（张腾）

参考文献

[1] SAOKAR A，RABINOWITZ C B，SAHANI D V. Cross-sectional imaging inacute pancreatitis[J]. Radiol Clin North Am，2007，45：447-460.

[2] RANSON J H，RIFKIND K M，ROSES D F，et al. Prognostic signs andthe role of operative management in acute pancreatitis[J]. Surg Gynecol Obstet，1974，139：69-81.

[3] GRAVANTE G，GARCEA G，ONG S L，et al. Prediction of mortality inacute pancreatitis：asystematic review of the published evidence [J]. Pancreatology，2009，9：601-614.

[4] BALTHAZAR E J，ROBINSON D L，MEGIBOW A J，et al. Acute pancreatitis：value of CT in establishing prognosis[J]. Radiology，1990，174：331-336.

四、胃泌素瘤

胃泌素瘤又称为卓-艾综合症，是一种胃肠道神经内分泌肿瘤，通常发生在胃的壁层。肿瘤细胞可以分泌大量胃泌素，导致胃酸分泌增多，进而导致以胃酸性溃疡和腹泻等为特征的临床综合征。胃泌素瘤是胃肠道神经内分泌肿瘤中最常见的一种，占所有胃肠道神经内分泌肿瘤的 70％以上。[1]

(一)胃泌素瘤的发病率和原因

胃泌素瘤是一种相对罕见的疾病，发病率为每百万人口约 1～2 人，其中，男性稍多于女性。[1]胃泌素瘤一般来源于胰岛细胞或十二指肠的胃泌素分泌细胞，也可能来源于胃黏膜的嗜铬细胞或肠道内分泌细胞。约 2/3 的胃泌素瘤是恶性的，而 1/3 是良性的。该疾病的原因仍不完全清楚，但有些情况下是由遗传性基因突变引起的。

(二)胃泌素瘤的症状和诊断

胃泌素瘤的症状包括：腹部疼痛和不适感，腹泻和腹胀，恶心、呕吐，体重减轻，胃肠道出血等。

胃泌素瘤的诊断需要进行一系列检查，包括：血清胃泌素测定，胃酸分泌试验，腹部 B 超或 CT/MRI 检查，放射性核素扫描等。

同时，如果出现上述症状，还需要排除其他消化系统疾病的可能性，如胃溃疡、十二指肠溃疡等。

(三)胃泌素瘤的治疗方案选择

胃泌素瘤的治疗方案主要取决于瘤体大小、是否转移、患者的年龄和身体状况等因素。对于小的、局限性的胃泌素瘤，手术切除通常是首选的治疗方法。手术后的患者需要密切监测，以检查是否有瘤体再生长或转移。对于无法手术切除的大型瘤体或已经发生转移的胃泌素瘤，化疗和放疗可能是治疗的选择。

药物治疗主要包括质子泵抑制剂和生长抑素类药物。质子泵抑制剂包括奥美拉唑、兰索拉唑等，可以抑制胃酸分泌，减少胃酸的刺激。生长抑素类药物包括奥曲肽等，可抑制胃泌素和其他肠道激素的分泌，降低胃泌素瘤的生长速度。

放疗主要用于无法手术切除或瘤体已经发生转移的患者。放疗可以减缓肿瘤的生长速度，缓解患者的症状。对于已经发生转移的患者，放疗可以帮助控制肿瘤的扩散，并缓解症状。

(四)胃泌素瘤的预后

胃泌素瘤的预后因多种因素而异，包括肿瘤大小、浸润深度、转移情况、瘤体分化程度以及治疗方法等。一般来说，小肿瘤、低度分化和局限于胃壁内的肿瘤预后较好。根据统计数据，肿瘤直径小于 2 cm、无浸润和转移的胃泌素瘤 5 年生存率超过 80％。[2]然而，高度分化的胃泌素瘤和广泛转移的肿瘤的预后较差，5 年生存率低于 30％。[2]治疗方面，手术切除是目前最有效的治疗方法。对于广泛转移的患者，化疗和放疗可能是有益的辅助治疗。

(五)胃泌素瘤患者的生活方式

胃泌素瘤患者的生活方式主要包括以下几个方面。

(1)饮食调整：饮食应以清淡、易消化为主，避免进食高蛋白、高糖、高脂肪、辛辣等刺激性食物，尽量多吃蔬菜、水果、粗粮等富含膳食纤维的食物。

(2)健康管理：胃泌素瘤患者需要定期进行体检、胃镜检查和血液检查，以及密切观察病情变化，如有不适及时就医。

(3)合理用药：胃泌素瘤患者需要根据医生的建议合理用药，如长期使用质子泵抑制剂等药物。

(4)积极治疗并控制病情：胃泌素瘤患者需要积极治疗，并注意控制病情，以避免病情加重或转移。

(5)心理调节：胃泌素瘤患者需要积极面对疾病，保持乐观心态，减少情绪波动，尽可能避免精神创伤和压力，保持良好的心理状态。

（张腾）

参考文献

[1] NEALON W H，BAWDUNIAK J，WALSER E M. Appropriate timing ofcholecystectomy in patients who present with moderate to severegallstone-associated acute pancreatitis with peripancreatic fluidcollections[J]. Ann Surg，2004，239：741-749.

[2] RODRIGUEZ J R，RAZO A O，TARGARONA J，et al. Débridement andclosed packing for sterile or infected necrotizing pancreatitis：insights into indications and outcomes in 167 patients[J]. Ann Surg，2008，247：294-299.

五、胰高血糖素瘤

胰高血糖素瘤(glucagonoma)是一种罕见的神经内分泌肿瘤，主要起源于胰腺中的 A 细胞，产生胰高血糖素(glucagon)和其他激素。胰高血糖素是一种能够增加血糖水平的激素，而胰高血糖素瘤患者往往会出现高血糖症状。胰高血糖素瘤多数为单发病灶，大多数为良性，但也有恶性者。胰高血糖素瘤常常会同时分泌其他神经内分泌激素，如 VIP(肠泌素样多肽)、胰岛素等，出现相应的临床表现。

胰高血糖素瘤通常发生在 40～60 岁之间，女性发病率略高于男性。[1]

(一)胰高血糖素瘤的发病率和原因

胰高血糖素瘤是一种罕见的胰岛素瘤亚型，发病率不高，约占所有胰岛素瘤的 5%～10%。[1]胰高血糖素瘤的发病机制不完全清楚，可能与遗传、生活习惯、环境因素等多种因素有关。一些基因突变或遗传病倾向可能增加发病风险。同时，一些研究也发现高血糖、胰岛素抵抗、肥胖等与胰高血糖素瘤的发病有关。[1]

(二)胰高血糖素瘤的症状和诊断

胰高血糖素瘤的常见症状包括：高血糖症状，如多饮、多尿、疲乏等；皮疹或水疱，特别是在腹部或下肢；消瘦、厌食、恶心、呕吐等消化系统症状；腹痛或不适、腹泻等。

胰高血糖素瘤的诊断主要通过下列方法进行。

(1)体格检查：包括皮肤检查、腹部触诊等。

(2)实验室检查：包括血糖、肝功能、电解质、肿瘤标志物，以及胰高血糖素、VIP 等神经内分泌激素的水平。

(3)影像学检查：包括超声、CT、MRI 等。

需要注意的是，胰高血糖素瘤的诊断比较困难，因为其症状和表现缺乏特异性，且肿瘤大小不一，可能会影响检测结果。因此，确诊胰高血糖素瘤需要多种检查方法综合考虑。

(三)胰高血糖素瘤的治疗

胰高血糖素瘤的治疗主要取决于肿瘤的大小、位置、恶性程度以及患者的健康状况。一般来说，手术是治疗胰高血糖素瘤的主要方法，但对于恶性肿瘤或局部晚期病变患者，手术可能无法治愈，需要结合化疗和放疗等其他治疗手段。

(1)手术治疗：手术是治疗胰高血糖素瘤最有效的方法之一。对于肿瘤直径小于 2 cm 的良性瘤，通常选择腹腔镜手术或胰岛素瘤切除术进行治疗。对于大于 2 cm 的肿瘤或可疑恶性肿瘤，可能需要行胰腺头部切除术或胰腺全切除术等手术。

(2)化疗：化疗主要适用于晚期或恶性胰高血糖素瘤患者。化疗可以通过干扰癌细胞的生长和繁殖来控制瘤体的发展。

(3)放疗：放疗通常与化疗联合使用。放疗可通过破坏癌细胞的 DNA 来抑制其生长和分裂，同时可以减轻癌症患者的疼痛和不适症状。

(4)靶向治疗：针对胰高血糖素瘤的靶向治疗目前仍处于研究阶段，但已有一些新型的靶向药物正在开发中。

需要注意的是，不同治疗方法的选择要结合患者的具体情况和医生的建议来确定。同时，治疗过程中应加强营养支持和症状缓解治疗，提高患者的生活质量。

(四)胰高血糖素瘤的预后

胰高血糖素瘤的预后因多种因素而异，包括瘤体大小、瘤体位置、是否出现转移、手术切除情况等。大多数胰高血糖素瘤是良性的，手术切除后的 5 年生存率可高达 80％～100％。而对于恶性肿瘤，其预后则较为不良，手术切除后的 5 年生存率为 30％以下。[2]早期发现治疗和及时手术切除对预后的提高非常重要。

(五)胰高血糖素瘤患者的生活方式

由于胰高血糖素瘤可能导致低血糖症状，患者需要注意以下几点生活方式。

(1)饮食：避免食用高糖、高淀粉食物，选择低糖、低淀粉、高蛋白、高纤维的饮食。

（2）运动：合理的运动有助于促进胰岛素的分泌和利用，从而降低低血糖的风险。

（3）定期监测血糖水平：胰高血糖素瘤患者需要定期检查血糖水平，及时发现低血糖症状并进行处理。

（4）携带快速作用的碳水化合物：患者需要携带快速作用的碳水化合物，如葡萄糖片等，以备发生低血糖症状时使用。

总之，胰高血糖素瘤患者需要遵循医生的治疗建议，控制低血糖症状，同时保持健康的生活方式，有助于提高生活质量。

（张腾）

参考文献

[1] BESSELINK M G，VERWER T J，SCHOEN MAECKERS E J，et al. Timing ofsurgical intervention in necrotizing pancreatitis[J]. Arch Surg，2007，142：1194-1201.

[2] LERCH M M，STIER A，WAHNSCHAFFE U，et al. Pancreatic pseudocysts：observation，endoscopic drainage，or resection［J］. Dtsch Arztebl Int，2009，106：614-621.

第八章　腹外疝

一、腹股沟疝

腹股沟疝是指腹部脏器（如肠、膀胱等）由腹股沟区域肌肉、筋膜和腹壁的薄弱部分向体表突出，形成肿块的疾病。腹股沟疝是比较常见的疾病，多数患者为成年人。腹股沟疝有可能导致腹痛、恶心、呕吐、腹泻等症状，严重时会引起肠道梗阻和坏死，甚至威胁生命。

(一)腹股沟疝的发病率和原因

腹股沟疝是常见的腹壁疾病，主要发生在腹壁薄弱处的腹股沟区域，以肠管、脂肪和网膜等腹腔内脏器官的脱出为主要表现。根据研究，腹股沟疝的发病率在全球范围内为2%～5%，男性患病率是女性的10倍以上。[1]腹股沟疝的主要原因是腹压增加和腹壁肌肉、筋膜等组织的薄弱或缺损，常见的诱因包括：

(1)先天性遗传因素：如腹股沟区域发育不良、过度拉伸等。

(2)肌肉损伤或疲劳：长期站立、举重、咳嗽、打喷嚏等都可能导致腹股沟区肌肉过度疲劳或受伤，使腹壁组织薄弱，易于发生疝。

(3)腹压增加：长期慢性便秘、妊娠、肥胖、咳嗽等都会增加腹腔内压力，使腹股沟区肌肉、筋膜等组织承受过大的压力，从而导致疝的发生。

(4)其他因素：腹腔手术、创伤、感染等因素可能导致腹股沟区域组织疤痕增多或腹腔内压增加，增加了发生疝的风险。

（二）腹股沟疝的症状和诊断

1. 腹股沟疝的症状

腹股沟处可触及可触性肿块，肿块大小因疝囊大小和内容物不同而不同。肿块在咳嗽、用力或长时间站立等情况下加重。腹股沟处疼痛或隐痛，疼痛可加重。可有恶心、呕吐、便秘等症状。

2. 腹股沟疝的诊断

通常通过以下方法进行。

（1）体格检查：医生通过检查患者的腹股沟区域来确定是否有疝。医生会要求患者咳嗽或用力，以便更容易感觉到疝。

（2）超声检查：超声检查可以帮助医生确定疝囊的位置和大小，以及是否有任何并发症，如肠套叠或扭转。

（3）CT 或 MRI 检查：CT 或 MRI 检查可以提供更详细的图像，以帮助医生确定疝的位置、大小和形状。

（4）腹腔镜检查：腹腔镜检查是通过插入一个薄的、灵活的仪器进入腹腔进行检查。这可以帮助医生确定疝囊的位置和大小，并可以通过同一仪器进行手术治疗。

（三）腹股沟疝的预防

腹股沟疝的预防措施主要包括以下几点。

（1）保持适当体重：肥胖是腹股沟疝的危险因素之一，保持适当体重可以降低患疝的风险。

（2）避免过度用力：过度用力会增加腹压，增加腹股沟疝的风险。因此，在日常生活中要避免搬重物、用力排便等行为。[2]

（3）避免长时间站立或坐着：长时间站立或坐着会增加腹股沟区域的压力，容易导致腹股沟疝的发生。因此，需要经常换体位、适当活动身体，缓解腹股沟区域的压力。

（4）避免吸烟和饮酒：吸烟和饮酒不仅会对健康产生不良影响，也会增加腹股沟疝的发生率。

（5）注意饮食：保持饮食均衡，避免吃过多油腻、辛辣食物，可以降低腹股沟疝的发生率。

(6)加强锻炼：适当的体育锻炼可以增强肌肉力量和灵活性，减少腹股沟区域的压力，有助于预防腹股沟疝的发生。

(四)腹股沟疝的治疗

腹股沟疝的治疗方法包括手术和非手术治疗。

1.非手术治疗

(1)改变生活方式：避免搬运重物，保持正常体重，避免便秘等。

(2)穿戴医用疝气带：疝气带是一种特制的腰带，可将疝囊压回腹腔内，减少疝囊脱出的机会。但长期使用疝气带可能会对腰椎和骨盆产生不良影响[3]，应在医生建议下使用。

2.手术治疗

手术是治疗腹股沟疝的常用方法，手术方式包括：

(1)传统手术：传统手术即切开疝囊，将疝囊内的组织或器官重新放回腹腔内，并修补疝孔。这种方法已逐渐被取代。

(2)腹腔镜手术：腹腔镜手术是通过小切口插入腹腔镜，进行手术操作。与传统手术相比，腹腔镜手术创伤小、恢复快、并发症少，已成为治疗腹股沟疝的首选方法。[4]

(3)腹股沟区域网格修补术：这是一种新的手术方式，通过加强疝孔周围的腹股沟区域组织，避免了切开疝囊的步骤，手术创伤更小、恢复更快。

手术治疗的选择应该根据患者的年龄、健康状况、疝囊大小和症状等因素来确定。

(五)腹股沟疝的预后

大多数腹股沟疝可以通过手术治疗彻底治愈。手术后的预后与许多因素有关，如年龄、病史、疝的类型和大小、手术方法以及任何并发症的存在。对于老年人和存在其他疾病的患者，可能需要更长的恢复时间和更严密的监护。手术后的复发是可能的，但是这种情况并不常见。患者应定期接受医生的随访，以确保疝的复发情况得到及时检测并加以处理。如果未经治疗，腹股沟疝可能会逐渐加重，导致疝囊中的组织坏死、肠道梗阻等严重并发症。因此，早期诊断和治疗是至关重要的。

(六)腹外疝患者的生活方式

所有类型腹外疝患者的生活方式都可以参考以下建议。

(1)控制体重:肥胖是腹股沟疝的一个危险因素,因此,保持健康的体重是预防腹股沟疝复发的重要措施。

(2)避免用力:过度用力容易导致腹股沟疝复发,因此,应避免进行重体力活动,如搬重物等。

(3)避免便秘:便秘会增加腹部压力,容易导致腹股沟疝复发,因此,保持正常的排便习惯很重要。

(3)避免咳嗽:长期咳嗽也会增加腹部压力,容易导致腹股沟疝复发,因此,应避免长期咳嗽。

(4)穿着宽松舒适的衣服:穿着过紧的衣服也会增加腹部压力,容易导致腹股沟疝复发,因此,应选择宽松舒适的衣服。

(5)做好手术后的康复:手术后的康复很重要,应按照医生的建议进行康复锻炼和饮食调整,避免过度用力和劳累。

(6)定期复查:定期复查可以及早发现腹股沟疝的复发或并发症,并及时进行治疗。

需要注意的是,疝是一种常见的疾病,但如果疝囊扭转或出现突出物疼痛等严重症状,应及时就医。

(张腾)

参考文献

[1] AMATO B,MOJA L,PANICO S,et al. Shouldice technique versusother open techniques for inguinal hernia repair[J]. Cochrane Data-base Syst Rev,2009,(4):CD001543.

[2] VAN VEEN R N,WIJSMULLER A R,VRIJLAND W W,et al. Long-termfollow-up of a randomized clinical trial of non-mesh versus meshrepair of primary inguinal hernia[J]. Br J Surg,2007,94:506-510.

[3] ZHAO G,GAO P,MA B,et al. Open mesh techniques for

inguinheria repair: a meta-analysis of randomized controlled crials[J]. An Surg, 2009, 250: 35-42.

[4] SCHRODER D M, LLOYD L R, BOCCACCIO J E. Inguinal herniate recurrence following preperitoneal Kugelrepair[J]. Am Surgpatch, 2004, 70: 132-136.

二、股　疝

股疝（femoral hernia）是一种比较少见的腹股沟区域的疝气，它是指内脏器官从腹腔通过腹股沟区域的股环和股静脉下方进入大腿内侧皮下组织或肌肉内，形成突出物。股疝通常发生在女性中，尤其是那些已经生育过的女性，因为股环在女性髋部结构中较松弛。股疝可能会出现腹股沟区域的不适或疼痛，还可能会导致腹股沟区域的肿块或突起。

（一）股疝的发病率和原因

股疝比较罕见，其发病率为腹股沟疝的 1/10 左右，多见于中老年男性。[1] 股疝的主要原因包括：

（1）先天性因素：有些人由于先天性腹股沟区域结构缺陷或发育不良，致使腹股沟区域的肌肉或韧带不够坚韧，容易出现疝。

（2）腹内压增高：腹内压的增高也是导致股疝的原因之一。如患有慢性咳嗽、慢性便秘、肝硬化等疾病的人，都会因为长期的腹内压力增高导致股疝。

（3）手术后：某些手术后的瘢痕组织可造成腹股沟区域肌肉张力不足，导致股疝。

（4）体力劳动过度：长期从事需要弯腰、抬重的体力劳动的人也容易出现股疝。

（二）股疝的症状和诊断

股疝是指腹股沟区域内脂肪、肠管或其他腹内器官突破腹股沟壁，形成腹股沟区域突出物的病症，股疝的症状包括：

（1）腹股沟处隆起或肿块：股疝最常见的症状是腹股沟处出现隆起或肿块，通常在站立或咳嗽时加重。

（2）疼痛：腹股沟区域可能会感到疼痛或不适，特别是在长时间站立、活动或劳累后。

（3）轻度不适或不痛不痒：在股疝刚开始出现时，可能只有轻微的不适或不痛不痒的感觉，但这很快就会发展成明显的症状。

股疝的诊断主要依据症状和体格检查，医生会观察疝囊的大小、形状和位置，并检查股疝是否可以通过轻压手法回归腹腔。如果医生怀疑股疝有并发症，会进行其他检查，如超声、CT 或 MRI。

(三)股疝的预防

股疝的发生与腹壁肌肉组织和腹膜结构的损伤和薄弱有关。[2]因此，预防股疝的方法主要是加强腹壁肌肉的锻炼，避免过度劳累和肌肉疲劳。具体措施包括：

(1)保持适当体重，避免肥胖，以减轻腹压。

(2)注意饮食卫生，避免慢性腹泻或便秘，以免增加腹腔内压力。

(3)避免剧烈运动或重体力劳动，尤其是长期处于弯腰、俯卧和站立等姿势时应注意。

(4)增加锻炼，强化腹肌和腰背肌肉的力量，保持腹肌张力和腹内压力的平衡，减少腹压。

(5)注意身体卫生，避免感染，减少咳嗽、打喷嚏等动作对腹肌的影响。

(四)股疝的治疗

股疝的治疗通常包括手术和非手术治疗两种方式。根据病情轻重，选择最合适的治疗方法。

1. 非手术治疗

轻度的股疝可尝试非手术治疗，包括：

(1)穿着合适的医用疝气裤：可减少疝囊的突出，使疼痛减轻。

(2)生活方式调整：如减轻体重、避免提重物、避免剧烈运动等。

2. 手术治疗

如果股疝症状严重或发生并发症，需要手术治疗。[3]目前，常用的手术方式包括：

(1)开放手术：手术切口较大，疝囊移回腹腔后缝合腹壁疝孔。

(2)腹腔镜手术：手术创伤小、恢复快，但需要高水平的医生操作。手术后需要注意休息、避免用力、避免便秘等，以免影响伤口愈合。

总之，对于股疝患者，应及早就医，根据个人病情制订合理的治疗方案。

（五）股疝的预后

股疝的预后通常是良好的，但取决于疝的类型、大小、症状严重程度和患者的整体健康状况等因素。对于未引起症状的小型股疝，可以采取观察和保守治疗，包括避免重体力劳动、控制体重、避免久坐或久站、避免便秘等，以减轻疝的症状。如果出现疝囊脱出或扭转等紧急情况，需要立即就医进行手术治疗。

手术通常是治疗股疝的主要方法[4]，包括传统的开放手术和近年来发展的腹腔镜手术。手术可以修补腹股沟区域的缺陷，使疝囊不能再从腹壁脱出，并防止扭转等并发症的发生。手术后需要注意休息、避免剧烈运动和提重物，避免便秘等因素，以减少手术后的并发症发生。

总体而言，股疝手术的预后通常是良好的，手术后的恢复期一般需要数周至数月不等。大多数患者手术后可以恢复正常的生活和活动水平。

（张腾）

参考文献

［1］VOYLES C R，HAMILTON B J，JOHNSON W D，et al. Meta-analysis oflaparoscopic inguinal hernia trials favors open hernia repair withpreperitoneal mesh prosthesis[J]. Am J Surg，2002，184：6-10.

［2］BISGAARD T，BAY-NIELSEN M，KEHLET H. Re-recurrence after opera-tion for recurrent inguinal hernia. A nationwide 8-year follow-upstudy on the role of type of repair[J]. Ann Surg，2008，247：707-711.

［3］NORDIN P，HAAPANIEMI S，VAN DERLINDEN W，et al. Choice ofanesthesia and risk of reoperation for recurrence in groin hernia repair[J]. Ann Surg，2004，240：187-192.

［4］NEUMAYER L，GIOBBIE-HURDER A，JONASSON O，et al. Open meshversus laparoscopic mesh repair of inguinal hernia[J]. N Engl J Med，2004，350：1819-1827.

三、脐　疝

脐疝是指由于脐环周围的腹壁组织发生破裂或薄弱，导致腹腔内的脏器通过脐环突出的病症。脐疝是常见的疝气类型之一。脐疝的发生与人体腹壁脐环周围的腹直肌、腹横肌及其外腹直肌膜、腹横肌膜等腹壁的结构异常、薄弱或缺损有关，从而导致腹腔内的脏器穿出形成疝囊。

(一)脐疝的发病率和原因

脐疝是常见的腹壁疝之一，发病率较高，多见于婴儿和年轻人。[1]脐疝的发病原因主要包括以下几个方面。

(1)先天性因素：包括遗传因素、胎儿发育异常等。

(2)腹腔内压力增加：如长期便秘、妊娠、剧烈咳嗽等。

(3)外伤或手术后：腹壁组织受损，导致疝形成。

(二)脐疝的症状和诊断

脐疝通常可以在肚脐附近触摸到一个软而突出的肿块，有时候还会有轻微的疼痛或不适感。一般来说，当腹压增加时，如咳嗽、用力排便或举重等活动，疝囊会进一步膨胀并且症状会加重。

脐疝的诊断一般可以通过体格检查和超声检查来确定。如果怀疑疝囊内有肠套叠等并发症，可能需要进行 CT 扫描或 MRI 等检查来进一步诊断。

(三)脐疝的分类和分级

脐疝一般按照以下几种方式进行分类和分级。

1. 按照疝囊大小分类

小脐疝：疝囊直径＜1.5 cm。

中脐疝：疝囊直径 1.5～2.5 cm。

大脐疝：疝囊直径＞2.5 cm。

2. 按照疝囊内容物分类

拉筋性脐疝：疝囊内为腹直肌的筋膜或腱。

脂肪性脐疝：疝囊内为腹膜后脂肪组织。

真性脐疝：疝囊内为肠管或其他腹腔内脏器。

3. 按照疝孔大小分类

狭窄性脐疝：疝孔直径<1 cm。

普通性脐疝：疝孔直径 1~2 cm。

宽大型脐疝：疝孔直径>2 cm。

此外，脐疝的分级一般采用 Nyhus 分级法，分为Ⅰ、Ⅱ、Ⅲ级。其中，Ⅰ级为初级疝，Ⅱ级为中级疝，Ⅲ级为高级疝。[3] 该分级法主要根据疝囊大小、腹壁缺损面积和疝囊与腹壁肌层之间的脂肪组织层厚度等因素进行评估。

(四)脐疝的预防

脐疝的预防方法主要包括以下几点。

(1)保持良好的生活习惯：避免长时间站立或坐着，减轻腹压，避免提重物等。

(2)合理饮食：避免过度饮食、暴饮暴食，多吃高纤维食物，避免便秘等。

(3)预防并控制肥胖：肥胖是脐疝的一个重要危险因素，预防和控制肥胖可以有效预防脐疝的发生。

(4)加强锻炼：适当的锻炼可以增强腹肌力量，防止脐疝的发生。[2]

(5)注意个人卫生：保持皮肤清洁，避免皮肤受损，预防皮肤感染。

需要注意的是，如果已经患有脐疝，以上预防方法并不能治愈脐疝，只能预防疝囊扩大或破裂等并发症的发生，因此，需要及时就医进行治疗。

(五)脐疝的治疗方案选择

脐疝的治疗方案选择取决于疝囊大小、患者年龄、症状严重程度、疝囊内是否有肠管等多个因素。对于儿童和成人的脐疝，通常的治疗方法包括手术治疗和观察治疗两种。

1. 手术治疗

手术治疗是目前最常用的治疗方法，包括传统的开放手术和微创手术两种。[4]

(1)开放手术是指在腹壁上作一定大小的切口，将疝囊推回腹腔，然后将疝门处的缺损用缝合线缝合起来，以避免疝囊再次突出。

（2）微创手术则是采用内窥镜技术，通过小切口或者自然孔道，将内窥镜引入腹腔内，观察腹腔内的情况，找到疝门缺损并进行修补。

2. 观察治疗

对于一些小型的脐疝或者老年人，由于手术风险较大或者生理功能衰退，可以采用观察治疗。观察治疗的目的是通过定期检查腹部的情况，观察疝囊的大小和变化情况，以及排除疝囊损伤或肠管梗阻等并发症的出现，决定是否需要手术治疗。

对于大多数患者来说，手术治疗是较为安全有效的治疗方法，但是治疗方案需要根据患者个体情况而定，需要医生综合考虑多种因素进行选择。

（六）脐疝的预后

大多数脐疝患者的预后良好，手术治疗后疝囊会被完全切除并修补脐环疝孔，疝孔周围的肌肉和组织也会被修复。对于未经手术治疗的脐疝，由于疝囊容易绞窄和坏死，病情可能进一步恶化，甚至危及生命。因此，建议有脐疝的患者尽早进行手术治疗。对于老年人或合并其他疾病的患者，手术风险较高，需评估患者手术风险后再决定是否进行手术治疗。

（张腾）

参考文献

[1] GILBERT A L. Sutureless repair of inguinal hernia[J]. Am J Surg, 1992，163：331-335.

[2] KUGEL R D. Minimally invasive, nonlaparoscopic, preperitoncal, and sutureless, inguinal herniorrhaphy[J]. Am J Surg, 1999，178：298-302.

[3] STOPPA R E. The treatment of complicated groin and incisionalhernias[J]. World J Surg, 1989，13：545-554.

[4] MALANGONI M A, CONDON R E. Preperitoneal repair of acute incar-cerated and strangulated hernias of the groin[J]. Surg Gynecol Obstet, 1986，162：65-67.

四、切口疝

切口疝，又称手术切口疝或手术后疝，是指在先前腹部手术切口处的腹壁缺陷形成的腹壁疝。手术过程中，若腹壁切口未能完全愈合，可能导致腹腔内脏器官突出，形成切口疝。切口疝可以在手术后的任何时间发生，发生率与手术类型、手术部位、患者的年龄和体重等因素有关。切口疝也可能是由于手术中使用的缝合材料松弛或破裂引起的。

（一）切口疝的发生率和原因

切口疝是指在腹壁手术切口处发生的疝，是外科手术的一种常见并发症。切口疝的发生率因手术方式和手术切口的位置而异，一般在 $0.5\%\sim10\%$ 之间。[1]切口疝的主要原因包括以下几点。

（1）手术技术问题：手术切口缝合不当、切口张力过大或过小、缺乏足够的支撑结构等都会导致切口疝的发生。

（2）手术患者的因素：肥胖、糖尿病、慢性咳嗽等因素都可能增加切口疝的风险。

（3）手术操作相关因素：手术时间过长、大量出血、感染等手术并发症也会增加切口疝的风险。

（4）术后恢复不当：包括术后活动不足、长期卧床、咳嗽等因素都可能影响切口的愈合和肌肉的功能恢复，从而增加切口疝的风险。

（二）切口疝的分类和分级

根据疝的位置和严重程度，可以分为以下几类。[2]

（1）伤口愈合不良型：术后切口愈合不良，导致肠管穿出切口处形成疝，多见于肠胃手术、甲状腺手术等。

（2）切口周围型：切口周围肌肉缺乏支持，导致腹内压增加而发生疝，多见于腹部切口手术。

（3）切口内型：手术中未发现疝，术后腹内压力增高，使腹腔内组织和器官通过切口进入皮下形成疝，多见于胆道手术和心脏手术等。

（4）术后并发症型：术后并发症导致肠壁或腹壁缺血坏死，增加了疝的发生风险，如术后腹腔感染、血肿、腹腔内出血等。

（三）切口疝的治疗

切口疝的治疗通常包括保守治疗和手术治疗两种方法。

1. 保守治疗

对于无症状或轻度症状的切口疝，可以进行保守治疗。这包括以下措施。

（1）避免剧烈运动或重物提取，减轻腹腔内压力。

（2）穿戴适当的压力缝合裤，缩小腹壁疝口大小，减轻症状。

（3）改变饮食习惯，减轻便秘，避免腹胀。

（4）应用疝气带：可以减轻疝囊中的压力，缓解疼痛，但不推荐长期使用。

2. 手术治疗

对于症状明显、影响生活质量的切口疝，需要进行手术治疗。手术方法包括传统开放手术和腹腔镜手术。传统开放手术适用于大型疝，而腹腔镜手术适用于小型疝和症状较轻的患者。[3]

手术治疗的主要目的是消除疝囊，重建腹壁，减少复发的可能性。手术后需要注意伤口护理，避免运动和负重，遵循医生的建议进行术后康复和随访。

（四）切口疝的预后

切口疝的预后与很多因素有关，如年龄、健康状况、手术方式和疝的类型等。一般来说，手术治疗后切口疝的复发率较低，预后较好。

手术方式是影响切口疝预后的重要因素之一。目前，主要有传统的开放手术和腹腔镜手术两种方式。与传统开放手术相比，腹腔镜手术创口小、出血少、疼痛轻、康复快[4]，但需要技术娴熟的医生和高端的手术设备。因此，选择手术方式时需要根据患者的具体情况来决定。

切口疝的类型也影响着预后。腹壁疝的预后相对较好，因为腹壁肌肉强度较高，修复后易于复原。而膈疝和腹股沟疝的复发率较高，因为这两种疝的位置比较特殊，修复后容易重新发生疝。

总之，切口疝的预后是一个综合因素的问题，需要患者在术后密切关注，并遵循医生的建议进行康复训练和生活方式的调整。

（张腾）

参考文献

[1] BRADLEY M，MORGAN D，PENTLOW B，et al. The groin hernia-an ultrasound diagnosis[J]. Ann R Coll Surg Engl，2003，85：178-180.

[2] DELA SANTA V，GROEBLI Y. Diagnosis of non-hernia groin masses[J]. Ann Chir，2000，125：179-183.

[3] FITZGIBBONS R J，GIOBBIE-HURDER A，GIBBS J O，et al. Watchfulwaiting vs repair of inguinal hernia in minimally sympromatc men：a randomized clinical trial[J]. JAMA ，2006，295：285-292.

[4] LICHTENSTEIN I L，SHULMAN A G，AMID P K，et al. The tension-free hernioplasty[J]. Am J Surg，1989，157：188-193.

第九章　周围血管疾病

一、下肢动脉硬化闭塞症

下肢动脉硬化闭塞症（peripheral artery disease，PAD）是一种由于下肢动脉内壁的斑块或血栓导致的血管狭窄和阻塞而引起肢体缺血症状的慢性疾病。主要表现为下肢疼痛、无力、麻木、肌肉萎缩、烧灼感、搏动减弱或消失等。PAD 可导致步态异常、跛行、下肢溃疡、坏疽等严重并发症，甚至危及生命。PAD 主要发生于 50 岁以上的中老年人，与高血压、高血脂、糖尿病、吸烟、肥胖、缺乏运动等因素有关。[1]

（一）下肢动脉硬化闭塞症的发病率和原因

下肢动脉硬化闭塞症是指下肢动脉的管腔狭窄或阻塞导致下肢供血不足、缺氧、缺血的病变，是一种常见的血管性疾病。其发病率随着年龄的增长而增加，50 岁以上人群的患病率明显增高。其主要原因包括动脉粥样硬化、高血压、高血脂、糖尿病等。其他因素如吸烟、缺乏运动、肥胖等也与下肢动脉硬化闭塞症的发生有关。

（二）下肢动脉硬化闭塞症的症状和诊断

下肢动脉硬化闭塞症的症状主要包括下肢疼痛、跛行、下肢冰冷、感觉异常等。[2]其中，下肢疼痛是最常见的症状，多为持续性的隐痛或钝痛，往往在行走、爬楼梯等活动时出现，休息后可缓解。严重时，疼痛可出现在休息状态下。

跛行是下肢动脉硬化闭塞症的典型症状之一，表现为行走时疼痛加重，行走一段距离后不得不停下来，待症状缓解后才能继续行走。

下肢冰冷是由于血流减少引起的，常伴随下肢感觉异常，如刺痛、麻木、皮肤色泽变化等。

下肢动脉硬化闭塞症的诊断可以通过医生对患者的症状、体格检查和相关检查进行综合分析，包括踝臂指数（ABI）测定、超声检查、CT 或 MRI 等影像学检查等。

（三）下肢动脉硬化闭塞症的预防

下肢动脉硬化闭塞症的预防可以从以下几个方面入手。

（1）控制危险因素：控制高血压、糖尿病、高血脂等危险因素，这些因素是动脉硬化的主要诱因。

（2）保持健康的生活方式：定期锻炼、保持正常的体重、戒烟限酒、避免暴饮暴食等。

（3）注意足部卫生：避免长时间穿紧身裤、袜子，保持足部清洁，避免皮肤破损感染。

（4）避免长时间站立或坐着：长时间站立或坐着会增加下肢静脉压力，导致血液循环不畅，容易引起下肢水肿，增加下肢动脉硬化闭塞的风险。

（5）避免受寒：冷空气中血管会收缩，血液循环减慢，增加血栓形成的风险，应该注意保暖。

（6）注意药物使用：长期服用某些药物，如避孕药、激素等，可能会增加下肢动脉硬化闭塞的风险，应该咨询医生，注意用药安全。

（四）下肢动脉硬化闭塞症的分级

下肢动脉硬化闭塞症的分级主要是根据病变的程度和血流的情况来划分，可以采用多种分类方法。其中一种常用的分级方法是 Rutherford 分级系统[3]，分为 6 级。

0 级：无症状。

1 级：轻度症状，如间歇性跛行，行走 100 m 以上出现双下肢疼痛，但不影响日常生活。

2 级：中度症状，如行走 50～100 m 出现双下肢疼痛，休息后可缓解。

3 级：重度症状，如行走不到 50 m 即出现双下肢疼痛，休息不能缓解。

4 级：严重症状，如静止状态下也有疼痛，严重影响日常生活。

5 级：坏死或溃疡，存在严重组织损伤，可能出现坏死、溃疡等严重并发症。

此外，还有 Fontaine 分级、Leriche-Fontaine 分级等其他分级方法。不同分级系统对应不同的治疗方案和预后评估。

(五)下肢动脉硬化闭塞症的治疗方案选择

下肢动脉硬化闭塞症的治疗方案选择主要取决于病变的类型、程度和患者的具体情况。治疗策略通常包括以下几个方面。

(1)保持合理的生活方式：戒烟限酒、饮食健康、避免久坐或久站，增加运动量，维持正常体重等措施。

(2)药物治疗：主要包括抗血小板药物、抗凝药物、血管扩张药、降脂药等。这些药物可以通过改善血液流变学、抗血栓和扩张血管等作用，缓解下肢动脉硬化闭塞症患者的症状和病情。

(3)手术治疗：对于病变严重、症状明显、药物治疗效果不佳的患者，手术治疗是治疗下肢动脉硬化闭塞症的最佳选择。手术方式包括血管内介入治疗和传统的开放手术治疗。

血管内介入治疗(endovascular therapy)是一种创伤小、恢复快、疗效确切的治疗方法，常用的方法包括血管成形术(balloon angioplasty)、血管支架置入术(stent implantation)等。这些方法可以通过扩张血管、支撑血管壁等作用，改善下肢动脉血流供应，缓解症状和病情。

传统的开放手术治疗(open surgical therapy)适用于下肢动脉硬化闭塞症病变严重、病变长度较长、血管壁损伤严重、血管支架不能支撑血管壁等情况。开放手术治疗包括动脉内膜切除术(endarterectomy)、血管重建术(bypass)等。这些方法可以恢复下肢动脉的血液供应，改善病情，缓解症状。

(六)下肢动脉硬化闭塞症的预后

下肢动脉硬化闭塞症的预后因患者的年龄、病情的严重程度、治疗的及时性和效果等因素而有所不同。早期诊断、积极治疗和预防复发可以显著提高患者的预后。

如果下肢动脉硬化闭塞症得到及时诊断和治疗，可以预防或减缓病情的恶化，避免出现严重的后果，如坏疽、截肢等。但如果疾病得不到有效治疗或治疗不及时，可以导致脚趾坏疽、足部溃疡和组织坏死等严重后果，甚至需要截肢。

因此，对于下肢动脉硬化闭塞症患者来说，积极预防、早期发现、及时治疗和定期复查非常重要，同时改善生活方式，包括戒烟、饮食调节、增加体育锻炼等，也有助于改善预后。

（七）下肢动脉硬化闭塞症患者的生活方式

下肢动脉硬化闭塞症患者需要注意以下生活方式。

（1）饮食方面：控制摄入总热量，减少饱和脂肪酸、胆固醇和盐的摄入，增加膳食纤维的摄入，多食用新鲜蔬菜、水果、全谷类食物和低脂肪的蛋白质来源，如鱼、鸡肉、豆类等。

（2）运动方面：适度运动有助于增加血管内皮细胞的稳定性，提高肌肉的代谢能力，减轻下肢疼痛。建议每周至少进行 3 次有氧运动，如快走、游泳、骑车等，每次 30 min 以上，力度适中，避免久坐。[4]

（3）戒烟限酒：烟草中的尼古丁会使血管内皮细胞发生损伤，影响血管功能，而酒精的摄入则会影响肝脏的代谢功能，导致血脂水平升高，加重血管病变[4]。

（4）精神调节：保持良好的心态，减少精神压力，有助于调节身体内分泌系统的平衡，缓解下肢疼痛和痉挛。

（5）保持温暖：在寒冷的天气里，要注意保暖，穿着厚实、柔软的鞋袜，避免着凉或引起感染。

综上所述，下肢动脉硬化闭塞症患者需要通过生活方式的调整，改善血管功能，减轻疼痛和痉挛，延缓病情的进展。同时，也应遵循医生的治疗方案，定期复查和治疗，保持良好的治疗效果。

（张腾）

参考文献

[1] NORGREN L，HIATT W R，DORMANDY J A，et al. Inter-society consensus for the management of peripheral arterial disease（TASC II）[J]. Eur J Vasc Endovasc Surg，2007，33（1）：1-75.

[2] FOWKES F G，RUDAN D，RUDAN I，et al. Comparison of global estimates of prevalence and risk factors for peripheral artery disease in 2000 and 2010：a systematic review and analysis[J]. Lancet，2013，382（9901）：1329-1340.

[3] CONTE M S. Critical appraisal of surgical revascularization for critical limb ischemia[J]. J Vasc Surg，2013，57（2）：8-13.

[4] RUTHERFORD R B，BAKER J D，ERNST C，et al. Recommended standards for reports dealing with lower extremity ischemia：revised version [J]. J Vasc Surg，1997，26（3）：517-538.

二、下肢动脉栓塞

下肢动脉栓塞是由于下肢动脉内发生血栓形成或栓子从其他部位移行至下肢动脉内引起的血流阻塞，造成下肢缺血的疾病。如不及时治疗，可能导致下肢肌肉、神经、组织坏死甚至截肢。

（一）下肢动脉栓塞的发病率和原因

下肢动脉栓塞的发病率随着年龄的增长而增加，常见于 50 岁以上的中老年人。[1]下肢动脉栓塞的主要原因包括动脉粥样硬化、高血压、糖尿病、高血脂、血液黏稠度增高、长期卧床、外伤等。此外，一些药物、吸烟和家族史等也会增加下肢动脉栓塞的风险。

（二）下肢动脉栓塞的症状和诊断

下肢动脉栓塞的症状与病变部位、程度和病因有关，主要表现为下肢麻木、肿胀、皮肤苍白、发绀、疼痛、肌肉无力等症状。一般来说，下肢动脉栓塞的症状会随着病变的进展而加重，如果病情较为严重，还可能出现下肢感觉和运动障碍、肌肉萎缩、下肢溃疡等症状。

下肢动脉栓塞的诊断主要依靠病史、临床症状和体征，以及影像学检查（如超声、CT、MRI 等）。医生会详细了解患者的症状和病史，进行体格检查，包括脉搏、血压、心肺听诊和下肢血管检查等。影像学检查可用于明确病变部位、程度和病因等。

需要注意的是，下肢动脉栓塞与下肢静脉血栓形成有时症状相似，但二者的治疗方法和预后不同，因此需要进行鉴别诊断。

（三）下肢动脉栓塞与下肢静脉血栓形成如何鉴别

下肢动脉栓塞和下肢静脉血栓形成是两种不同的疾病，需要通过症状、体征、影像学检查等方面进行鉴别。

1. 下肢动脉栓塞的症状

通常包括下肢突然出现剧烈的疼痛、肌肉无力、麻木和感觉丧失等，还可能伴随皮肤苍白、冷汗等循环衰竭的表现。同时，下肢动脉栓塞的检查通常会发现下肢脉搏减弱或消失、肌肉萎缩和肌力减退等表现。

2. 下肢静脉血栓形成的症状

通常包括下肢肿胀、疼痛和局部温度升高等。同时，下肢静脉血栓形成的检查通常会发现下肢深静脉充血和肿胀，表现为深部肌肉的压痛和肌力无力等。

可以通过超声检查、CT 和 MRI 等影像学检查手段进行诊断和鉴别。

（四）下肢动脉栓塞的分级

下肢动脉栓塞的分级通常采用 Rutherford 分类法[2]，分为 6 个级别。

Rutherford 0 级：无症状，但有下肢动脉疾病的证据。

Rutherford Ⅰ级：肢体轻微缺血症状，如跛行，但在安静状态下无症状。

Rutherford Ⅱa 级：中度肢体缺血症状，如疼痛和跛行，但能行走 100 m 左右。

Rutherford Ⅱb 级：严重肢体缺血症状，如疼痛和跛行，但能行走 50 m 左右。

Rutherford Ⅲ级：坏死或溃疡。

Rutherford Ⅳ级：局部坏死，需要紧急治疗。

该分类法主要以临床表现为主，有助于评估患者的病情和选择治疗方法。

（五）下肢动脉栓塞的治疗

下肢动脉栓塞的治疗方案取决于病情的严重程度和病因的不同。一般情况下，治疗包括患肢保暖和抬高患肢，口服抗血小板药物和抗凝药物，如阿司匹林、肝素、华法林等。对于血流受限的情况，可能需要进行介入治疗或外科手术。

介入治疗主要包括血管成形术和血管支架植入术。[3]在血管成形术中，医生会在动脉狭窄或闭塞处插入导管，并将气囊膨胀来扩大狭窄处的血管。而在血管支架植入术中，医生会在狭窄处植入一个支架，以保持血管的通畅。

对于病因是栓子的下肢动脉栓塞，需要采取溶栓治疗或手术取栓。[4]溶栓治疗是指将溶栓药物注入阻塞血管的区域，以分解血栓并恢复血管通畅。手术取栓则是指在阻塞的血管处切开，手动取出血栓。

总之，下肢动脉栓塞的治疗需要个体化，需要根据具体情况选择合适的治疗方案。

(六)下肢动脉栓塞的预后

下肢动脉栓塞的预后与病变的严重程度、治疗及患者的个体差异等因素有关。治疗及时有效可以改善预后，但在严重情况下，可能会导致肢体缺血、坏死、残疾甚至死亡。

对于急性下肢动脉栓塞，早期诊断和治疗至关重要。病情较轻者可以通过药物治疗和非手术治疗获得很好的治疗效果，如局部溶栓和机械导通。对于病情严重的患者，如肢体坏死或无反应，可能需要紧急手术治疗，包括导管内溶栓、血管成形术和血管搭桥手术等。

慢性下肢动脉栓塞患者应该采取积极的治疗和预防措施，以防止病情加重。治疗的目标是减缓或停止病变的进展，缓解症状，防止并发症的发生，提高生活质量。治疗方法包括药物治疗、介入治疗和手术治疗。同时，患者应该注意保持良好的生活方式，包括戒烟、控制血压和血糖、适度运动、保持适当体重等。

（张腾）

参考文献

［1］KUO W T，LEE T，GRAY B H，et al. A comparison of balloon angioplasty and stenting with directional atherectomy for the treatment of infrainguinal arterial occlusive disease［J］. J Vasc Interv Radiol，2003，14(7)：859-866.

［2］NORGREN L，HIATT W R，DORMANDY J A，et al. Inter-society consensus for the management of peripheral arterial disease（TASC II）［J］. Eur J Vasc Endovasc Surg，2007，33(1)：1-75.

［3］CONTE M S. Bypass versus angioplasty in severe ischaemia of the leg（BASIL）trial：an intention-to-treat analysis of amputation-free and overall survival in patients randomized to a bypass surgery-first or a balloon angioplasty-first revascularization strategy［J］. J Vasc Surg，2010，51(5)：

5S-17S.

[4] NEHLER M R，DUVAL S，DIAO L，et al. Epidemiology of peripheral arterial disease and critical limb ischemia in an ethnically diverse population[J]. J Vasc Surg，2008，47(1)：88-96.

三、下肢深静脉血栓

下肢深静脉血栓(deep vein thrombosis，DVT)是一种血栓形成于下肢深静脉内的疾病。血栓形成后可以引起下肢肿胀、疼痛和发热等症状，严重时还可能导致肺栓塞等并发症。DVT 是一种常见的血栓性疾病，临床上较为常见，尤其是在老年人、长时间卧床或坐立不动者、手术、外伤或肿瘤等高危人群中更为多见。

(一)下肢深静脉血栓的发病率和原因

下肢深静脉血栓的发病率随年龄的增长而逐渐升高，在欧美国家中约占全年死亡人数的 1% 左右。[1] 常见的危险因素包括静脉血流减慢、血管壁受损和血液高凝状态等。其他危险因素还包括长时间静坐、长期卧床、手术、肿瘤、怀孕、荷尔蒙替代治疗、口服避孕药、肥胖等。

(二)下肢深静脉血栓的症状和诊断

下肢深静脉血栓的症状包括：

(1)下肢肿胀：患者感觉下肢肿胀、沉重，触摸下肢可感觉到明显的硬结。

(2)下肢疼痛：患者感觉下肢疼痛，疼痛程度不一，从隐痛到剧烈疼痛均有可能。

(3)下肢发红：患者的下肢可能会出现发红的现象，皮肤温度会升高。

(4)下肢静脉曲张：下肢深静脉血栓可能是下肢静脉曲张的并发症。

(5)其他：患者可能会有下肢沉重、痒、麻木等不适感，严重时可能出现下肢溃疡、皮肤坏死等症状。[2]

下肢深静脉血栓的诊断包括以下方面。

(1)临床症状：下肢肿胀、疼痛、压痛、皮肤变色、静脉曲张等。

(2)实验室检查：D-二聚体(D-dimer)检测，虽然其灵敏度较高，但特异度较差，仅作为筛查性检查使用。

(3)影像学检查：超声检查是最常用的检查方法，包括超声多普勒和彩色多普勒。CT 扫描和 MRI 也可用于诊断下肢深静脉血栓，但较少使用。下肢静脉造影是一种有创性检查方法，一般用于不能接受其他影像学检查或需要进行治疗的患者。

对于下肢深静脉血栓的诊断，需要结合上述多个方面的检查结果进行综合分析，并在临床医生的指导下进行诊断。

(三)下肢深静脉血栓的预防

下肢深静脉血栓的预防包括以下几个方面。

(1)避免长时间不动：长时间坐、站、卧床都会增加下肢深静脉血栓的风险，因此，需要进行适当的活动。如果长时间坐着，可以每隔一段时间起身走动或者进行下肢活动。

(2)保持合适的体重：肥胖是下肢深静脉血栓的危险因素之一，需要保持合适的体重。

(3)健康饮食：饮食中含有过多的脂肪和胆固醇会增加下肢深静脉血栓的风险，需要适量摄入低脂肪、低胆固醇的食物。

(4)戒烟限酒：吸烟和饮酒会增加下肢深静脉血栓的风险，需要戒烟限酒。

(5)使用压缩袜：使用压缩袜可以增加下肢深静脉血流速度，降低深静脉血栓的发生率。

(6)科学用药：需要按照医生的建议使用抗凝药物和抗血小板药物，遵循正确的用药方式。

总之，下肢深静脉血栓的预防需要注意多方面的因素，包括生活方式和用药等方面。对于存在高风险因素的人群，应当密切关注自身身体状况，遵循医生的建议进行预防和治疗。

(四)下肢深静脉血栓的治疗方案选择

下肢深静脉血栓的治疗方案选择取决于患者的病情和具体情况，通常包括以下措施。

(1)抗凝治疗：目的是防止血栓进一步扩大，同时避免血栓脱落，造成肺栓塞等严重后果。抗凝治疗包括肝素、华法林、新型口服抗凝药等，医生会根据患者的具体情况选择合适的药物和剂量。

（2）疏通深静脉：在抗凝治疗的基础上，可以采用机械性或药物性方法促进血栓的溶解和深静脉的疏通。常见的机械性方法包括导管吸除、药物导入和机械取栓等；药物性方法包括尿激酶、组织型纤维蛋白溶酶原激活剂等。

（3）静脉过滤器：对于存在高度危险的患者，如下肢深静脉血栓并发严重的肺动脉栓塞或无法使用抗凝药物的患者，可以在下肢深静脉血栓抗凝治疗的同时，植入下腔静脉滤器预防肺栓塞的发生。[3]

（4）支持性治疗：包括保持患者的水电解质平衡、补充营养、控制疼痛等，提高患者的生活质量。

需要注意的是，下肢深静脉血栓治疗是一个长期的过程，患者需要接受持续的治疗和监测。同时，在治疗过程中应注意避免长时间卧床、长时间坐立不动等不利于静脉回流的生活习惯。

（五）下肢深静脉血栓的预后

下肢深静脉血栓的预后取决于多个因素，包括病因、病程、治疗及患者本身的健康状况等。大多数下肢深静脉血栓患者能够通过适当的治疗获得良好的预后。

如果得到适当的诊断和治疗，大多数患者可以避免血栓后遗症，如慢性静脉疾病和下肢溃疡。[4]但是，有些患者可能会出现血栓再发或肺栓塞等严重后果。因此，患者应积极配合医生的治疗计划并严格遵守医嘱。

总之，下肢深静脉血栓的预后一般是良好的，但需要在治疗期间密切关注和配合医生的治疗计划。

（六）下肢深静脉血栓患者的生活方式

下肢深静脉血栓患者的生活方式主要包括以下几个方面。

（1）休息：在发现下肢深静脉血栓后，患者需要尽量减少下肢运动，保持休息，以防止血栓脱落并导致肺栓塞等严重后果。

（2）饮食：饮食应以清淡为主，避免高脂、高盐等食品，饮水应适量，以防水肿加重。

（3）坐姿：久坐会增加下肢深静脉血栓的风险，患者需要保持良好的坐姿，避免久坐。

（4）穿着：患者需要穿着舒适、透气的鞋袜，避免穿高跟鞋等紧身服饰，以保持下肢舒适和血液循环畅通。

(5)体育锻炼：在医生指导下进行适量的体育锻炼，如散步、游泳等有助于加速下肢血液循环，预防血栓形成。

总之，下肢深静脉血栓患者应该遵循医生的建议，积极调整生活方式，保持良好的生活习惯，以促进康复。

(张腾)

参考文献

[1] BATES S M，JAESCHKE R，STEVENS S M，et al. Diagnosis of DVT：antithrombotic therapy and prevention of thrombosis，9th ed：American College of Chest Physicians evidence-based clinical practice guidelines[J]. Chest，2012，141(2 Suppl)：e351S-e418S.

[2] KEARON C，AKL E A，ORNELAS J，et al. Antithrombotic therapy for VTE disease：CHEST guideline and expert panel report[J]. Chest，2016，149(2)：315-352.

[3] MOUSTAFA F，EL-SAYED H，ABDELMOHSEN A，et al. The role of pharmacological and mechanical prophylaxis in prevention of venous thromboembolism in patients undergoing knee arthroscopy[J]. Open Access J Sports Med，2019，10：89-99.

[4] GOLDHABER S Z. Venous thromboembolism prophylaxis in hospitalized medical patients and those with stroke：a background review for an American College of Chest Physicians clinical practice guideline[J]. Chest，2004，126(3)：401-408.

四、下肢静脉曲张

下肢静脉曲张是指下肢静脉血管扩张、迂曲、壁面薄弱，血流返流，静脉内血液滞留，形成静脉曲张，进而导致静脉瓣膜功能障碍、静脉壁萎缩、炎症反应和皮肤改变等病理变化。常见于下肢，尤其是小腿和脚踝部位，是一种常见的循环系统疾病。静脉曲张的主要原因是静脉瓣膜功能障碍，其次是静脉壁薄弱，这两个因素会导致静脉内血液回流受阻，导致血管扩张。其他可能的因素包括肥胖、长期站立或久坐、遗传因素、女性激素水平升高、血栓形成等。

（一）下肢静脉曲张的发病率和原因

下肢静脉曲张是一种常见的疾病，它的发病率随着年龄的增加而增加。据统计，女性患病率高于男性，患病率在成年女性中高达 $20\%\sim25\%$，而男性则为 $10\%\sim15\%$。[1]静脉曲张的主要原因是静脉瓣膜功能异常，导致血液在静脉内回流不畅，静脉内血压升高，血管壁扩张扭曲，形成曲张。静脉曲张的发病还可能与遗传、肥胖、久站或久坐、孕期等多种因素有关。

（二）下肢静脉曲张的症状和诊断标准

下肢静脉曲张的症状包括静脉曲张、静脉淤血、水肿、疼痛、皮肤变色和溃疡等。诊断主要依靠病史、体格检查和影像学检查。常用的影像学检查包括超声检查、CT 扫描、MRI 等，可确定静脉曲张程度、位置、大小、深浅和瓣膜功能等。同时，也可以排除其他深部静脉系统疾病的可能性。根据静脉曲张的程度和症状，下肢静脉曲张的诊断标准分为以下几个等级。

1. 静脉曲张分级标准

根据 CEAP 静脉曲张的分类系统进行分级。[2]

C：临床症状，包括 $C_0\sim C_6$，其中，C_0 表示没有明显临床表现，C_6 表示慢性溃疡。

E：病因，E_p 表示原发性，E_s 表示继发性；

A：静脉解剖部位，其中，A_s 表示深部静脉，A_p 表示浅表静脉；

P：病理生理，其中，P_r 表示静脉瓣膜功能不全，P_a 表示静脉管壁改变.

2．静脉曲张的程度

根据静脉曲张的直径和程度分为以下 4 个等级。

级别 0：无静脉曲张；

级别 1：静脉曲张直径在 3 mm 以下，无明显症状；

级别 2：静脉曲张直径在 3～5 mm 之间，有疼痛、水肿等症状；

级别 3：静脉曲张直径大于 5 mm，伴有皮肤色素沉着、皮肤萎缩、溃疡等症状。

（三）下肢静脉曲张的预后

下肢静脉曲张的预后取决于多种因素，包括病变的严重程度、治疗的及时性和有效性、个体差异等因素。轻度的下肢静脉曲张一般预后较好，可以通过保持良好的生活习惯和穿着压力袜等措施控制病情进展。但是，如果病变加重，可能会导致下肢水肿、疼痛、皮肤色素沉着和溃疡等严重的并发症，甚至会影响生命质量和寿命。

在治疗方面，如果及时采取有效的治疗方法，预后会更好。常见的治疗方法包括外科手术、激光治疗、射频治疗、硬化治疗等。具体治疗方法需要根据患者的病情和医生的建议进行选择。同时，保持良好的生活习惯也是预防和控制下肢静脉曲张的重要措施。

（四）下肢静脉曲张的治疗方案选择

下肢静脉曲张的治疗方案包括保守治疗和手术治疗两种，根据患者的症状和病情，医生会选择适合的治疗方法。

1．保守治疗

（1）改善生活习惯：如减轻体重、避免长时间站立或坐着、适度运动等。

（2）穿弹力袜：穿戴压缩袜或弹力袜有助于减少静脉曲张的症状和减轻下肢肿胀。[3]

（3）药物治疗：静脉曲张的症状可通过口服或局部应用的药物进行缓解，如花椒油、肝素、曲普坦等。

2．手术治疗

（1）静脉内血管镜下微创手术：适用于轻度和中度静脉曲张，手术采用微创技术，对症状和外观均有改善。

传统手术：适用于中度和重度静脉曲张，手术采用传统开放手术，对于难治性静脉曲张有较好疗效。

激光治疗：适用于小范围的静脉曲张，激光能够热凝闭合病变静脉，手术创伤小，恢复快。

总体来说，保守治疗适用于轻度静脉曲张，手术治疗适用于中度和重度静脉曲张。[4]在治疗过程中，医生会结合患者的具体情况进行综合考虑。

（五）下肢静脉曲张患者的生活方式

下肢静脉曲张患者的生活方式调整可以帮助缓解症状、延缓病情进展并降低复发率，以下是一些建议。

（1）保持适当的体重，避免过度肥胖。

（2）定期进行体育锻炼，如散步、慢跑、游泳等，可以帮助增强肌肉力量，促进静脉血液循环。

（3）尽量避免长时间站立或坐着，每小时起身走动一段时间，帮助静脉回流。

（4）穿戴适合的压力袜，可以提高下肢静脉压力，促进静脉回流。

（5）避免穿紧身裤、紧身裙等紧身衣物，以免压迫下肢静脉。

（6）保持饮食平衡，少吃高脂、高盐、高热量食物，多吃富含纤维素的蔬菜、水果。

（7）不吸烟，避免饮酒。

需要注意的是，以上建议只是一些常见的生活方式调整措施，应根据患者的具体情况进行制定，如病情严重、并发症严重等情况需要特殊的生活方式调整措施。因此，患者应该在医生的指导下进行生活方式调整。

（张腾）

参考文献

［1］RABE E，PANNIER F. Clinical practice. The treatment of lymphedema［J］. N Engl J Med，2018，378（21）：2069-2079.

［2］WITTENS C，DAVIES AH，BROHOLM R，et al. Editor's Choice - Management of Chronic Venous Disease：Clinical Practice Guidelines of the European Society for Vascular Surgery（ESVS）［J］. Eur J Vasc Endovasc Surg，2015，49(6)：678-737.

［3］GLOVICZKI P，COMEROTA A J，Dalsing M C，et al. The care of patients with varicose veins and associated chronic venous diseases：clinical practice guidelines of the Society for Vascular Surgery and the American Venous Forum［J］. J Vasc Surg，2011，53(5)：2S-48S.

［4］CALLAM MJ. Epidemiology of varicose veins［J］. Br J Surg，1994，81(2)：167-173.

五、动脉瘤

动脉瘤是指血管壁局部膨胀形成的异常扩张。它可以出现在身体的任何部位，但最常见的是在腹主动脉和脑动脉。动脉瘤的形成通常是由于血管壁的弱化，常见的原因包括动脉粥样硬化、感染和先天性血管壁缺陷。动脉瘤可能会破裂，导致严重的出血和危及生命的情况，因此及早发现和治疗至关重要。动脉瘤的治疗方法包括手术切除、内镜治疗和药物治疗等。

（一）动脉瘤的发病率和原因

动脉瘤是血管壁局部膨胀的病变，发病率相对较低。动脉瘤的主要原因是动脉壁的病理改变，包括动脉壁的硬化、钙化和弹性纤维的破坏，以及动脉内膜的受损等。[1]此外，一些基因突变、先天性血管壁发育不良、炎症、感染、外伤等也可能会导致动脉瘤的形成。动脉瘤可发生在全身各处的动脉中，其中，最常见的是腹主动脉瘤和脑动脉瘤。[2]

（二）动脉瘤的症状和诊断

动脉瘤的症状与其所在位置及大小有关。常见的症状包括：

（1）腹主动脉瘤：多数患者无症状，少数患者可出现腹痛、恶心、呕吐、腹胀等消化道症状，以及腰背痛、脉搏跳动感等体征。

（2）脑动脉瘤：可表现为头痛、眩晕、面部麻木、视力模糊、言语不清、肢体无力等神经系统症状。

（3）胸主动脉瘤：可出现胸部疼痛、咳嗽、呼吸困难、胸闷等症状，甚至会导致心力衰竭等。

（4）下肢动脉瘤：可出现下肢疼痛、皮肤变化、肢体无力、冷感等症状。

动脉瘤的诊断主要依赖于影像学检查，如超声、CT、MRI 等。一般来说，对于有动脉瘤家族史或患有动脉粥样硬化等高危因素的人群，建议定期接受超声检查以进行筛查和早期发现。对于已经确诊的动脉瘤，医生需要进一步评估瘤体大小、位置、形态、壁薄厚程度等信息，并据此制订最适合的治疗方案。

(三)动脉瘤的预防

动脉瘤的预防主要包括以下几个方面。

(1)控制危险因素：动脉瘤的主要危险因素包括高血压、高血脂、吸烟等，因此要注意控制血压、血脂和戒烟等。

(2)运动锻炼：适当的有氧运动可以帮助增强心血管系统功能，改善血液循环，降低动脉瘤的发生风险。

(3)饮食调整：均衡的饮食可以帮助控制血压和血脂，减少动脉瘤的风险。建议减少高脂肪、高盐和高热量的食物的摄入。

(4)定期体检：对于有动脉瘤家族史或者患有动脉粥样硬化等疾病的人，建议定期进行心血管系统的检查，以便及早发现动脉瘤的存在。

(5)注意休息：避免长时间站立或坐着，尽可能避免长时间保持同一姿势，以免加重下肢静脉淤血和血管受压的风险。

需要注意的是，动脉瘤的预防并非完全可控，有些人即使采取了预防措施也难以避免发生动脉瘤，因此，定期进行健康体检也是必要的。

(四)动脉瘤的治疗

动脉瘤的治疗取决于其大小、位置和症状。小的无症状动脉瘤可能只需要观察，而大的或有症状的动脉瘤则可能需要手术或其他治疗方法。

常见的动脉瘤治疗方法包括：

(1)手术治疗：手术治疗是治疗大型或潜在危险的动脉瘤的常用方法。手术可以通过在动脉瘤周围放置支架或用人工血管替换瘤体来修复或取出动脉瘤。[3]

(2)内窥镜手术：对于某些较小的动脉瘤，内窥镜手术可以通过插入一根细长的管子来进行修复。

(3)药物治疗：药物治疗可能会用于控制血压、血脂和减少血栓形成，以减缓动脉瘤的增长速度。

(4)射频消融：射频消融是使用电热能量来消除动脉瘤内部的组织，并促进新的、更健康的组织的生长。

(5)栓塞治疗：栓塞治疗使用导管在动脉瘤内部放置金属线圈或其他物质来填补动脉瘤，从而切断其供血，使其逐渐缩小。[4]

需要注意的是，治疗方法的选择应该基于个体情况，并且应该在专业医生的指导下进行。

(五)动脉瘤的预后

动脉瘤的预后取决于其类型、大小、位置、症状严重程度和是否治疗等因素。一般来说，小型、无症状的动脉瘤预后较好，而大型或有症状的动脉瘤预后较差。

未治疗的动脉瘤可能会增大并导致破裂出血，这可能会威胁生命。一旦发生破裂，动脉瘤的死亡率非常高。对于已知存在动脉瘤的患者，应定期进行医学检查以监测动脉瘤的大小和增长情况，并遵循医生的治疗建议。

手术治疗和其他治疗方法可以显著降低动脉瘤的破裂风险，改善患者的预后。在手术治疗后，患者通常需要密切关注其健康状况并接受定期检查以监测动脉瘤的复发和其他并发症的发生。

（张腾）

参考文献

［1］CHAIKOF E L，DALMAN R L，ESKANDARI M K，et al. The Society for Vascular Surgery practice guidelines on the care of patients with an abdominal aortic aneurysm［J］. J Vasc Surg，2018，67(1)：2-77.

［2］LEDERLE F A，JOHNSON G R，WILSON S E，et al. Rupture rate of large abdominal aortic aneurysms in patients refusing or unfit for elective repair［J］. JAMA，2002，287(22)：2968-2972.

［3］KENT K C. Clinical practice. Abdominal aortic aneurysms［J］. N Engl J Med，2014，371(22)：2101-2108.

［4］FILLINGER M F，GREENBERG R K，MCKINSEY J F，et al. Reporting standards for thoracic endovascular aortic repair（TEVAR）［J］. J Vasc Surg，2010，52(4)：1022-1033.

第十章　其他常见病

一、阑尾炎

阑尾为一细长盲管，是蚯蚓状，起于盲肠末端，远端为盲端。在绝大多数人中，阑尾位于腹部的底部，右侧 1/4，即右侧髂窝部位。[1]

阑尾通常长约 5～8 cm，直径约 0.5～0.7 cm。阑尾系膜呈扇形，含有血管、淋巴和神经。阑尾黏膜上皮细胞能分泌黏液。阑尾有肌肉壁，就像肠道一样，这些壁中有一些免疫组织。科学家曾经认为阑尾在现代人类中没有作用，人类祖先只需要阑尾来消化树皮等坚硬的食物。然而，后来发现阑尾含有有用的消化细菌库，并且在儿童早期，阑尾中的免疫组织在免疫系统的发育中很重要。[1]尽管如此，切除阑尾几乎不会留下任何的不良影响。阑尾的传入神经的脊髓节段在第 11、12 胸椎，所以阑尾发炎刚开始的时候，常表现为上腹部疼痛。

(一)阑尾炎的常见原因

阑尾炎最常被认为是由阑尾堵塞引起的，这会导致炎症、局部缺血、穿孔，并形成局部脓肿或穿孔，导致腹膜炎。这种梗阻可能由淋巴滤泡增生、感染(寄生虫)、粪便(由硬化粪便形成的结石状结构)或肿瘤引起。当梗阻是阑尾炎的原因时，会导致压力增加，导致小血管闭塞和淋巴淤滞。一旦梗阻，阑尾就会充满黏液并膨胀，导致缺血和坏死。如果阑尾发炎和肿胀，并且无法排空，那么细菌可能会大量繁殖，并卡在阑尾盲端中和里边的堵塞物共同作用引起炎症。细菌过度生长发生在梗阻的阑尾中，需氧微生物在早期阑尾炎中占主导地位，在病程后期以需氧菌和厌氧菌混合为主。常见微生物包括大肠杆菌、消化链球菌和假单胞菌等。一旦发生明显的炎症和坏死，阑尾就有穿孔的风险，导致局部脓肿，甚至还出现明显的腹膜炎。

阑尾炎是突发（急性）腹痛的最常见原因。它主要发生于青年人，也可发生在任何年龄。男性的风险略高。在西方国家更常见[2]，这可能是由于西方饮食结构中膳食纤维含量低。发展中国家的农村地区较少见。

（二）阑尾炎的症状特点

腹部疼痛是急性阑尾炎最常见的症状，可从脐周开始，转移至右下腹部（即转移性右下腹痛），也可能从腹部的右下部位开始。随着时间的推移，情况往往会变得更糟，当移动、深呼吸、被触摸、咳嗽或打喷嚏时可能会感觉疼痛加剧，如果阑尾破裂，会出现全腹部疼痛、腹肌紧绷状态。

其他常见症状包括：胃部不适、呕吐、食欲不振、发热和寒战、便秘、腹泻、排气困难、腹胀。这时不要服用止痛药，止痛药可能会掩盖症状，影响医生判断病情。

（三）阑尾炎的诊断

与其他疾病一样，基于病史、体格检查和实验室检查，可作出诊断。如果患者有典型的阑尾炎症状，更容易诊断阑尾炎。然而，并不是每个人都有典型的阑尾炎症状。没有简单的且万无一失的检查可以立刻确诊阑尾炎。如果根据症状及相关检查基本确定为急性阑尾炎，外科医生会根据检查结果及对患者的综合评估来决定是否进行手术。中老年患者（＞40岁）容易误诊，穿孔或脓肿的风险更高。[2]

触诊腹部以评估压痛位置，用手推压压痛区域，判断有无肌紧张。

血液检查也有助于诊断。实验室检查中，如血常规，通常会发现白细胞升高，但约1/3的阑尾炎患者有全血细胞计数正常，甚至轻度高胆红素血症。可进行尿液检查以排除尿路感染，通常为女性提供妊娠试验。

影像学检查通常用于辅助诊断。通常，患者在急诊室时即进行腹部和盆腔CT检查。但也可使用超声和MRI，尤其是孕妇及儿童，超声检查可以减少辐射。CT检查是优于超声检查的。如果诊断看起来很明显，或者担心阑尾已经或即将穿孔，可能会直接进行手术。这将避免因先进行影像学检查扫描而导致的延迟治疗。有时外科医生建议患者在医院接受监护时等待几小时，以观察其症状是否继续发展，有助于更明确的诊断，或者症状改变或消失。在这个时间窗口通常也会给予抗生素药物输注治疗，同时要求禁食水。

（四）阑尾炎的治疗

急性阑尾炎如果不及时治疗，很容易进展到阑尾化脓、坏疽、穿孔，甚至休克，危及生命。阑尾炎主要有手术治疗和非手术治疗两种治疗方案。

1. 传统（开放）手术

麻醉后在右下腹作一切口切开腹壁，医生找到阑尾并将其取出。如果阑尾破裂，可以放入一根引流管以排出腹部的脓液和其他液体。当引流充分后，会将该引流管拔出。

2. 腹腔镜手术

麻醉后，脐上取 1 cm 切口，插入穿刺针，向腹腔充气，然后插入腹腔镜器械，观察患者腹腔内部情况，通过另一操作孔进行手术操作。即使阑尾破裂，腹腔镜检查也可以进行。

一个多世纪以来，开放性阑尾切除术是阑尾炎的唯一标准治疗方法。随着医疗发展进步，阑尾炎的治疗更加复杂和细致，腹腔镜阑尾切除术的使用已超过开放性阑尾切除术。腹腔镜阑尾切除术优于开放手术方法。大多数简单的阑尾切除术可在腹腔镜下进行。

腹腔镜方法可减轻疼痛，加快恢复，并且能够通过小切口探查大部分腹腔内器官。在存在脓肿或晚期感染的情况下，可能需要开放手术方法。如果阑尾穿孔已致脓肿，可能需要经皮引流手术。这样可以稳定患者病情，并使炎症随着时间的推移而消退，以便在以后进行难度较低的腹腔镜阑尾切除术。

3. 非手术治疗

医生会给患者使用广谱抗生素。目前，关于术前抗生素治疗单纯性阑尾炎存在一些分歧。一些外科医生认为，在这些病例中常规使用抗生素是没有必要的，而另一些外科医生则常规给予抗生素。也有研究证实，仅用抗生素治疗单纯性阑尾炎，并完全避免手术，也可以治愈。停用抗生素后，半数单纯性阑尾炎患者的疼痛、发热、白细胞增多和厌食通常在 24 h 内消退，大多数患者在 48 h 内消退。因此，患者通常需要住院，以便进行密切观察，当出现临床症状恶化，治疗失败时，如肠梗阻、脓毒症或持续性疼痛、发热或白细胞增多，需要立即进行挽救性阑尾切除术。上述某些患者对抗生素的反应可能会延迟，对于此类患者，可能需要更长的观察时间和静脉使用抗生素。

对于症状持续时间长且形成脓肿的患者，由于粘连和炎症，立即手术会增加并发症发生率。在这种情况下，行阑尾切除术通常需要更广泛的解剖，并可能导致邻近结构的损伤破坏。术后肠瘘等并发症可能接踵而至，需要同时行回盲部切除术或盲肠切除术。初次入院期间的非手术治疗可使局部炎症消退，间隔一段时间阑尾切除术可以以较低的风险进行。

初始保守的非手术治疗包括静脉注射抗生素、补液以及禁食水等，使肠道得到充分休息。在此期间，患者应住院观察。如果发热、压痛和白细胞增多改善，饮食可以缓慢推进，通常为 3~5 d。当临床参数恢复正常时，患者出院回家，并在 6~8 周后复查。

阑尾切除术通常紧急进行，属于急诊手术，虽然它通常被认为是一种低出血风险的手术，但中断抗凝治疗的决定也取决于患者的血栓形成风险。如果开具抗凝药物的临床医生认为中断抗凝治疗的风险过高，应提供非手术治疗。如果暂时中断抗凝治疗是合理的，并且决定进行阑尾切除术，则根据药物的药代动力学建议，这一点需要详细咨询相关医师，必要时可以进行多学科讨论。常见的抗凝药物，如达比加群、拜瑞妥、阿哌沙班等。常见的抗血小板药物，如院前使用阿司匹林或氯吡格雷，不应排除或延迟腹腔镜阑尾切除术。此时，应该评估患者心脑血管相关疾病风险等，同时评价阑尾病变的紧急性。

穿孔性阑尾炎患者可能出现急性疾病，并有明显的脱水和电解质异常，特别是如果长时间存在发热和呕吐。如果穿孔已被周围的腹内结构（如网膜）隔离，则疼痛通常位于右下腹，但如果随后出现全身性腹膜炎，可为弥漫性疼痛。影像学检查阑尾炎可表现为穿孔封闭（炎性肿块，腹腔内或盆腔脓肿）或罕见的游离穿孔。游离阑尾穿孔可引起腹腔内脓液和粪便播散以及全身性腹膜炎。这些患者通常病情严重，可有脓毒性或血流动力学不稳定，因此，需要术前液体复苏。对于脓毒性或血流动力学不稳定的患者，以及阑尾游离穿孔或全身性腹膜炎的患者，需要进行紧急阑尾切除术，以及腹膜腔的引流和冲洗。在这种情况下，紧急阑尾切除术可以选择开放手术或腹腔镜手术。

如果影像学检查显示腹腔内或盆腔脓肿，通常可经皮或经直肠进行 CT 或超声引导下引流。与手术引流相比，经皮引流阑尾脓肿可减少并发症，缩短总住院时间。炎症在阑尾切除术前消退，可在某些情况下避免一些手术，如肠切除术、回盲部切除术等。

(五)老年阑尾炎的特点

老年人的炎症反应往往减弱，导致白细胞升高不明显，通过病史和体格检查发现较少。由于这些原因，老年患者往往延迟就医，因此，就诊时的穿孔率要高得多。老年患者可能合并心脏、肺部和肾脏疾病，导致穿孔和死亡。一些研究显示，80 岁以上患者阑尾炎穿孔的死亡率甚至大于 20%。老年患者也可能有较长的乙状结肠，这可能导致乙状结肠疾病引起的右侧疼痛。因此，CT 扫描可提高该人群的诊断准确性。腹腔镜阑尾切除术可成功用于老年人群，缩短老年阑尾穿孔和非阑尾穿孔患者的住院时间。

由于结肠肿瘤在老年患者中更常见，且可能类似于阑尾炎，因此，40 岁以上因穿孔性阑尾炎接受非手术治疗的患者，除行择期阑尾切除术外，还应接受结肠镜检查和(或)CT 等结肠筛查。

65 岁以上的阑尾癌患者中有很多最初被误诊为阑尾炎。因此，应谨慎地向老年人提供阑尾炎的非手术治疗，并且只能将随访影像学检查和择期的阑尾切除术作为治疗计划的一部分。

(六)小儿阑尾炎的特点

由于小儿发育不是很健全，所以一旦发生阑尾炎，其病情发展往往较快且较重，但右下腹症状可能不显著。一旦发生急性阑尾炎，穿孔率也比较高，并发症发生率和死亡率也比成人要高很多。所以小儿患阑尾炎时，要早期手术，同时配合抗炎、补液等治疗。

(七)阑尾炎术后注意事项

术后切口部位和腹部疼痛很常见。一般情况下，疼痛在 24~48 h 内消失。可以服用非处方药来缓解疼痛，如对乙酰氨基酚(泰诺)和布洛芬。

医生可能会开少量麻醉止痛药来帮助患者缓解疼痛。许多人从手术中恢复过来，没有服用任何麻醉止痛药，但有些人需要几天止痛药。如果患者对手术后的疼痛有疑问或者感到胃部不适（恶心或呕吐），可咨询外科医生或护士，他们通常会给予专业性解答。一般情况下，这些症状通常会在一两天内好转。如果持续呕吐或有其他症状，应该及时告知医生。

术后可在身体允许的范围内保持活动，建议步行。术后第 2 天可适量上下楼梯。如果有绷带，可以取下绷带，做好伤口消毒换药。腹腔镜阑尾切除术后 1 周左右可恢复正常活动。如果从事繁重的体力劳动，要咨询医生何时可以重返工作岗位。如果没有服用麻醉止痛药且不感疼痛，可以在麻醉后 48 h 开车。如果进行了大切口的开放手术，可能需要更多时间来恢复。外科医生会建议何时恢复正常活动。

术后最初几天建议每天多喝水，以预防便秘。确保有足够的休息，快节奏的生活方式、饮食不足会减慢恢复速度。避免举重物和爬楼梯，以免拉伤腹部伤口。几天后，慢慢恢复正常活动。包括定期、温和的运动等。

（八）阑尾炎术后并发症

手术治疗后观察到的最常见的并发症是浅表和深部伤口感染、出血、粪瘘等。还有粘连性肠梗阻。尽管常规使用预防性抗生素，但伤口感染是阑尾切除术最常见的并发症。伤口感染对死亡率没有显著的不利影响。全身性脓毒症以及肺炎、48 h 未能停用呼吸机、再插管、进行性肾功能不全、急性肾功能衰竭、脑血管意外、昏迷超过 24 h、需要心肺复苏的心搏骤停、心肌梗死和需要超过 4 单位输血的出血可提高其死亡率。

残端阑尾炎是阑尾炎复发的一种形式，与不完全阑尾切除术有关，在开放或腹腔镜手术后留下过长的残端，更常见于穿孔性阑尾炎。为尽量减少残端阑尾炎，阑尾的横断面应从其与盲肠的连接处不超过 0.5 cm 处整体切除。如果发生残端阑尾炎，残端切除术可以开放或腹腔镜进行。穿孔的阑尾残端通常需要更广泛的肠切除术来控制。肠梗阻和切口疝是阑尾切除术后不常见的长期手术并发症，但一些研究结果表明，与开放性阑尾切除术相比，腹腔镜阑尾切除术后发生肠梗阻的风险较低。

（高永昌）

参考文献

[1] ALAMILI M, GOGENUR I, ROSENBERG J. Acute complicated diverticu-litis managed by laparoscopic lavage[J]. Dis Colon Rectum, 2009, 52: 1345-1349.

[2] WEST A B. The pathology of diverticulitis[J]. J Clin Gastroenterol, 2008, 42: 1137-1138.

二、胆石症

(一)什么是胆石症？

胆石症包括发生在胆囊和胆管的结石，是常见病和多发病。如果要了解胆石症相关疾病，需要从胆石症的病因、病理、临床表现、治疗及预防等方面入手，才能彻底掌握该疾病的基本特点，从而能够从实际生活中做到真正预防该疾病的发生。胆石症是常见的疾病，大约会影响10%的成年人群，只有20%被诊断为胆石症的患者需要系统性治疗。

胆囊的生理功能主要是浓缩、储存和排出胆汁。很多人有个误区，以为胆汁是胆囊分泌的，其实，胆汁主要是肝脏分泌的，由肝脏分泌的胆汁，起初是比较稀薄的，经过胆囊的浓缩，成为比较浓稠的胆汁，胆囊主要起到了一个储存、浓缩胆汁的作用。[1]进食后胆囊收缩，将浓缩后的胆汁排入肠道，参与食物的消化。胆汁中大部分是水(约占97%)，在水中溶有多种物质，其中包括能帮助脂肪消化和吸收的胆汁酸，以及与消化无关的肝的排泄物胆红素，胆汁的颜色就是由胆汁中胆红素的含量所决定的。此外，胆汁中含有磷脂、胆固醇、钠、钾、钙、磷酸盐和碳酸盐等，以及少量蛋白质等成分。胆汁一方面是作为消化液，帮助脂肪在肠内的消化和吸收，一方面将某些代谢产物从肝脏排出。在正常情况下，胆汁中各种成分的含量保持着相对稳定，当胆汁中各种成分发生较大的变化时，就会引起胆道疾病。[2]

正确理解胆管、胆囊的走形和解剖，就能正确理解胆石症产生的基础。胆道系统起始于肝内的毛细胆管，逐步汇合为各级肝内胆管分支，至肝门部成为左、右肝管，最后在肝外汇总为肝总管。胆囊经胆囊管与肝总管相连，自胆囊管与肝总管连接处以下即称为胆总管，其终末端有Oddi括约肌(可以理解为一块小肌肉)，胆总管与胰管汇合后，开口于十二指肠乳头。

胆石症包括发生在胆囊和胆管的结石。胆囊结石是结石在胆囊中形成，胆囊是身体储存胆汁的小梨形器官。而胆汁含有胆固醇、胆红素、胆盐和卵磷脂。胆结石通常由胆固醇或胆红素组成，它们聚集在胆囊底部，直到它们硬化成"结石"。胆结石可以像一粒"沙子"一样小，也可以像"乒乓球"一样大，甚至更大。较小的结石更容易引起严重疾病，这是因为较小的石头可以移动，而较大的石头往往会留在原地，受到胆管的直径大小影响，移动起来比较困难。移动的胆结石可能会卡在某个地方并造成阻塞，胆汁或者胰液不能顺利排出，这将导致相应的器官疼痛和炎症。如果不及时治疗，可能会导致严重的后果，甚至危及生命。而胆管结石是指胆管系统内发生的结石，胆管系统包括位于肝脏组织内的肝内胆管，肝脏外的肝外胆管(肝总管、胆总管和胆囊)。胆石症可以没有症状，很多时候不会给患者带来任何不适。但是有时会导致胆绞痛、黄疸等症状，出现急性胆囊炎、梗阻化脓性胆管炎和急性胰腺炎等严重并发症，有时候甚至会和胆囊癌相关。[3]

(二)胆石症的发病原因

大部分的胆结石由过量胆固醇组成。可以说血液中胆固醇过多是胆结石的主要原因。一些最常见的原因包括：摄入过多、代谢紊乱等，如肥胖和糖尿病等各种原因，患者可能产生过多的胆固醇。血中高胆固醇会导致胆汁中胆固醇含量升高。肝脏会过滤血液中的胆固醇，并将其作为废物沉积在胆汁中，然后再将胆汁送到胆囊。胆汁中的卵磷脂和胆盐可溶解胆固醇，但如果量多或者性质变化时，溶解过程可能不会顺利完成。胆固醇性胆结石的肉眼外观呈白色，常为圆形或卵圆形，表面光滑或呈颗粒状，大多发生在胆囊内。胆固醇性胆结石的发生与代谢有密切关系。

导致胆结石的其他因素还包括：

(1)胆红素过量：少数胆结石由过量的胆红素组成。胆红素是肝脏分解红细胞时产生的副产品。某些疾病会导致肝脏在工作时产生额外的胆红素。胆色素结石大多数是以胆红素钙为主，胆色素钙常呈棕黄色小颗粒状，质地松软，其主要成分有胆色素钙、脂肪酸钙以及胆固醇，由于松软不成形又称为泥沙样结石，常发生在胆管内。

(2)胆囊淤滞：当小肠有脂肪需要消化时，会向胆囊发出信号以排出胆汁。当胆囊健康时，它会收缩以在必要时有效地将胆汁排出。但是，如果收缩得不够好，可能会留下一些胆汁。这些胆汁逐渐浓缩成胆囊底部的一种沉淀物，如结晶等。[4]

因为胆结石生长得非常缓慢，任何人都可能患上胆石症，包括儿童，但在 40 岁以后更常见。胆囊疾病的发病率随着年龄的增长而增加。大多数患者是中年或老年妇女，多次妊娠的妇女更易患胆石症。因为雌激素会使胆汁中胆汁酸含量减少，降低胆汁溶解胆固醇的能力，使胆固醇增加，黄体酮还会减慢胆囊收缩，因此，相比男性，女性更多见一些，超声诊断研究结果男女发病之比约为 1：2。[1]另外，快速减肥与体重增加具有相似的效果。当一次减掉大量体内脂肪时，会将大量的胆固醇运送到肝脏进行处理，最终进入胆汁。遗传因素可能也增加胆管结石的风险，由于胆囊疾病有家族性倾向，一些有家族史的年轻人以及服用口服避孕药的年轻女性都可能受到影响，这方面的研究还没有确定。胆石症的患病率在白人/欧洲裔美国人中较高，在亚洲和非洲人后裔中较低。另外，多次妊娠、超重、高甘油三酯、胰岛素抵抗甚至糖尿病，都会增加胆固醇结石的风险。患有镰状细胞病、严重疾病、溶血性疾病、肠外营养的儿童患胆囊疾病的风险更高。

肝脏分泌的胆汁储存在胆囊中，进行浓缩加工。进餐后浓缩的胆汁参与消化，不吃早餐会使胆囊得不到及时排空，从而导致胆汁中的胆固醇在胆囊内沉积，逐渐形成结石，而胆汁浓度的增加，有利于细菌繁殖，也促进结石的形成。经过一夜空腹，又不吃早餐，胆囊内胆汁淤积，胆汁中水分和部分胆酸被吸收而造成浓度增高。尤其是年轻人，随着现在社会工作节奏增加，好多人不吃早饭，会造成胆囊结石很早发生，因此，按时吃早餐，胆囊定时收缩，大量的胆汁被排到肠内帮助消化，可以防止结石形成，这个也是预防胆石症的好方法。值得大力提倡。

（三）胆石症的临床表现

疼痛是钝痛和持续的，持续约 20～30 min，有时候会持续几个小时。通常伴有恶心和呕吐，但呕吐后并不能缓解疼痛。在一般情况下，患者不会注意到自己身体内的胆结石，除非被卡在某个地方并导致阻塞。发生这种情况时，最典型的症状是右上腹疼痛，称为胆绞痛。胆囊疼痛最常发生在腹部右上角，胸腔下方，胆囊所在的位置。疼痛也可以放射到其他地方，最常见的是右臂或肩胛骨。疼痛通常是刚开始强度稳步增加，然后慢慢消退。但是也有其他疼痛类型。胆绞痛不是"绞痛"，它是尖锐的，呈波浪状，常缓慢而稳定，通常很沉闷但很严重。患者可能还会有右上腹部触痛，常伴有恶心和呕吐。持续几小时的发作，通常在饱餐后发生，那时胆囊收缩将胆汁送到小肠进行消化。如果偶尔出现胆绞痛，这意味着胆结石导致部分阻塞，但通常在胆囊收缩之前感觉不到。收缩迫使压力通过胆管，并在遇到阻力时导致压力在内部积聚。当阻塞变得更加严重时，疼痛也会加剧。

同时，胆结石也会引起其他症状和病症变现，当胆结石引起持续阻塞或感染时，患者会出现急性炎症的症状。这可能包括：持续疼痛、发热和寒战、心率加快。也可能开始出现胆红素在血液中积聚的症状，如巩膜皮肤黄染、深茶色小便等。

（四）胆石症的并发症

进入胆囊口的胆结石会阻碍胆汁的流入或流出。胆结石从胆囊中流出并进入胆管可能会阻止胆汁通过胆管流动。这将导致胆汁回流到附近的器官。当胆汁回流时，会在胆管中产生压力和疼痛并引起炎症。这可能导致各种并发症。

1. 胆囊炎

胆结石是胆囊疾病的最常见原因。当结石被卡住时，会导致胆汁回流到胆囊中，引起炎症。随着时间的推移，会对胆囊造成长期损害。胆汁流动停滞也使胆囊感染的可能性更大。

2. 肝　病

胆道系统任何地方的阻塞都可能导致胆汁回流到肝脏。这将导致肝脏炎症，随着时间的推移，感染和肝硬化风险增加。如果肝脏停止正常运作，整个胆道系统就会崩溃。身体可以没有胆囊，但不能没有肝脏。

3. 胆源性胰腺炎

阻塞胰管的胆结石会导致胰腺炎。与其他器官一样，暂时性炎症会引起疼痛，形成急性胰腺炎，甚至重症胰腺炎，而慢性炎症会导致长期损害。

4. 胆管炎

胆管炎是指胆道感染，胆管炎症会在短期急性发生，在长期会导致胆管硬化。胆管的硬化等会导致胆管变窄，从而限制胆汁的流动。即使在堵塞物被清除后，也可能导致长期的胆汁流动不通畅等问题。

5. 黄　疸

积聚的胆汁可能会通过肝脏渗漏到血液中，因为胆汁携带肝脏从体内过滤掉的毒素，会出现一系列症状。胆红素呈黄色，在巩膜、黏膜和皮肤可见黄染。

6. 吸收不良

如果胆汁不能按预期进入小肠，肠道难以利用其来分解和吸收食物中的营养，尤其是对于脂肪营养和小肠中的脂溶性维生素的吸收尤为重要。[5]

（五）胆石症的诊断

胆石症的诊断需结合患者病史、症状和影像学检查综合判断。一般需要进行血常规、肝肾功等血液检查，并进行超声检查。

通常首先进行超声检查。腹部超声是一种简单且无创的检查，不需要准备或药物。通常只需要找到胆结石。但是超声不能很好地看到胆总管。如果怀疑胆管结石，可能需要进行其他检查。

MRCP 是磁共振胆胰管水成像，是一种专门观察胆管的核磁检查。它是非侵入性的，可以创建非常清晰的胆道系统图像，包括胆总管。可能会首先使用此项检查来查找胆总管的疑似胆结石。但是，如果已经非常确定它在哪里，可能会直接进行 ERCP。ERCP 是内镜逆行胰胆管造影技术，这个检查更具侵入性，但它对于寻找胆结石很有用，如果结石卡在胆总管，也可以用来将结石从导管中取出。它使用 X 射线和内窥镜检查的组合，将长管末端的微型摄像头穿过喉咙并进入上消化道内探测。当内窥镜到达小肠顶部时，会将另一根较小的管子滑入第一根管子，以进一步深入患者的胆管。也可以通过管子注入一种特殊的染料，然后在染料通过导管时进行 X 射线检查。可以通过导管插入工具取出发现的结石。

（六）胆石症的治疗

胆石症很常见，大多数人可能永远不会发生胆绞痛。但是一旦胆道系统中的结石开始移动，就会变得危险。这些微小碎片状结石在进入胆道系统的狭窄空间时会造成很大的伤害。胆囊发作可能是强烈而可怕的，特别是如果患者一开始就不知道自己患有胆石症。

腹腔镜胆囊切除术是一种常见的手术，预后良好。腹腔镜胆囊切除术是利用腹部的小孔，借助腹腔镜的小型器械进行操作。外科医生通过一个孔插入腹腔镜，并通过另一个孔取出胆囊。与传统的开放手术相比，较小的切口可减少术后疼痛并缩短术后恢复时间，出院时间大大缩短。[6]

胆管结石可以通过 ERCP 取出。不需要任何切口。内窥镜通过口腔向下，深入胆管取出结石。

有些人可能有更复杂的基础疾病，需要开腹手术，如果进行了开腹手术，住院时间及回家休养时间均会相应延长，以利切口的恢复。还有一种情况，如果外科医生在手术过程中遇到并发症等情况，为了安全，腹腔镜胆囊切除术可能需要术中中转为开腹手术。

(七) 术后相关问题

1. 腹腔镜手术后，会出现哪些并发症或不良反应呢？

在 ERCP 或者腹腔镜手术过程中会泵入气体，使得相应脏器体积扩大以帮助在图像中更好地显示，因此，可能会有腹部胀气、疼痛。一般 24 h 后会逐渐缓解。手术期间的并发症很少见，但是有时也会出现，例如，出血、感染和邻近器官损伤，如肝脏、肝管、胃十二指肠、横结肠等，以及切口疝，少数患者出现胆囊切除术后疼痛。

2. 胆结石手术的恢复需要多长时间？

腹腔镜胆囊切除术后，可以在 24 h 后出院，约 2 周内恢复。如果是开放手术，需要住院 3～5 d。出院后也需要恢复更长时间。消化系统在术后需要 2～8 周的时间来调整恢复。

3. 胆结石手术后需要改变饮食吗？

消化系统可能需要几周时间才能适应胆囊的缺失。有些人在过渡期间可能会出现暂时的消化不良，甚至腹泻。建议在康复期间不要吃任何富含脂肪的食物。大多数患者可以在几周后恢复正常饮食。

(八) 胆石症的预防

一般可以通过减少饮食中胆固醇的摄入来降低患胆固醇性结石的风险。

(1) 限制油炸和快餐。这些食物通常在饱和脂肪中油炸，饱和脂肪会增加低密度脂蛋白胆固醇。烹饪食物时一般应该选择植物油而不选择动物油，多用清炒、清蒸、煨炖等方法。

(2)尽量减少猪牛羊肉等"红肉"摄入，多食低脂、低胆固醇的鱼类。红肉富含饱和脂肪，而鱼类富含 omega-3 脂肪酸，可增加高密度脂蛋白胆固醇。

(3)多吃蔬菜水果。高纤维水果、蔬菜和全谷物有助于清除体内多余的胆固醇，可以帮助减轻体重，如苹果、香蕉、粗杂粮等。食菌菇类食品有利于胆道健康，如香菇、黑木耳等。多吃利胆食物。如青菜、笋、洋葱、番茄、玉米、青椒、南瓜、胡萝卜、莲藕等。

(4)适当节食减肥可以帮助降低血液中的胆固醇含量。但最好以稳定的速度逐渐地减肥。

(5)按时吃早餐，可防止结石形成。

(6)均衡营养，多补充维生素，特别是补充维生素 C、维生素 A 等。

另外，还应戒烟酒，限制高脂、高糖、辛辣刺激食物的摄入。

（高永昌）

参考文献

[1] COUINARD C. Les envelopes vasculobiliares de foie ou capsule deGlisson：leur interet dans la chirurgie vesiculaire，lesresectionshepatique et l'abord du hile du foie[J]. Lyon Chir，1954，49：589-615.

[2] ADMIRAND W H，SMALL D M. The physicochemical basis of choles-terol gallstone formation in man［J］. J Clin Invest，1968，47：1043-1052.

[3] GURUSAMY K，SAMRAJ K，GLUUD C，et al. Meta-analysis of random-ized controlled trials on the safety and effectiveness of early versusdelayed laparoscopic cholecystectomy for acute cholecystitis［J］. Br J Surg，2010，97：141-150.

[4] HORWOOD J，AKBAR F，DAVIS K，et al. Prospective evaluation of aselective approach to cholangiography for suspected common bileduct stones[J]. Ann R Coll Surg Engl，2010，92：206-210.

[5] PETELIN J B. Laparoscopic common bile duct exploration［J］.

SurgEndosc，2003，17：1705-1715.

［6］LEE J K，RYU J K，PARK J K，et al. Roles of endoscopic sphincterot-omy and cholecystectomy in acute biliary pancreatitis［J］. Hepatogas-troenterology，2008，55：1981-1985.

三、压　疮

很多老年患者在住院治疗期间，本身的原发疾病较前好转，却产生了一些护理不当引起的并发症。最常见的就是压疮，也叫压力性溃疡，俗称褥疮，是指由于压力或者压力联合剪切力导致的皮肤和（或）皮下组织的局部损伤。[1]很多需要长期卧床的患者，自身的活动能力受到限制，无法自主移动或者翻身，局部组织长时间受压，就会产生皮肤的损伤。通常最多见的部位就是骨隆突处。[2]

在了解压疮前，先简单介绍下人体的皮肤，皮肤是覆盖在人体表面的最大器官，可分为 3 层，最上面是表皮层，中间为真皮层，下面为皮下组织，其间含有神经、血管、淋巴管、皮肤附属器等。表皮是皮肤的最外层，它覆盖在人体的全身，具有保护作用。[3]在此层是没有血管的，因此，划伤后并不会出血，但有许多微小的神经末梢，受损后会感到轻微的疼痛。真皮层位于表皮和皮下组织之间，其中还有神经和神经末梢、血管、淋巴管、肌肉以及毛发、皮脂腺、汗腺等皮肤辅助器。真皮较表皮厚，含有大量的弹性纤维和胶原纤维，使皮肤有一定的弹性和柔韧性。[4]皮下组织位于真皮的下方，与真皮无明显的界限，主要的组成成分为脂肪细胞、纤维间隔和血管，还分布有血管、神经、淋巴管、汗腺、毛囊乳头部等。此层像一个天然的缓冲垫，可缓冲外来的压力，但个体因脂肪厚度不同有差异。

压疮可根据不同皮肤分层的损伤分为 4 期。[5]

1 期是指皮肤是完整的，局部出现了指压不变白的红斑，可能会有疼痛，并且皮肤的温度可能增高或者降低。

2 期是指部分皮层缺损并伴有真皮层外露，创面可能是浆液性水疱，也可能是粉色或者红色的组织。此期通常是因为局部不良的微环境或者骨盆、足跟等部位的皮肤受到了剪切力所造成的。

3 期是指全层皮肤缺损，脂肪组织外露，通常可以看到肉芽组织，创面可能会有腐肉和（或）焦痂。

4 期是指全层皮肤和组织缺损形成的溃疡，并伴有可见的筋膜、肌肉或者骨头外露等。

除了这 4 期外，还有深部组织损伤和不可分期两种。前者表现为皮肤组织完整，局部出现持续指压不变的深红色、栗色或者紫色，此时表皮分离后可见到黑色的创面基底或者充血的水疱。后者表现为有腐肉、焦痂覆盖的皮肤损伤，皮肤缺损程度难以确定，去除焦痂和（或）腐肉，才能说明是 3 期或者 4 期的压疮。[6]

那么我们如何去预防和治疗压疮呢？

早期预防可以通过保持皮肤清洁并适当保湿，保护皮肤完整性。大小便失禁的患者及时清洁皮肤，避免使用碱性肥皂或者清洁剂，避免用力摩擦皮肤。卧床的患者选择高吸收性的失禁用品，着柔软透气的衣物，以及使用硅胶泡沫敷料，以保护有压疮风险的皮肤。[7]同时，还要强调加强自身的营养，根据个体的情况来进行定时体位的变换。[8]

对于压疮的治疗方面，应及时发现创面，尽早对症处理，从而促进创面的愈合。2019 年最新版《压力性损伤指南》中建议对损伤的创面进行清洗，会有利于创面的愈合。[9]对于怀疑感染的创面要使用有抗菌作用的清洁剂，还可根据损伤的分期和渗出液的量来选择治疗性的伤口敷料。非感染的 2 期压疮建议使用水胶体敷料、水凝胶敷料或者聚合物敷料；伴有少量液体渗出的 3 期或者 4 期压疮建议使用水胶体敷料，渗出中量时，建议使用藻酸钙敷料，如果渗出量较大时建议使用泡沫塑料。[10]为促进伤口愈合应遵循湿性愈合原则，也可使用湿润的纱布来保持伤口湿润的环境。除此之外，还可以使用生物敷料或生长因子，但需由受过培训的专业人员操作或监督。

面对长期卧床或活动能力受限的患者，应提倡早期预防压疮的发生。一旦发生，做到早发现、早治疗，以避免进展。

（张秀）

参考文献

[1] COWART V. Pressure ulcers preventable, say many clinicians[J].

JAMA，1987，257(5)：589-593.

［2］BATES-JENSEN B M. Quality indicators for prevention and management of pressure ulcers in vulnerable elders［J］. Ann Intern Med，2001，135(8)：744-751.

［3］LYDER C H. Pressure ulcer prevention and management［J］. JAMA，2003，289(2)：223-226,.

［4］KANJ L F，WILKING S V，PHILLIPS T J. Pressure ulcers［J］. J Am Acad Dermatol，1998，38(4)：517-538.

四、手汗症

年轻的朋友们：

你可曾因为手心出汗，为浸湿试卷而烦恼？

你可曾因为手心出汗，为不敢牵上心仪的他/她而难过？

你可曾因为手心出汗，为错失了很多工作机会而苦恼？

紧张时手心微微出汗，这是正常生理现象。但是，当手汗太多，总是湿漉漉的，能浸湿纸巾或试卷，甚至是汗珠沿指尖滴下来，请大家小心了，这可能是手汗症。

(一)手汗症的定义

多汗症，原因未明，现在认为是由于交感神经过度兴奋引起汗腺过多分泌的一种疾病。常见的部位有手部、脚部、腋部和头面部。交感神经支配全身汗液分泌，正常情况下交感神经通过控制出汗散热来调节人体的体温。但是多汗症患者的出汗完全失去了正常的控制。

手汗症是多汗症临床表现的一种，以双手汗液分泌异常增多为特点。

(二)手汗症的分类

继发性手汗症：常有明确的原因，如慢性感染、结核、恶性肿瘤、甲亢、中枢神经系统损伤等。

原发性手汗症：病因尚不明确，目前多数学者认为与支配手部汗腺的交感神经功能亢进有关。

(三)手汗症的分级

轻度：手掌潮湿。

中度：手掌出汗时湿透一只手帕。

重度：手掌出汗呈明显的滴珠状。

(四)手汗症的诊断

手汗症的诊断主要依赖于详细的病史采集：

(1)确定发病部位为局部/全身多汗；

(2)发病的频率，持续时间；

(3)初发年龄；

(4)家族史；

(5)是否伴有发热、夜汗、体重减轻等症状；

(6)多汗对个人情绪影响的情况；

(7)对社交、职业、日常生活的影响情况；

(8)确定多汗的确切发生部位；

(9)排除其他继发性多汗的症状。

手汗症目前没有统一的诊断标准，2004 年美国皮肤协会组织 20 多单位专家制定了一个诊断参考标准，无明显诱因肉眼可见汗腺分泌亢进持续 6 个月以上并符合以下条件两项者即可诊断。

(1)双侧出汗部位对称；

(2)1 周至少发作 1 次；

(3)发作年龄小于 25 岁；

(4)有阳性家族史；

(5)睡眠时无多汗；

(6)影响日常的工作生活.

如果伴有发热、夜汗、体重减轻应注意存在继发性多汗的可能。

(五)手汗症的危害

严格来说，手汗症并非真正的疾病，单纯的手汗症对人体的生理健康影响是很小的，但手汗症使患者每日处在无奈、焦躁或恐慌之中，给患者的学习、工作、社交和生活带来极大的不便，严重影响患者的自信心，患者心理痛苦极大，常人难以理解。

手部皮肤常处于潮湿、浸泡状态，手掌蜕皮明显，常伴有皮炎；冬天肢端湿冷易致冻疮。

影响日常学习、工作、社交和生活。

(六)手汗症的治疗

1. 非手术治疗

包括口服抗胆碱能药物，外敷收敛剂、止汗剂，中医针灸，镇静剂，电离子渗透疗法，肉毒杆菌毒 A 阻滞等。

非手术治疗因疗效不稳定，或不良反应多，现已少用。

2. 外科手术治疗

手术治疗即切除或破坏支配手部出汗的特定的交感神经节。有多种方法去除交感神经节，如切除、烧灼破坏、切断神经干和钳夹神经干等。常选用胸腔镜交感神经切断术（ETS）。

（1）手术适应证

已明确诊断的中、重度病例，给患者的学习、工作、生活带来极大的不便，患者有强烈手术愿望。

（2）手术禁忌证

继发性多汗、严重心动过缓、胸膜粘连、胸膜肥厚和既往胸腔手术史的患者应为视手术禁忌，以及身体条件不能耐受手术者。

（3）术中监测

掌温、血氧饱和度、心率（律）及血压的变化。

（张圣杰）

五、焦虑症

焦虑症是指在没有实际危险存在的情况下，个体出现了过度、不合理的恐惧和忧虑。这种焦虑感持续存在，常常伴随着身体上的症状，如心悸、出汗、肌肉紧张、颤抖等。焦虑症是一种常见的心理障碍，其症状的严重程度和持续时间可能影响个体的日常生活和社交能力。

（一）焦虑症的发病率和原因

焦虑症是一种常见的心理障碍，其发病率较高。根据统计数据，全球范围内有 3％～5％的人口罹患焦虑症。而女性患病率比男性更高。[1]

焦虑症的具体病因尚不清楚，但一般认为是遗传因素和环境因素的综合作用。遗传因素包括基因突变、基因多态性等，环境因素包括童年时期的创伤经历、社交压力、生活压力、药物滥用等。此外，一些身体疾病和药物的不良反应也可能引起焦虑症的发生。

（二）焦虑症的发生机制

焦虑症的发生机制尚不完全清楚，可能涉及多种因素的综合作用，包括生物学、心理社会和环境因素等。以下是一些可能的影响因素。

（1）遗传因素：家族研究表明，焦虑症有一定的遗传倾向性，基因可能对焦虑症的发生起到一定的作用。

（2）生物学因素：神经递质和神经调节因素的不平衡可能与焦虑症的发生有关，如血清皮质醇水平增高、血清 5-羟色胺水平降低等。

（3）心理社会因素：负面事件和儿童时期的创伤经历可能增加成人患焦虑症的风险。

（4）环境因素：外界环境中的压力和焦虑症发生有一定的关系，如社会压力、工作压力、家庭关系问题等。

焦虑症的发生可能是多种因素的综合作用。对于个体来说，各种因素的影响程度也可能有所不同。

(三)焦虑症的症状和诊断标准

焦虑症的症状通常包括持续不断的、无法控制的担忧和焦虑，常常伴随着身体上的不适，如心跳加快、出汗、呼吸急促、胃部不适等。

诊断焦虑症通常需要符合以下标准。[2]

(1)焦虑和担忧持续 6 个月或更长时间。

(2)焦虑和担忧与现实情境不相称。

(3)焦虑和担忧与多种事件或活动有关。

(4)焦虑和担忧难以控制。

(5)焦虑和担忧伴随着 3 项或 3 项以上的以下症状：焦虑不安或紧张；疲劳或容易疲劳；焦虑引起的注意力难以集中或注意力不足；焦虑导致肌肉紧张；睡眠障碍；焦虑引起的不安或焦虑感。

焦虑症的确诊需要排除其他可能引起类似症状的疾病，如甲状腺功能亢进、嗜铬细胞瘤、药物滥用等。在进行诊断时需要进行详细的病史询问和体格检查，以及必要的实验室检查和影像学检查。

(四)焦虑症的分类和分级

焦虑症的分类和分级可以根据不同的标准进行。以下是一些常用的分类和分级方法。

1. 根据症状的特点

(1)广义焦虑症：表现为过度担忧、紧张、不安，伴有自主神经系统的症状，如心悸、出汗、手颤等。

(2)恐慌症：突发强烈的恐慌发作，伴随明显的生理症状，如心慌、气短、出汗等。

(3)强迫症：反复出现不合理、强制性的思维和行为，如强迫清洁、反复检查等。

(4)社交焦虑症：对社交场合感到极度不安，害怕他人的评价或拒绝。

2. 根据严重程度

(1)轻度焦虑：对日常生活产生一定的干扰，但不会明显影响生活质量。

(2)中度焦虑：对日常生活造成较大的干扰，需要寻求帮助。

(3)重度焦虑：日常生活受到严重的干扰，严重影响生活质量，需要积极治疗。

3. 根据持续时间

(1)急性焦虑：持续时间不超过 4 周。

(2)慢性焦虑：持续时间超过 4 周，甚至长达数月或数年。

需要注意的是，这些分类和分级方法并不是互相独立的，不同的焦虑症患者可能会同时符合多个分类标准。临床上根据患者的具体情况综合考虑，选择合适的分类和分级方法。

(五)焦虑症的预防

焦虑症的预防可以通过以下几个方面进行。

(1)生活方式调整：保持规律的作息，适当参加体育锻炼，避免过度疲劳、紧张和压力等。

(2)心理疏导：学会放松技巧，如深呼吸、渐进性肌肉松弛法、瑜伽等，可以帮助缓解焦虑情绪。

(3)认知行为疗法：认知行为疗法可以帮助患者改变消极的思维方式和行为习惯，提高自我调节能力。

(4)医学干预：当焦虑症状影响日常生活时，可以考虑采取药物干预，如抗抑郁药物、抗焦虑药物等。但是需要在专业医生的指导下使用。

需要注意的是，焦虑症的预防和治疗是一个长期的过程，需要综合考虑患者的身体和心理状况，以及病情的轻重程度，制订个性化的治疗方案。

(六)焦虑症的治疗

焦虑症的治疗包括药物治疗和心理治疗两种方式，常用的药物包括抗抑郁药、抗焦虑药、β受体拮抗剂、镇静药等，心理治疗包括认知行为疗法、暴露疗法、支持性心理治疗等。

抗抑郁药和抗焦虑药主要通过增加脑内 5-羟色胺或 γ-氨基丁酸的水平来缓解焦虑症状，常用的抗抑郁药包括 SSRI 类和三环类抗抑郁药等，常用的抗焦虑药包括苯二氮䓬类、丙戊酸钠、羟考酮等。

认知行为疗法是治疗焦虑症的有效方法，其基本原理是通过认知重构、暴露练习等方法，改变患者的不合理思维和行为模式，从而减轻焦虑症状。暴露疗法是一种重要的认知行为疗法，通过让患者暴露在引起焦虑的刺激物下，逐渐减轻其对该刺激物的恐惧感。支持性心理治疗主要通过提供情感支持和帮助患者改变不良的行为习惯，缓解焦虑症状。

在选择治疗方案时，应根据患者的症状、病情、病史等综合考虑，制订个体化的治疗计划。同时，药物治疗和心理治疗的结合应被优先考虑，以提高治疗效果和预后。

（七）焦虑症的预后

焦虑症的预后因患者个体差异而异，一些患者可能可以获得症状的完全缓解，而另一些患者则可能需要长期的治疗和管理。在适当的治疗和支持下，大多数患者的症状可以得到控制，能够维持正常的社交、工作和生活。然而，若长期未得到有效的治疗，焦虑症可能会导致严重的心理和生理健康问题，如慢性焦虑、抑郁、失眠、心理社交障碍等。因此，早期诊断和治疗对于改善焦虑症患者的预后非常重要。

（八）焦虑症患者的生活方式

焦虑症患者的生活方式应该注意以下几点。

（1）规律的生活习惯：保持足够的睡眠时间，合理安排饮食、工作和休息时间。

（2）减轻压力：避免过度的心理压力和紧张情绪，可以通过锻炼身体、听音乐、练习瑜伽等方式来缓解压力。

（3）避免饮酒和吸烟：饮酒和吸烟会刺激中枢神经系统，增加焦虑症发作的风险。

（4）参加心理治疗：接受认知行为疗法、支持性心理治疗等可以帮助焦虑症患者认识和改变错误的思维方式，减轻焦虑症状。

（5）药物治疗：抗抑郁药、抗焦虑药等药物可以缓解焦虑症状，但需要在医生的指导下使用。

（6）寻求支持：与家人、朋友或心理医生交流，得到情感支持和理解，可以帮助焦虑症患者缓解焦虑情绪。

（李瑀靖）

参考文献

［1］ BANDELOW B，MICHAELIS S. Epidemiology of anxiety disorders in the 21st century ［J］. Dialogues Clin Neurosci，2015，17(3) ：327-335.

［2］ BALDWIN D S，ANDERSON I M，NUTT D J，et al. Evidence-based guidelines for the pharmacological treatment of anxiety disorders：recommendations from the British Association for Psychopharmacology ［J］. J Psychopharmacol，2005，19(6)：567-596.

第十一章　当代医学方法与技术

一、临床医学数据统计分析方法

　　随着数字化的发展，开展临床研究时可收集到很多数据。临床数据的来源包括各类药品或医疗器械上市前和上市后临床试验数据，以及登记研究、不良事件数据库和病历数据等。临床数据分析的目的是从临床数据中得到有用信息或判断预期效果是否能实现。例如，分析某种疫苗的临床试验数据，借助统计学等方法可判断其对某种疾病是否有效；从病历数据中提取患者身体各指标，并判断疾病的严重程度等。

　　为了分析不同变量与目标之间的关系，一般的做法如下：先确定合适的样本量，再采用合适的随机抽样方法进行抽样调查，最后应用统计学方法进行统计推断，从而明确各变量与目标变量之间的关系。得到临床数据后，常见的统计方法可分为描述统计方法和推断统计方法。下面分别简单介绍这两类方法以及临时数据中的常见问题。

（一）描述统计

　　针对某一临床问题，通过抽样调查或临床试验设计的方法获得样本数据后，首先需要对数据进行初步的分析。我们可以通过图表或数学方法，对数据进行整理、分析，并对数据的分布状态、数字特征和各变量之间关系进行初步判断和描述，但不对总体特征进行推断。

　　临床数据中变量的类型可分为定性变量、有序变量和定量变量。对于定性变量，可采用频数和百分比描述。对于有序变量，除了频数也可采用中位数和四分位间距进行描述。对于定量变量，可考虑集中趋势分析、离中趋势分析和相关分析等方法。这里，集中趋势分析可采用平均数、中数、众数等统计指标，同时可以判断数据的分布是否具有对称性，左偏或右偏等。离中趋势分析可采用四分位差、平均差、方差、标准差等统计指标。相关分析可以根据各变量和目标变量之间的散点图和相关系数图，大致判断两者之间是否存在某种相关性。此外，针对一维数据，还可以通过直方图、盒图等图形来表示数据的分布情况。盒图包括最小值、四分位数、中位数、最大值等，从中还可以确定数据是否有偏。在实际中，若采集的数据与时间有关或有多个变量，则可用散点图来表示数据之间的大概趋势。

（二）推断统计

推断统计是在描述统计的基础上，根据随机样本归纳出的规律性，对总体进行推断和预测。推断统计可分为估计理论和假设检验理论。

1. 估计理论

估计理论包括点估计和区间估计，其主要对总体的均值、方差等数字特征进行估计。

点估计方法包括矩估计、极大似然估计或 Bayes 估计等。常见的区间估计有枢轴量方法等。例如，对于一元定量变量，通过采集到的临床随机样本来估计总体的均值、中位数或方差。对于一元定性变量，可通过临床数据来估计该变量取各个值所占的比例。对于两个或多个变量的情形，除了估计每个变量的各数字特征之外，更重要的是研究不同变量之间的关系。例如，我们研究身高和体重之间的模型后，从而得到体重指标，再来判断人们的健康程度。

线性回归是常用建模方法，常用于衡量自变量（解释变量）和因变量（目标变量）之间的线性关系的强度和方向，其在生物统计中占有非常重要的作用。通过拟合的回归系数可直观地定量解释自变量变化时因变量的变化程度，从而评价各自变量对因变量的作用。多个自变量中可能有些自变量是不重要的，因此需要应用变量筛选技术来寻找重要变量，常见的有向前法、向后法、逐步回归法以及 LASSO 方法等。

在临床研究中，回归分析主要用于影响因素的研究和预测模型的建立。常用的回归分析方法包括针对连续型变量的多元线性回归，针对二值变量、多值有序变量和多值名义变量的 Logistic 回归，针对计数型变量的 Poisson 回归和负二项回归，以及针对生存数据的 COX 模型回归等。在实际应用中根据不同的指标类型选择合适的回归模型。

2. 假设检验理论

假设检验是用来判断随机样本与总体、不同总体的随机样本之间的差异是由抽样误差引起还是本质差别造成的统计推断方法。显著性检验是假设检验中最常用的一种方法，其先对总体的特征作出某种假设，然后构造检验统计量，通过随机样本推断此假设应该被拒绝还是接受。

假设检验方法可分为参数检验方法和非参数检验方法。参数检验方法基于给定的概率分布，常用的检验方法有 Z 检验、t 检验、卡方检验、F 检验等。非参数检验方法不依赖于特定的分布。

对于一元定量变量，当检验其总体均值是否等于某个给定的值时，若总体服从正态分布且方差已知，可用 Z 检验；若总体服从正态分布且方差未知，则可用 t 检验；若总体不满足正态分布时，采用符号秩检验等非参数检验方法。检验方差是否等于某个给定的值时，总体服从正态分布时可采用卡方检验。对于成组设计的定量变量，若两组变量是配对关系，则计算差值后采用单总体的统计方法；若两组变量相互独立，则需根据各组的正态分布检验和方差齐性检验选择独立样本的 t 检验和 Wilcoxon 秩和检验。对于两组以上的检验，如果差异有统计学意义，可采用两两比较分析或多重比较方法。

(三)临床数据中的常见问题

1. 缺失值的处理

临床研究的观测结果往往需要进行长期随访才能确定，所以评价影响因素或干预效果时，不仅需要分析感兴趣的重点事件是否发生，还要考虑到达终点时经历的时间长短。此外，经常由于研究时长的原因，并没有观测到重点事件发生，即数据被截断了，称这类数据为删失数据。例如，研究某种治疗癌症药物的疗效，观测服用该药物的患者的存活时间，研究期限为五年。有些患者在 5 年内仍存活，并没有观测到其死亡时间，因此，存活时间为删失数据。生存分析是研究删失数据的常用统计分析方法，其中，COX 等比例风险模型及其相应推广模型是常用的建模方法。

2. 样本量的确定

临床研究中选择合适的代表性样本是很重要的。例如，新药上市之前需要做临床 I 期、II 期和 III 期试验。不同阶段的试验根据目标的不同，需要的样本量也是不同的。一般地，I 期临床试验大概需要几十名受试者，II 期临床试验需要几百人，III 期临床试验需要几千甚至几万人。正确估计样本量是临床研究中的非常重要的前提工作。样本量的大小与很多因素有关，如试验设计类型、检验水准、把握度、期望的效应值和标准差等。临床试验设计即为解决如何确定合适的样本量，以及怎么安排相应的临床试验的方法。

3. 缺失值的处理

临床研究中普遍存在数据缺失。数据缺失的机制分为完全随机缺失、随机缺失和非随机缺失这 3 种。在统计分析时需正确处理缺失值，以减少偏差。常用于处理数据缺失的方法有使用完整数据、缺失指示法和数据填补 3 种方法。若只考虑完整病例而删除有缺失的数据，则实际样本量减少，从而使检验效能降低；而且缺失数据可能与研究变量或结局指标有关，则只使用完整数据可能会使统计分析结果有偏。缺失指示法是将缺失值进行标示，即将分类变量中的缺失值处理为独立的一类属性，且把连续变量的缺失值设置为固定值，再添加一个 0/1 变量来标示是否存在缺失。数据填补可分为单次填补和多重填补，单次填补是对缺失值仅填补 1 次，如平均值填补、最差病例填补和最好病例填补等。多重填补为每个缺失值提供 m 个填补值，产生 m 个完整数据集，分别分析后再合并效应。

（周永道）

二、重症医学救治技术

提到急危重症医学，大众普遍的第一直觉是患者病情危重，死亡率很高，似乎没多少救助希望了。诚然，作为医院治病救人的最后一道生命的防线，急危重症病房具有医院内最高的死亡率，每天都会有无数生命在此陨落，而又因为急危重症病房的特殊性，家属无法进入探视，由此给患者及家属带来了较多的恐惧与不安。因此，让大家充分认知到急危重症医学的重要性，那些"高大上"的仪器是如何工作的，这些都是非常有必要的。

(一)急危重症医学有何重要性？

急危重症医学水平的高低在一定程度上反映了一所医院乃至一个国家临床医学总体水平，急危重症医师的形象也直接影响医院甚至医学界在社会中的形象。中国急危重症急救历史可追溯到 2 000 多年前的石器时代，最早见于古代战伤救护、"瘟疫"的防治等。而现代，伴随着社会突发公共事件增多，诸如地震、恐怖事件、交通事故频发，以及一些暴发性传染病的发生，日常生活中人们需要 24 h 快捷高效的紧急医疗救助服务。

作为急危重患者的救治首诊之所，急危重症医学科作为医院显现其管理水平、技术服务和应对突发公共事件能力的窗口作用也显得愈发重要起来。

(二)常见的"高大上"仪器有哪些？

1. 呼吸机

一提到呼吸机，大部分人都感觉似乎非常智能化，可以代替肺来进行呼吸作用，同时又觉得当患者需要上呼吸机的时候，已经一只脚踏入了鬼门关了。实则不然，大部分情况下，呼吸机是起到辅助呼吸或呼吸治疗的作用，我们可以简单地去想象呼吸机就是一个打气筒，当机器能感受到人需要呼吸或者当医生设定患者必须要呼吸的时候，那么呼吸机就会对着人体进行所谓的"打气"，将设定好了的不同浓度的氧气输送至肺内，通过肺脏的气体交换作用，使患者可以进行充分的氧气交换，随后呼吸机停止打气，"放气阀门"打开，患者重重地吐出一口气，完成了整个的气体交换过程。

得益于呼吸机的发明，挽救了部分患者的生命，但是当一个人的肺已经"千疮百孔"，或者即便氧气到达了肺，仍无法与血液进行接触时，这时候的呼吸机已经显得"苍白无力"了，我们这时候就需要另外一个仪器了——叶克膜（ECMO）。

2. 叶克膜（ECMO）

当一个人的肺已经失去了绝大部分功能，无法与氧气进行很好的"合作"与"交流"了，那么还有没有更高级的方法能保证患者其他组织脏器得到氧气的输送呢？这时候就需要叶克膜"闪亮"登场了。作为急危重症领域最后的"高大上"仪器，叶克膜在我国仅有 400 多台，其较高的材料费与机器运行费用、国内自主研发受限、仪器需购自国外，以及叶克膜置管难度与管理难度，这些均限制了叶克膜的正常发挥。

叶克膜的工作原理可以简单理解为，在患者血管内插上两根管子，通过把血引流到机器里，进而与机器内的氧气等气体交换，最后输送回患者体内，来维持患者的足够氧合能力。这种治疗往往都是病情极为危重患者的最后支持手段，我们通过机器暂时替代了心肺功能，同时通过其他治疗手段，促使心肺尽快恢复至正常（或接近正常）的工作。

3. 持续床旁血液净化治疗（CRRT）

入住急危重症医学科的患者，除了心肺功能需支持外，大部分患者还存在不同程度的肝肾功能损伤，并且其中约 1/3 需要进一步的持续床旁血液净化治疗。相信对于血透与血滤，大家并不会特别陌生，尤其是尿毒症患者增多后，大家周围或多或少听说过这类疾病，并且听说过血透等治疗手段，那么急危重症医学科里持续床旁血液净化治疗与传统的血透有何区别呢？简单而言，持续床旁血液净化治疗是在血液透析机的基础上发展起来的一种新的血液净化技术，也称为连续肾脏替代治疗，相比于传统血透，它的治疗时间更长（通常大于 24 h），对患者循环影响较小，通过持续床旁血液净化治疗，可以有效地提高危重患者的救治效率和抢救成功率。其原理是通过在患者血管里置入一根管子，将患者血液引流出来后，通过机器的作用，将体内的一些"废物"与"毒素"排出体外，最后将剩下的相对"健康"的血液回流至体内，最终来挽救患者生命。

　　其实在急危重症医学科内，还有很多很多其他各类仪器，这些仪器的最主要的作用仍然是尽可能地挽救患者生命。生命至上，相信随着医学领域的不断进步，国家、国际上对急危重症医学发展的不断重视，以及大众对于急危重症的进一步深入了解，急危重症医学会不断进步与发展，以期进一步提高患者救治的成功率，降低致残率与病死率。

（漆靖）